Störungen systemisch behandeln

CARL-AUER

Hans Lieb

Störungsspezifische Systemtherapie

Konzepte und Behandlung

2014

Reihe »Störungen systemisch behandeln«,
hrsg. von Hans Lieb und Wilhelm Rotthaus
Umschlaggestaltung: Uwe Göbel
Satz: Heinrich Eiermann
Printed in Germany
Druck und Bindung: Freiburger Graphische Betriebe, www.fgb.de

Erste Auflage, 2014
ISBN 978-3-8497-0033-1

Bibliografische Information der Deutschen Nationalbibliothek:
Die Deutsche Nationalbibliothek verzeichnet diese Publikation
in der Deutschen Nationalbibliografie; detaillierte bibliografische
Daten sind im Internet über http://dnb.d-nb.de abrufbar.

Informationen zu unserem gesamten Programm, unseren Autoren
und zum Verlag finden Sie unter: www.carl-auer.de.

Wenn Sie Interesse an unseren monatlichen Nachrichten
aus der Vangerowstraße haben, können Sie unter
http://www.carl-auer.de/newsletter den Newsletter abonnieren.

Carl-Auer Verlag GmbH
Vangerowstraße 14
69115 Heidelberg
Tel. 0 62 21-64 38 0
Fax 0 62 21-64 38 22
info@carl-auer.de

Inhalt

1 Störungsspezifische Systemtherapie: die Reihe im Carl-Auer Verlag

Das vorliegende Buch ist als Auftakt für eine vom Carl-Auer Verlag herausgegebene Reihe gedacht: Beschreibung, Erklärung und Therapie von Problemen, die im klinischen Bereich als Störungen oder Krankheiten bezeichnet werden.

Jedes Buch soll für die jeweilige Störung beinhalten: systemische Theorie und Praxis; das störungsbezogene Wissen aus systemischer Sicht – Integration wirksamer Behandlungsformen aus anderen Schulen in die systemische Therapie.

Die Reihe richtet sich an zwei Lesergruppen. Zum einen an systemisch ausgerichtete Kollegen im Bereich der klinischen Therapie bzw. der professionellen Beratung. Manche müssen bereits Diagnosen verwenden, oder begegnen Phänomenen, die mit dem Label »Störung« belegt werden. Sie erfahren hier, was damit gemeint ist und welche störungsspezifischen Interventionen hilfreich sind.

Zum anderen richtet sich diese Reihe an Therapeuten und Berater aus anderen Schulen: Ihnen soll in komprimierter Form vorgestellt werden, welche systemischen Ansätze zu bestimmten Störungsbildern vorliegen. Sie sollen die störungsrelevanten systemischen Pragmatiken in ihr Handeln aufnehmen können, auch ohne deren gesamten systemtheoretischen Unter- oder Überbau zu teilen.

Der Anspruch des vorliegenden Buches ist es, das theoretische Rahmenkonzept einer störungsspezifischen Systemtherapie anzubieten. Diesem hier vorgestellten Konzept müssen und können sicher nicht alle zukünftigen Autoren dieser Reihe folgen. Manche werden andere konzeptuelle Schwerpunkte setzen.

Die geplante Reihe störungsspezifischer systemischer Bücher soll folgende Ansprüche erfüllen:

- Einnehmen störungsbezogener Perspektiven ohne Verlust der systemischen Identität.
- Systemtheoretische Klarheit, verbunden mit tauglicher Praxisorientierung – beides in möglichst einfacher Sprache.

- Darstellung vorhandenen störungsbezogenen Wissens in einer für die Praxis nutzbaren Weise – sowohl der genuin systemischen Ansätze als auch der von anderen Schulen oder Wissenschaften.
- Beschreibung und Erklärung von störungsorientiertem Wissen und diesbezüglichen Interventionen anderer Schulen mit den Mitteln der Systemtheorie. Damit kann und soll die Reihe auch zum therapieschulenübergreifenden Dialog beitragen.

2 Warum jetzt (wieder) eine störungsspezifische Systemtherapie?

Störungsorientierung war historischer Bestandteil früherer Phasen der Systemtherapie (vgl. Kapitel 4). Die letzten Jahrzehnte waren von einer Kritik der systemischen Welt an der Störungsorientierung geprägt (dargelegt in Kapitel 6). Das erfolgreiche Bemühen um eine wissenschaftliche Anerkennung als Heilverfahren und die zurzeit laufenden Bestrebungen, eine sozialrechtliche Anerkennung im Gesundheitswesen zu erreichen, machten es notwendig, die Wirksamkeit der Systemtherapie für bestimmte Störungen nachzuweisen. Die wissenschaftliche und gesundheitspolitische Anerkennung der Systemtherapie ermöglicht auf dem Gebiet der Psychotherapie eine Ausbildung in systemischer Therapie, nachdem es bisher »nur« Fortbildungen oder Weiterbildungen gab. Die staatlich regulierte Ausbildung und die dazu gehörenden Prüfungsordnungen enthalten störungsbezogene curriculare Teile, denen sich die Systemtherapie stellen muss.

Dieser Hintergrund erfordert heute eine konzeptuelle Klärung dessen, wovor die einen warnen und was die anderen verlangen. Die berechtigte Kritik an bestimmten Formen der Störungsorientierung oder der Verwendung des Krankheitsbegriffes hat in der systemischen Welt zu einer Situation geführt, bei der die Verwendung störungsbezogener Kategorien als »systemisches Fremdgehen« angesehen wird. Insofern systemisch orientierte Kollegen in ihren Arbeitskontexten (z. B. in psychotherapeutischen Praxen oder Kliniken) Phänomene mit den Begriffen »Störung« oder »Krankheit« markieren – oder sich zu markieren gezwungen sehen –, bedarf es aber auch für diesen Kreis eines Konzeptes, wie diese Begriffe aus systemtheoretischer Sicht zu verstehen oder zu verwenden sind. Die Systemtheorie verfügt mittels ihrer Theoriearchitektur über gute Möglichkeiten, Logik, Nutzen und Fallen zu beschreiben, die die Verwendung der Begriffe Störung und Krankheit betreffen. Gerade mit ihr ist es möglich, damit so umzugehen, dass man sich nicht in den zahlreichen Fallstricken verfängt, die mit diesen Begriffen epistemologisch und praktisch verbunden sind (siehe die Beschreibung dieser Fallen in den Kapiteln 7 und 8).

Peter Fuchs (2011) sieht in der Bezeichnung von Problemen als »Störungen/Krankheiten« eine Codierung von eigentlich nicht Codierbarem. Aufgabe der Psychotherapie im Allgemeinen und der Systemtherapie im Besonderen ist es nach Simon (2011) dagegen nicht, sich diesen Codierungen zu entziehen, sondern systemische »Kartierungsarbeit« (S. 9) zu leisten – aus pragmatischen Gründen. Ihm zufolge bietet gerade die Systemtheorie mit ihrem Konzept der »operationalen Geschlossenheit« der Systeme Psyche, Soma und Kommunikation/Interaktion (siehe Kapitel 5) die Möglichkeit einer Reformulierung bisheriger Prämissen auf klinischem Gebiet. Im Kern geht es in der Systemtheorie dann nicht um Ursachen, sondern um die Beschreibung der Koppelung dieser drei Systeme und daraus ableitbarer Möglichkeiten für therapeutische Interventionen.

Eine störungsspezifische Systemtheorie und mithin auch dieses Buch sowie die nachfolgende symptomspezifische Reihe können und müssen die Systemtheorie nicht grundsätzlich neu entwickeln. Sie kann und muss aber ihre heutigen theoretischen Instrumente (»Landkarten«) auf die Gebiete menschlichen Leidens anwenden, die mit gutem Grund störungsspezifisch markiert werden.

2.1 Störungsspezifität versus Störungsrelevanz

Als störungsrelevant kann man alte Interventionen bzw. Therapieschulen bezeichnen, die wesentliche Veränderungen bei bestimmten Störungsbildern erwirken. Das können sie manchmal, gerade weil sie nicht störungsspezifisch vorgehen und sich von Störungsbildern nicht »hypnotisieren« lassen. Als störungsspezifisch kann man Konzepte bezeichnen, die in der Beschreibung, Erklärung und Behandlung eines Problems von dessen störungsspezifischer Codierung ausgehen.

Für die Störungsrelevanz der Systemtheorie liegen so viele Nachweise vor, dass sie vom wissenschaftlichen Beirat als Heilverfahren anerkannt worden ist (vgl. zusammenfassend Sydow et al. 2006; Schiepek 1991). Hierzu sei die These aufgestellt, dass diese Störungsrelevanz der Systemtherapie erhöht werden kann, wenn sie in bestimmten Bereichen störungsspezifisch vorgeht. Aus der Sicht des Autors bedarf es hierzu einer theoretischen Fundierung. Mit dem vorliegenden Buch wird eine solche versucht. Dabei kann auf umfangreiches praktisches, empirisches und theoretisches Material zurückgegriffen werden, das die systemische Welt schon generiert hat. Schweitzer und von Schlippe haben systemisches Wissen zu bestimmten Störungsbildern 2006 umfangreich zusammengetragen.

Es kommt heute aber nicht nur darauf an, dieses störungsspezifische Wissen zusammenzutragen und weiterzuentwickeln. Es müssen auch das Wissen und nützliche Interventionen anderer Schulen mit den Werkzeugen der Systemtheorie beleuchtet und dann in die störungsspezifische Systemtherapie integriert werden. Die Identität einer Therapieschule hängt nicht davon ab, was sie tut, sondern wie sie darüber denkt und wie sie das erklärt. Verwechselt man diese Identitätsmerkmale und identifiziert Theorien (oder Personen) mit dem, was sie tun, begeht man einen logischen und auf dem Gebiet der Rechtsprechung und der Moral auch einen rechtlich-moralischen Irrtum. Die Systemtheorie ist prädestiniert, die Wissensbestände anderer Schulen metatheoretisch zu beschreiben und zu integrieren, weil sie sich auf ein Abstraktionsniveau hin entwickelt hat wie kaum eine andere Theorie. Das liegt v. a. daran, dass sie in der Beschreibung psychischer, somatischer und kommunikativer Vorgänge nicht von den ihnen von Beobachtern zugesprochenen Inhalten oder Eigenschaften ausgeht, sondern von den Grundprinzipien ihrer Selbstorganisation und ihren systemerhaltenden Operationen. Auf abstrakter Ebene sind diese Logiken und Prinzipien in allen diesen Systemen die gleichen. Erst in einem zweiten Schritt kann man von dieser Abstraktheit wieder zu konkreten und dann natürlich sehr verschiedenen Inhalten dieser Operationen in diesen drei Systemen kommen.

Zur Wahrung ihrer systemischen Identität gehört es daher, dass der Ausgangspunkt nicht die Beschreibung eines Störungsbildes ist. Viele klinische Lehrbücher nehmen diesen Ausgangspunkt: Demnach »gibt« es bestimmte Störungsbilder einfach und man fängt an, sie zu beschreiben und zu erklären. Ein solcher ontologischer Status als Ausgangspunkt ist der Systemtheorie nicht möglich. Für sie stehen an erster Stelle der Beobachter und seine Beobachtungen bzw. die Beobachtung von Beobachtern. Geht man hiervon aus, kann, darf und muss man sich auf klinischem Gebiet auch mit Beobachtungs- und Bezeichnungsoperationen beschäftigen, die mit der Leitunterscheidung »Störung/Nichtstörung«, »krank/gesund« und dann symptombezogen spezifisch z. B. »depressiv/nicht depressiv« operieren.

Ein Blick auf systemisch ausgerichtete professionelle Berater auf nichtklinischen Gebieten (Beratungsstellen, sozialpädagogische Familienhilfen, Organisationsberater usw.) führt zu einem weiteren Grund, warum jetzt eine »störungsspezifische Systemtherapie« formuliert werden kann und muss. Nicht selten lässt sich hier nämlich Folgendes beobachten: In ihren Ausbildungen lernen die Systemiker, ontologisierende Begriffe wie »Störung/Krankheit« zu dekonstruieren oder (was nicht das Gleiche ist!) sie abzulehnen. Dann begegnen ihnen Phänomene, die andere (und oft auch sie selbst) mit genau diesen Begriffen markieren: »Der Mitarbeiter ist doch depressiv«, er »ist« alkoholabhängig oder »hatte« eine Psychose. Dafür fühlen sie sich dann nicht mehr zuständig und verweisen die so Bezeichneten an klinische Behandler. Wenn das allen hilft, spricht nichts dagegen. Aus wissenschaftstheoretischer Sicht werden hier aber zwei verschiedene Logiken angewandt.

3 Charta einer störungsspezifischen Systemtherapie: Was sie ist und was sie nicht ist

3.1 Positionen einer Charta zur störungsorientierten Therapie

Zum Konzept der Reihe »Störungsspezifische Systemtherapie« gehört die Entwicklung einer Charta. Sie soll Merkmale einer systemischen Identität auf diesem Gebiet benennen. Dies hat gleichermaßen einen deskriptiven wie einen normativ-präskriptiven Charakter: Sie beschreibt, was sie ist, und sagt, was sie sein soll.

3.1.1 Vier mögliche Positionen zur Störungsorientierung

1. Aus der Sicht der störungsspezifischen Systemtherapie kann es sinnvoll sein, bestimmte Phänomene als »Symptom«, »Störung« oder »Krankheit« zu bezeichnen. Nicht sinnvoll ist es aus dieser Sicht, »Gesundheit«, »Ungestörtheit« bzw. »Symptomfreiheit« zu beschreiben und zu definieren. Störungsspezifische Systemtherapie markiert nicht, was »positives Leben« ist. Ziel der Therapie ist es demnach, »nicht mehr symptombelastet, gestört oder krank« zu sein. Was das jeweils positiv bedeutet, bestimmen Klienten zu Beginn der Therapie oder in deren Verlauf selbst.
2. Wenn die störungsorientierte Systemtherapie im gesellschaftlichen Funktionsbereich des Gesundheitswesens als Heilverfahren anerkannt sein will, muss sie an dessen typische Leitunterscheidungen (»gesund – krank«, »gestört – ungestört«, »pathologisch – normal«) ankoppeln. Sie muss das so tun, dass sie ihrer systemischen Grundannahmen nicht verlustig geht. Das ermöglicht hinsichtlich der in Punkt 3 beschriebenen Positionen am besten Position 4.
3. Es ist sinnvoll, vier mögliche Positionierungen auf dem Feld der Codierung und der Therapie von »Symptomen, Störungen, Krankheiten« zu unterscheiden:

1) »Pro Störungsorientierung« (formal: SO)
Danach ausgerichtete Ansätze unterlegen ihren Therapien eine nosologische, Krankheiten systematisch beschreibende Klassifikation, aus der sie ihr therapeutisches Handeln ableiten
(Beispiel: Leitlinientherapie).
2) Aktive Negation von Position 1:
»Nicht-Störungsorientierung« (formal: NSO)
Danach ausgerichtete Ansätze lehnen die Verwendung nosologischer Klassifikationen aktiv ab. Diese Position könnte daher auch »Kontra-Störungsorientierung« genannt werden. Sie basiert auf theoretischen, ideologischen oder empirischen Überlegungen.
3) Passive Negation von Position 1:
»Weder – noch«, d. h. »Weder Störungsorientierung noch Nicht-Störungsorientierung« (formal: Nicht SO und Nicht NSO)
Danach ausgerichtete Ansätze vertreten weder Position 1 (Störungsorientierung) noch sprechen sie sich gegen sie aus. Sie beruhen daher auf einer einfachen und einer doppelten Verneinung (sie verneinen die Störungsorientierung und sie verneinen die Verneinung von Störungsorientierung).
4) Sowohl-als-auch: »Sowohl Störungsorientierung als auch Nicht-Störungsorientierung« (formal: SO und NSO)
Position 4 vertritt in Abkehr von der traditionellen abendländischen Logik, für die eine Aussage nicht gleichzeitig wahr und falsch sein kann, beide Positionen. Da eine synchrone zeitliche Organisation (beides zur gleichen Zeit) schwierig ist, geschieht das eher in Form einer zeitlichen Organisation (nacheinander) oder in Form eines Splittings. Im Splitting vertritt eine Instanz die eine und die andere Instanz die andere Seite in gegenseitiger Anerkennung. Abbildung 1 fasst diese Positionen zusammen:

Position 1 **Pro Störungsorientierung** Formal: SO	Position 4 **Störungsorientierung und Nicht-Störungsorientierung** Formal: SO und NSO
Position 3 **Weder Störungsorientierung noch Nicht-Störungsorientierung** Formal: Nicht SO und Nicht NSO	Position 2 **Nicht-Störungsorientierung** Formal: NSO

Abb. 1: Formale Positionen zur Störungsorientierung. Position 1 und 2 können als parteilich, 3 und 4 als unparteilich oder neutral bezeichnet werden (in Anlehnung an das Tetralemma nach Simon 2012a, S. 167).

3.1.2 Bewertung der Positionen aus Sicht einer störungsorientierten Systemtherapie

Position 1 wird als problematisch angesehen, weil sie den therapeutischen Handlungsraum dadurch einengt, dass sie alle anderen Codierungen außer der eigenen ausschließt.

Position 2 wird kritisch bewertet, weil sie die eigene Identität auf der Negation von etwas aufbaut und so an dieses gebunden bleibt. Sie verbraucht auf vielen Ebenen viel Energie in der aktiven Negation.

Position 3 wird positiver als 1 und 2 bewertet, weil die für beide genannten negativen Aspekte entfallen. Problematisch an Position 3 ist, dass sie ggf. blind sein kann für jene spezifischen Aspekte menschlichen Leidens, die von manchen Instanzen als »Symptom«, »Störung« oder »Krankheit« *bezeichnet (codiert)* werden. Sie läuft dann Gefahr, nicht nur nicht störungsspezifisch, sondern auch nicht störungsrelevant zu sein.

Position 4 wird positiv bewertet, weil sie alle positiven Aspekte (Wissensbestände und Pragmatiken) der anderen Positionen vereinen kann. Sie kann so auch im konstruktiven Diskurs mit Experten der Positionen 1, 2 und 3 bleiben.

Aus der Systemtheorie selbst lassen sich weder bestimmte Interventionen für die Therapie oder für den Umgang mit Klienten mit »Symptomen«, »Störungen«, »Krankheiten« ableiten noch deren Ablehnung. Kennzeichen einer Therapietheorie ist, wie sie Phänomene beschreibt und erklärt, und nicht, welches Handeln sie empfiehlt. Aus der Systemtherapie lassen sich allerdings Hinweise ableiten, wie die Kommunikation mit Klienten so gestaltet werden kann, dass bei diesen nützliche Perturbationen wahrscheinlicher werden.

Die Bezeichnung eines Phänomens als »Symptom«, »Störung« oder »Krankheit« (Diagnose) ist ein Akt, der in der sozialen Welt stattfindet. Das gilt insbesondere, wenn diese Markierungen von Personen, die damit bezeichnet werden, in ihre Selbstbeschreibungen übernommen werden. Nur die Welt sozialer Interaktionen und Kommunikationen kann diese Unterscheidungen hervorbringen. Der Organismus (Biologie/Soma) und die Psyche selbst unterscheiden nur zwischen Überleben und Nichtüberleben.

In der wissenschaftlichen Theoriebildung zu »Symptomen«, »Störungen«, »Krankheiten« sollte zwischen Beschreibung, Bewertung und Erklärung unterschieden werden. Die Beschreibung und die damit zusammenhängende Klassifikation beschriebener Phänomene als »Symptom«, »Störung« oder »Krankheit« widerspricht nicht der Systemtheorie. Mit der Systemtheorie ist es allerdings nicht zu vereinbaren, wenn Verhalten, Fühlen oder Denken einer Person oder eines Systems mit dem Vorliegen einer »Störung« bzw. »Krankheit« *erklärt* wird.

Merkmale einer störungsspezifischen Systemtherapie sind:

- Sie koppelt so an Personen oder Systeme, die mit klinischen Codierungen operieren, an, dass bei Hilfe suchenden Klienten positive Entwicklungen möglich werden und dass die Kommunikation mit Experten, die solche Diagnosen verwenden, fruchtbar gestaltet werden kann.
- Wenn sie selbst solche Diagnosen verwendet, bringt sie diese stets als eine mögliche Wirklichkeitskonstruktion in die Kommunikation ein und nicht als »Wahrheit« in Form einer »wah-

ren Diagnose«. Sie vermittelt, dass solche Bezeichnungen keine Merkmale der damit bezeichneten Personen oder Systeme sind, sondern Zuschreibungen von außen.

Systemtheorie und Konstruktivismus unterscheiden zwischen Beobachtungen I. Ordnung (B1O) und Beobachtungen II. Ordnung (B2O). Die traditionelle medizinische Krankheitslehre gehört zu Ersteren und wurde auf das Gebiet der Psychiatrie und der Psychotherapie übertragen. Aus einer B2O-Perspektive kann per se keine positive oder negative Bewertung von Beobachtungen der Ebene B1O abgeleitet werden. Wenn man mit der B2O-Perspektive die Beobachtung I. Ordnung beobachtet, kommt vor allem der Kontext der B1O-Beobachtungen in den Blick. Man sieht dann, wie die jeweiligen sozialen Kontexte die Beobachtungen der Beobachtung I. Ordnung prägen: private, gesundheitspolitische und wirtschaftliche.

Ein herausragendes Bewertungskriterium für jede Therapieschule muss der Nutzen sein, den sie für ihre Klientel, deren Angehörige und für Ökonomie und Ökologie eines Gesundheitswesens hat. Empirische Evaluationen sind daher Bestandteil der störungsspezifischen Systemtherapie.

Die Kernmerkmale von Systemtheorie und Konstruktivismus gelten auch für die störungsspezifische Systemtherapie. Dazu gehören u. a.:

- Psyche, Soma (Biologie) und Kommunikation sind jeweils autopoietische Systeme: Sie erzeugen ihre Elemente und ihre Grenzen vermittels ihrer Operationen selbst.
- Die Theorie ist bewusst abstrakt gehalten. Das ermöglicht es, die Systeme Biologie, Psyche und Kommunikation bzw. soziale Interaktion auf einer so allgemeinen Ebene zu beschreiben, dass diese Theorie auf alle drei Systeme anwendbar wird. Sie ist daher als Metatheorie geeignet für Psychotherapie, Psychiatrie und Psychosomatik.
- Prozesse, die zu »Störungen«, »Symptomen« oder »Krankheiten« führen, unterscheiden sich in qualitativer Hinsicht nicht von denen, die zu als »gesund« oder »normal« bezeichneten Phänomenen führen. Sie tun das allenfalls in quantitativer Hinsicht.

- Eine instruktive Interaktion bzw. die Steuerung eines autopoietischen Systems von außen – durch die Umwelt oder durch ein anderes System – ist nicht möglich. Es gibt aus systemischer Sicht keine instruktiven Veränderungen von Psyche, Soma oder Kommunikation durch Therapie. In Therapien erzielte Veränderungen sind das Ergebnis von Interaktionen zwischen Therapeut und Klientensystem. Veränderungen in Psyche, Soma oder Kommunikationen sind Ausdruck von Perturbationen des Systems, das sich verändert. Psychotherapie findet ausschließlich im kommunikativen Raum statt.
- Ein Kernmerkmal der Systeme »Psyche« und »Kommunikation«, das sie von anderen Systemen unterscheidet, ist deren Sinnkonstituierung. Sie operieren im Medium Sinn und erzeugen Sinn.

Die in Punkt 3 beschriebenen vier Positionen entstammen den logischen Möglichkeiten, Konflikte zu organisieren. In dem als »Tetralemma« bezeichneten Vier-Felder-Modell geht es nicht um die Inhalte von Konflikten, sondern um deren logische Formen:

Die störungsspezifische Systemtherapie tut gut daran, eine Position der Neutralität (also nicht Position 1 und 2) einzunehmen. Position 3 (weder störungsorientiert noch nicht störungsorientiert) ist für viele therapeutische Prozesse sicherlich eine gute Lösung, weil man jenseits von Pro und Kontra ganz neue Aspekte in den Blick nehmen kann. Sie ist dabei im klinischen System oft wenig ankoppelungsfähig, zumal Patienten selbst (von sich aus oder vorgeprägt durch Zuweiser-Systeme) mit dem Störungsbegriff operieren. Dann empfiehlt sich schon allein, um die Ankoppelung an diese Markierungen zu ermöglichen, Position 4.

Ein Fallbeispiel aus der Supervisionspraxis des Autors:

Eine Kollegin in einer psychosomatischen Klinik berichtet von einer »schwierigen« Patientin, die im Vorfeld und auch von der Therapeutin in der Klinik mit »starken Diagnosen« belegt wird: Borderline-Patientin und süchtig, außerdem vermutlich suizidal. Demgegenüber beschreibt die Patientin sich als »normal« und wehrt alle in Richtung solcher Diagnosen gehenden Zuschreibungen von Therapeuten ab. Hier haben wir eine Pro-Störungsorientierung auf Therapeutenseite und eine Kontra-Störungsorientierung auf Patientenseite. Der Supervisor, zunächst geneigt, eine störungsorientierte Kontra-Position einzunehmen, wählt die neutrale Position 4 und entwickelt auf dieser Basis mit dem Team folgende Lösungen: Die Therapeutin wird der Patientin offen und transparent ihre Diagnosen mitteilen und darlegen, dass das »nur« ihre Beschreibung der Patientin ist und keine »objektive Diagnose«. Sie wird ihr erklären, aufgrund welcher Beobachtungen und Erfahrungen mit dieser Patientin sie zu diesen Diagnosen kommt. Dazu gehörte z. B., dass die Patientin vier Suizidversuche hinter sich hatte und dreimal schweren Vergewaltigungen (also einem wiederholten Trauma) ausgesetzt war, was diese aus Sicht der Therapeutin aber in ihren Selbstbeschreibungen »bagatellisiere«. Die Patientin sollte hier die Möglichkeit erhalten, diese Beschreibung durch die Therapeutin zu bewerten und ggf. auch zu verwerfen. Dann sollten beide Seiten klären, wie eine produktive weitere Zusammenarbeit aussehen könnte, wenn oder gerade weil hier verschiedene Arten von Beschreibung und Selbstbeschreibung aufeinandertreffen. Mit dieser Sowohl-als-auch Position fühlte sich die Therapeutin entlastet und für die nächste Therapiesitzung gut gerüstet.

Man kann diesem Beispiel auch entnehmen, wie systemisch ausgerichtete Supervisoren durch Position 4 klinische Kollegen supervidieren können, die explizit von Position 1 (Störungsorientierung) ausgehen und diese, warum auch immer, nicht verlassen können oder wollen. Erkenntnistheoretisch ist es angemessen, Position 4 aus einer Position der Beobachtung II. Ordnung heraus zu beschreiben. Diese beobachtet Beobachter bei ihrem Beobachten, hier störungsorientierte Therapeuten bei ihren Patientenbeobachtungen auf der Basis ihrer Störungskategorien. Sie beobachtet die Selbstbeschreibung von Patienten und deren Reaktionen auf die Diagnosen ihrer Therapeuten. Dann beobachtet sie auch systemische Supervisoren, die andere Beschreibungsformen bevorzugen, in der Regel die Beschreibung von Beziehungen, und dann die Begegnung solcher Perspektiven im Versuch, sie in einen konstruktiven Dialog miteinander zu bringen. Wenn von systemischer Seite die Verwendung von Position 1 aktiv verneint bzw. abgelehnt wird, ist dies keine neutrale Position. Systemiker, die sich für Position 2 entscheiden, sind in sich zwar konfliktfrei, geraten aber mit Vertretern von Position 1 in Konflikt. Möglicherweise wird dieser verschärft durch einen Vorgang, den die Psychoanalyse »projektive Identifikation« nennt: Dann schreibt man der anderen Seite (Position 1) zu, was man selbst zur Wahrung der eigenen Identität nicht darf (hier das Hantieren mit Störungsbegriffen). Position 3 (weder/noch) ist für Systemtherapeuten im Falle einer sozialrechtlichen Anerkennung der Systemtherapie im Gesundheitswesen nicht mehr möglich. Wie eine störungsspezifische Systemtherapie sich hier im Gesundheitswesen positionieren kann, wird in Kapitel 9 erörtert.

Was die Bewertung der Nützlichkeit eines Therapieansatzes betrifft, ist die störungsspezifische Systemtherapie natürlich gezwungen, sich auch daran messen zu lassen, ob oder wie sehr sie zu Symptomveränderungen beiträgt. Wenn es aus anderen Schulen Interventionen gibt, die zum Wohle von Patienten Symptome reduzieren (evaluative Nützlichkeit), kommt sie nicht umhin, diese klinischen Pragmatiken in ihr Repertoire aufzunehmen – als Handlung und durch deren systemtheoretische Beschreibung und Erklärung.

3.2 Was die störungsspezifische Systemtherapie nicht ist

Die störungsspezifische Systemtherapie ist keine alle Therapieschulen integrierende Metatheorie, wie es z. B. Grawe zu beschreiben versucht hat (Grawe 1995, 2004). Aus systemischer Sicht gibt es keine Metatheorie, die nicht selbst von bestimmten Prämissen ausgeht, welche nicht alle Schulen teilen. Sofern die störungsspezifische Systemtherapie Aspekte anderer Schulen integriert, tut sie das aus systemtheoretischer Sicht.

- Störungsspezifische Systemtherapie ist keine kontextlose Beschreibung/Klassifikation von Phänomenen »an sich«. Vielmehr gehört die Beschreibung des Kontextes dieser Phänomene, ebenso wie die ihrer Beobachtungen, dazu.
- Störungsspezifische Systemtherapie ist keine Ansammlung von Behandlungsmethoden. Sie ist keine Liste von Interventionen für

Symptome oder Krankheiten. Störungsspezifische Systemtherapie ist zuerst eine theoretisch fundierte Denkweise.

- Mit störungsspezifischer Systemtherapie verbindet sich keine Bewertung der Phänomene, die mit dem Begriff »Störung/Krankheit« markiert werden. Bewertungen sind stets solche von Beobachtern und gehören zu deren Kontexten. Merkmal der Systemtherapie ist es in der Regel, sich in der Bewertung von Symptomen neutral zu halten bzw. vorhandene Bewertungen durch Einführung neuer Bewertungen zu verstören. Dazu gehört die Position der Neutralität hinsichtlich »Veränderung und Bewahrung«.
- Auch Vertreter von Position 2 (Ablehnung der Verwendung von Störungskategorien) müssen in einer störungsspezifischen Systemtherapie ihren Platz haben. Ihre Kontra-Argumente müssen berücksichtigt und fruchtbringend genutzt werden (vgl. Kapitel 6).
- Aus der störungsspezifischen Systemtherapie lässt sich keine positive oder negative Wertung anderer Therapieschulen oder therapeutischer Pragmatiken ableiten. Man kann also nicht aus »systemischen« Gründen tiefenpsychologisches Deuten oder verhaltenstherapeutisches Trainieren positiv oder negativ bewerten.

4 Historie der Störungsorientierung in der Psychotherapie

Der Begriff »Krankheit« entstammt der somatisch orientierten Medizin. Dort dient er einerseits als Beschreibung eines Zustandes: Der Körper ist krank und nicht gesund. Er dient aber auch als Erklärung für Symptome: Das Symptom (z. B. Schmerz) ist Ausdruck einer Krankheit bzw. verweist auf diese. Insofern ist der Begriff Krankheit bereits ein theoretisches Konzept (siehe näher hierzu Simon 2011, S. 22 f.). Die Logik dieses medizinischen Ansatzes wurde und wird in der Psychotherapie auf Phänomene übertragen, die zum Bereich der Psyche (Fühlen, Denken und auch Verhalten), manchmal auch zum Gebiet sozialer Interaktionen (»pathologisches Interaktionsverhalten«) gehören. Diese Übertragung hat weitreichende Folgen. Sie führt zu zahlreichen Paradoxien, was beispielsweise die Zuständigkeit für Veränderungen betrifft (Patient oder Arzt?). Die Kritik an diesem »medizinischen Modell« gehört ebenso zur Geschichte der Psychotherapie wie die Arbeit damit (Szasz 1972; Keupp 1972).

Den Begriff »Psychotherapie« hat H. Bernheim, ein französischer Psychiater, 1891 eingeführt (vgl. die historische Darstellung der Entwicklung der Psychotherapie etwa bei Fiedler 2010). Man kann selten so deutlich an einem einzigen Begriff festmachen, wie eine ganze Denktradition von einem Gebiet auf das andere transportiert wird: Somato-Therapie auf Psycho-Therapie.

Auch wenn später (Kapitel 7) dafür plädiert wird, zwischen den Codierungen »Störung« und »Krankheit« zu unterscheiden, werden beiden Begriffen im klinischen Bereich oft gleiche Bedeutungen zugewiesen. Deshalb werden sie in diesem historischen Kapitel zunächst synonym betrachtet.

Innerhalb der Systemtherapie haben störungsspezifische Ansätze eine lange Tradition. Für psychotische, psychosomatische und so genannte »neurotische« Störungen gab und gibt es systemische Erklärungen und gut evaluierte Behandlungsformen (vgl. Lieb 2007 und in diesem Buch Abschnitt 9.3).

Innerhalb der systemischen Welt gab und gibt es Argumente gegen eine störungsspezifische Vorgehensweise. Das war und ist in anderen Therapieschulen nicht anders. Innerhalb der Gesprächspsychotherapie (GT) wird kontrovers die Entwicklung einer so genannten »differenziellen klientenzentrierten Psychotherapie« diskutiert. Während es die einen für richtig halten, das theoretische und praktische Gerüst der GT auf alle Probleme und Symptomatiken gleich anzuwenden, plädieren andere für störungsbezogen differenziertes Vorgehen (siehe Tscheulin 1992, 2011; Finke u. Teusch 2002). Stets spielt hier das Bemühen einer Therapieschule, sich im Gesundheitswesen zu etablieren, *eine* Rolle. Es gibt aber auch weniger politisch/ökonomisch ausgerichtete Gründe im Bereich der Wissenschaft und der angestrebten Nützlichkeit, Argumente für mehr Störungsrelevanz. Und auch innerhalb der gesprächspsychotherapeutischen Welt gibt es die Meinung, dass eine störungsspezifischere Ausrichtung die Störungsrelevanz noch erhöhen könnte (vgl. die diesbezügliche Auseinandersetzung in Kriz u. Slunecko 2011).

Diese Auseinandersetzung ist prominenter Teil der Geschichte der Verhaltenstherapie. Sie war historisch mit dem expliziten Bemühen angetreten, auf Störungs- und Krankheitsbegriffe ganz zu verzichten, und diese Haltung gehörte zum Fundament des Selbstverständnisses der Verhaltenstherapie (vgl. Fiedler 2010; Kraiker 1980; Keupp 1972). Die Grundannahme der Verhaltenstherapie war: Als »neurotisch« bezeichnetes Verhalten hat sich nach den gleichen lerntheoretischen Gesetzen entwickelt wie »normales« Verhalten. Es kann und soll gerade nicht dem medizinischen Modell folgend von einem Symptom auf eine dahinter liegende Krankheit geschlossen werden. Das sei Folge einer nicht angemessenen Übertragung somatischer Konzepte auf das Gebiet der Psyche und des Verhaltens. Mit der Vereinbarung der Psychotherapie-Richtlinien zwischen Kassenärztlicher Bundesvereinigung und Krankenkassen 1967 und mit dem so genannten »Arzt-/Ersatzkassen-Vertrag« 17 Jahre später hatte sich die Verhaltenstherapie als Krankenbehandlung im Gesundheitswesen etabliert. An ihrer Entwicklung danach kann man beobachten, wie sich eine Therapieschule durch Anpassung an ihre Umwelt verändert. Eine erste Generation von Verhaltenstherapeuten übte sich nach dieser Etablierung in einer »doppelten Buchführung«. Die Therapeuten waren sich dessen bewusst, dass man gegenüber den Kassen mit Störungsbegriffen und ICD-Codierungen hantieren muss. Man muss das aber nicht in den Therapieraum und auf den Patienten übertragen und dort das »medizinische Modell« übernehmen. Jüngere Generationen von Verhaltenstherapeuten kennen diese doppelte Buchführung nicht mehr. Viele haben das medizinische Modell verinnerlicht und »erklären« sich und anderen, dass Symptome Ausdruck einer Krankheit (z. B. »Persönlichkeitsstörung«) seien. »Manche Patienten wissen nicht, dass sie an einer generalisierten Angststörung leiden.« Diese Denkfigur drückt diesen Wandel anschaulich aus.

Es liegt nahe, vor diesem Hintergrund auch einer störungsspezifischen Systemtherapie einen ähnlichen Verlauf zu prophezeien, sollte sie sich im Krankheitswesen etablieren wie vormals die Verhaltenstherapie oder die Psychoanalyse und Begriffe wie Störung oder Krankheit verwenden.

Immer haben Repräsentanten einer psychotherapeutischen Schule davor gewarnt, dass die Ausrichtung an Störungskategorien oder am Ziel, Symptome zu beseitigen, die Möglichkeiten und Chancen einer Therapieschule einengt. List (2009, S. 22) zeigt dies für die Psychoanalyse: Wenn Analytiker sich zu sehr an kategorial festgeschriebenen Begriffssystemen wie fest umrissenen Diagnoseschemata ausrichten, könnten solche Begriffssysteme das Spektrum ihrer Wahrnehmungen und Deutungen einengen.

Aus dieser hier kurz skizzierten Historie können zwei verschiedene Schlussfolgerungen gezogen werden: Zum einen die, dass man die Störungsorientierung tunlichst vermeide, am besten sich gar nicht im Gesundheitswesen als Heilmethode zu etablieren versuche. Das wäre die »Fundi-Position« in der systemischen Welt. Die andere Möglichkeit besteht darin, aus den diesbezüglichen Entwicklungen anderer Schulen zu lernen und sich selbst bei der Entwicklung einer eigenen Störungsorientierung genau zu beobachten und diese Betrachtungen differenziert zu beschreiben. In Kapitel 9 wird ein Vorschlag gemacht, wie das theoretisch und praktisch möglich ist. Das wäre eine theoretisch fundierte »Realo-Position«.

Sicher ist: Die systemische Zukunft ist nicht vorhersagbar. Vermutlich wird es verschiedene Entwicklungen geben. Die theoretische und pragmatische Formulierung einer störungsorientierten Systemtherapie ist ein Versuch, Teil dieser Entwicklung auf einer fundierten Grundlage zu sein.

5 Relevante Merkmale der Systemtheorie für eine störungsspezifische Systemtherapie

Die heutige Systemtheorie ist in Verbindung mit ihren konstruktivistischen Grundlagen ein umfassendes, einzelne Wissenschaftsgebiete übergreifendes Theoriegebäude. Dieses umfasst mit ihren jeweiligen praktischen Anwendungsgebieten viele, weit über den klinischen Bereich hinausgehende Bereiche (Luhmann, N. 1984, 1990). Ihr theoretischer Anspruch ist nicht mehr und nicht weniger, als eine Theorie der Gesellschaft zu sein mit Beschreibung und Erklärung gesellschaftlicher Funktionsbereiche wie Religion, Erziehung, Gesundheitswesen, Wissenschaft und Rechtsprechung. Mit ihrem Rüstzeug können sowohl private Systeme, wie Paare und Familien, als auch Organisationen erfasst werden. Die Systemtheorie bietet die Grundlage für Interventionsansätze in Psychotherapie und Lebensberatung ebenso wie in der Organisationsberatung.

Für die störungsspezifische Systemtherapie muss eine Auswahl getroffen werden, welche der Theoriebausteine der heutigen Systemtherapie hier von besonderer Relevanz sind. In diesem Kapitel werden zuerst jene Aspekte der Systemtheorie dargestellt, die aus Sicht des Autors relevant für die störungsspezifische Systemtherapie sind. Danach werden die für die Psychotherapie besonders relevanten Systeme der Psychose, des somatischen Geschehens (Biologie) und der sozialen Kommunikation bzw. ihre Interaktionen gesondert dargestellt. Diese Systeme und ihre Koppelungen sind das Zentrum psychotherapeutischer Beschreibungen bzw. Adressen ihrer Interventionen. Vor diesem Hintergrund sollen und können dann in Kapitel 6 die systemischen Kritiken an einer Störungsspezifität erläutert und kommentiert werden. Erst auf dieser Basis soll danach erarbeitet werden, wie systemisch die Begriffe »Störung« und »Krankheit« verstanden und praktisch verwendet werden können.

5.1 Was ist systemisch?

Manche Autoren (z. B. Simon 2006) kombinieren zur Kennzeichnung ihres Ansatzes die Termini »systemisch« und »konstruktivistisch«. Mit »systemisch« werden dann die Merkmale und Grundoperationen eines Systems bezeichnet. In der früheren Systemtheorie ging es dabei um das Verhältnis von Teilen zum Ganzen eines Systems. In der neuen Systemtheorie geht es um den Unterschied zwischen System und Umwelt bzw. darum, wie ein System sich selbst organisiert (Stichwort: Autopoiese) und sich dabei von seiner Umwelt abgrenzt. Der Konstruktivismus stellt die erkenntnistheoretische Basis dar und verweist auf die Rolle des Beobachters bei der Erzeugung von Wirklichkeitskonstruktionen. Beide Aspekte gehen in die nachfolgenden Beschreibungen dessen, was mit »systemisch« gemeint ist, ein.

5.1.1 Merkmale und Kernaussagen der modernen Systemtheorie

Für viele »Konsumenten« der Systemtheorie erschwert das hohe Abstraktionsniveau dieses Ansatzes das Verständnis. Ersteres aber hat gute Gründe. Die Systemtheorie geht von der abstrakten Beschreibung der Operationen eines Systems aus und kommt erst dann zu Inhalten. Zuerst wird beispielsweise erfasst, was die Psyche als System ist, d. h., welche Operationen zu ihr und welche zu ihrer Umwelt gehören. Erst dann werden diese Erkenntnisse auf das spezifische Fühlen und Denken einer bestimmten Person angewandt.

Der systemische Ausgangspunkt: Beobachten und Unterscheiden

Jede Theorie hat ihren Ausgangspunkt. Goethes Faust streitet mit sich, ob am Anfang das Wort oder die Tat steht. In der modernen Systemtheorie steht am Anfang der Beobachter, der eine Unterscheidung trifft. Die Konsequenz daraus wird sein, dass jede Aussage eines Beobachters über die Welt auch eine Aussage über ihn selbst ist – über seinen Akt der Unterscheidung. Die frühere Systemtheorie folgte noch einem positivistischen Wissenschaftsverständnis mit der Idealvorstellung, objektive Erkenntnisse über Systeme erzielen zu können. Dieses Paradigma hat ein neues abgelöst, von dem Biophysiker Heinz von Foerster (1974) »Kybernetik der Kybernetik« oder »Kybernetik II. Ordnung« genannt, das dem erkennenden Subjekt (Beobachter) die Hauptrolle im Erkenntnisprozess zuschreibt.

Mit Bezug auf den englischen Logiker George Spencer-Brown wird das Beobachten auf eine einzige Operation zurückgeführt: das Unterscheiden bzw. das *»Ziehen einer Grenze«* (näher in Simon 1990). Oft wird das mit dem Zeichnen eines Kreises auf einem Blatt Papier verglichen. Damit wird eine Unterscheidung zwischen der Innenseite und der Außenseite dieses Kreises gemacht. Die Einheit von Innen- und Außenseite dieses Kreises wird *»Form«,* die Unterscheidung von Phänomenen von anderen Phänomenen oder von »allem anderen« im Sinne der Aufteilung in innen und außen wird *»I. Unterscheidung«* genannt. Jede Markierung von etwas erfordert demnach die Abgrenzung von etwas bestimmtem anderen oder von »allem anderen«. Das Markierte und das, wovon es unterschieden wird, bilden die »Einheit der Differenz«. Diese Einheit wird sich für psychotherapeutische Prozesse als hoch relevant erweisen. Beiden Seiten werden nun unterschiedliche Attribute zugeordnet und vor allem unterschiedliche Werte. Insofern soziales Leben im Raum allgemein und Psychotherapien im Besonderen in Sprache stattfindet, ist die der I. Unterscheidung folgende *»II. Unterscheidung«* von besonderer Bedeutung. Sie verhält sich zur I. Unterscheidung wie eine Landkarte zur Landschaft oder eine Speisekarte zur Speise. Die II. Unterscheidung besteht darin, dass beiden Seiten der Einheit der Differenz (manchmal auch nur einer) ein Symbol bzw. ein Wort zugeordnet wird – sie erhalten je eine Bezeichnung. Das Benennen ist insofern eine Unterscheidung, als die eine und nicht eine andere Bezeichnung gewählt wird.

Beiden Seiten der I. Unterscheidung werden demnach in einer II. Unterscheidung Begriffe, Worte oder Namen zugeteilt. Erstere, die I. Unterscheidung, wird von Spencer-Brown *distinction* (Unterscheidung), Zweitere *indication* (Bezeichnung) genannt. Jede Aussage eines Beobachters über die »Störung« eines Patienten wird nach dieser

Theorie deshalb auch zu einer Aussage über diesen selbst, weil die Unterscheidung und Benennung von etwas als »Störung/Krankheit« von ihm stammt. Im Sinne der Einheit der Differenz bei jeder Unterscheidung gehört zur Identifizierung einer Störung also immer auch das Nicht-Gestörte. Es ist der Beobachter, der hier das eine vom anderen trennt und beide Seiten (oder manchmal auch nur eine) benennt. Die strenge Unterscheidung zwischen Land *(distinction)* und Landkarte *(indication)* schützt davor, das Wort mit dem, was es bezeichnet, zu verwechseln. Wenn ein Patient sagt, ich habe »Angst«, ist das seine Landkarte *(indication)*. Was aus dem Phänomenbereich seines Lebens er damit bezeichnet und von was er das unterscheidet, wissen wir an dieser Stelle noch nicht. In der Verhaltenstherapie wird die Frage nach dem Land, auf das die Landkarte verweist, als »Operationalisierung von Konstrukten« bezeichnet.

Ein weiteres Element dieser *Beobachter-Theorie* ist die Unterscheidung zwischen dem *Beobachter I. Ordnung* und dem *Beobachter II. Ordnung*. Ersterer beobachtet die Welt. Zweiterer beobachtet Ersteren beim Beobachten. Das tun Psychotherapeuten, wenn sie mit Patienten darüber sprechen, wie diese ihre Welt kreieren und sich zu dieser kreierten Welt verhalten. In der Supervision beobachtet der Therapeut, der in seiner Therapie als Beobachter II. Ordnung die Beobachtungen seiner Patienten beobachtet, zusammen mit anderen, wie er Patienten beim Beobachten beobachtet (Beobachtungen II. Ordnung über Beobachtungen II. Ordnung). Beobachter II. Ordnung sehen etwas, was Beobachter I. Ordnung nicht sehen können.

Aus diesen Beobachterperspektiven ergeben sich für die Therapie *zwei Möglichkeiten der Veränderung*. Die eine operiert mit den vom Klienten bei seinen Beobachtungen vorgenommen Unterscheidungen und sucht *innerhalb dieser Form* nach Veränderungen. Der Therapeut übernimmt z. B. die markierte und bewertete Unterscheidung »Angst« (Bewertung: schlecht) versus »Nicht-Angst« (Bewertung: gut) und versucht dem Patienten zu helfen, vom Bereich »Angst = schlecht« in den von »Nicht-Angst = gut« zu kommen. Dafür gibt es zahlreiche therapeutische Methoden innerhalb und außerhalb der

Systemtherapie. Die zweite Möglichkeit besteht in der *Dekonstruktion dieser Unterscheidung* selbst. Was bisher als »Angst« oder »Depression« (beides schlecht) beschrieben und bewertet wurde, wird zum Beispiel in einen anderen Kontext gestellt und vor diesem Hintergrund anders beschrieben oder bewertet (z. B. positiv). Das wären Dekonstruktionen auf der Ebene der II. Unterscheidungen *(indication)*. Man kann auch ganz andere Arten von Unterscheidungen im Leben des Klienten kreieren, die Aufmerksamkeit weg von dem als Angst bezeichneten hin zu anderen Phänomenen richten und hier neue Unterscheidungen treffen. Das wären Dekonstruktionen oder Neukonstruktionen im Bereich der I. Unterscheidungen *(distinction)*. Diese Veränderungen nehmen vereinfacht gesagt im Land selbst keine Veränderung vor, nur in den Landkarten über das Land. Alle diese Veränderungen gehen in der Psychotherapie mit solchen im Phänomenbereich von Gefühlen, Gedanken und Verhalten einher.

Beobachter und Beobachtung: aktiv oder passiv?

Die auch in der Systemtheorie verwendete Sprache suggeriert beständig einen aktiv tätigen Beobachter, der seine Beobachtungen als aktiv tätiges Subjekt gestaltet. Das suggeriert auch die imperative Formulierung der primären Operation jeder Weltkonstruktion bei Spencer-Brown: »Triff eine Unterscheidung!« (Spencer-Brown 1969). Er selbst hat aber darauf verwiesen, dass diese Art der Beschreibung von Beobachtungen schon Produkt von Beobachtungen II. Ordnung ist und sowohl aktiv als auch passiv formuliert werden könnte: Der Beobachter *trifft* eine Unterscheidung oder er *trifft auf* eine Unterscheidung oder er *lässt* sich eine Unterscheidung *treffen* usw. Beim Treffen einer Unterscheidung ist

> »keineswegs von vorneherein klar, wer denn hier wen trifft: Ob es sich um eine Aktivität oder ein passives Geschehen handelt, das muss erst später ›konstruiert‹ oder ›erfunden‹ werden. Mit den Worten Spencer-Browns:
>
> ›Bei neuerlicher Betrachtung des ersten Kommandos,
> triff eine Unterscheidung,

> merken wir an, dass es ebenso gut ausgedrückt werden kann etwa durch
>
> lass da eine Unterscheidung sein
>
> finde eine Unterscheidung
>
> erkenne eine Unterscheidung
>
> beschreibe eine Unterscheidung
>
> definiere eine Unterscheidung
>
> oder
>
> lass eine Unterscheidung getroffen werden
>
> da wir hier einen Ort erreicht haben, der so primitiv ist, dass Aktiv und Passiv sowie auch eine Anzahl anderer eher peripherer Gegensatzpaare schon lange ineinander kondensiert sind und fast jede Form von Worten mehr Kategorien suggeriert, als tatsächlich vorhanden sind‹ (Spencer-Brown 1969, S. 72 f.)« (zitiert nach Simon 2006, S. 62).

Einer anderen philosophischen Tradition folgend könnte man von der »Gleichursprünglichkeit« des Aktes der Unterscheidung und der Konstruktion des als Akteur erscheinenden Unterscheiders selbst sprechen. Das wird später noch einmal im Bereich der Wahrnehmung von Gefühlen aufgegriffen, wo die Unterscheidung zwischen Aktivität und Passivität bei der Wahrnehmung von Gefühlen und dazugehörigen Körperzuständen von besonderer Bedeutung ist und die Umschaltung von einem aktiven in einen passiven Beobachtungsmodus Teil therapeutisch induzierter Veränderungsprozesse ist.

System und Umwelt

Für Luhmann (1997, 2002) »startet« die Systemtheorie mit der Aussage, es gebe Systeme, und folgt dann mit der Frage: Was gehört zum System und was zur Umwelt? Kein System kann ohne Umwelt überleben. Jedes System bestimmt aber selbst, was für dieses sein Umfeld ist. Praktischer gesprochen: Eine Familie bestimmt selbst, was zu ihr gehört und was zur Umwelt. Personen ebenso wie Paare und Familien bestimmen, wo ihre Grenzen sind: Was gehört zu uns, zu mir und was nicht?

Für die Psychotherapie relevant ist, inwiefern Psyche und soziale Interaktion/Kommunikation gegenseitig Umwelten sind. Kommunikation kann nur stattfinden, wenn psychische Systeme sich daran beteiligen; wenn es in der Alltagssprache jemanden gibt, der kommuniziert. Letzteres ist aus systemischer Sicht aber Bedingung für Kommunikation und nicht die Kommunikation selbst. Ebenso gilt, dass Entwicklung und Überleben der Psyche von ihrer Teilnahme an Kommunikation abhängig sind (vgl. näher dazu Abschnitt 5.2.3.). Eine Person (»eine Psyche«) wüsste z. B. gar nichts von sich, nicht einmal, dass es »sie gibt«, wäre sie nicht aus frühkindlicher Kommunikation und hierin als Adresse von Kommunikationen mit anderen hervorgegangen.

Autopoiese und operationale Geschlossenheit

Diese wichtigen Begriffe der Systemtheorie besagen für das Alltagsverständnis zunächst kontraintuitiv: Systeme »erzeugen sich selbst« (griechisch: autos = selbst; poiein = erzeugen, erschaffen) und sie reagieren auf sich selbst. Systeme können auch nicht aufhören, sich zu erschaffen und auf sich selbst zu reagieren. Für sie gibt es nur Weiterleben oder Sterben. Solange sie leben, reproduzieren sie sich nach ihren eigenen Gesetzmäßigkeiten. Eine Ableitung daraus für das Gebiet der »Störung«: Wenn eine Person sich selbst als depressiv beschreibt, folgt aus dieser Theorie, dass »die Depression« von der Psyche dieser Person selbst erzeugt und nicht von außen hineingetragen wird. Die Frage ist dann, wie und mit welchen Operationen die Psyche das in Interaktion mit ihrer Umwelt tut.

Dabei schließen die Operationen eines Systems immer nur an eigene Operationen und nicht an die anderer Systeme an. Insofern reagiert ein System nicht auf die Umwelt, sondern auf das, was es sich als Umwelt konstruiert. Welche Ereignisse oder welche »Botschaften« von außen (z. B. von einer anderen Person) für es relevant sind, bestimmt es selbst dadurch, ob oder wie es auf diese Umwelt reagiert.

Latent – manifest

Man könnte dieser von vielen Psychotherapeuten verwendeten Unterscheidung bei ihren Beobachtungen von Klienten auch die Überschrift geben: »Da sieht wer was, was andere nicht sehen«. Demnach gibt es sichtbare Phänomene, die jeder sehen kann, diese Phänomene bringen jedoch Strukturen hervor, die nur manche sehen oder theoretisch erschließen können. Sigmund Freud verwendet diese Unterscheidung in der Differenzierung zwischen *bewusst* (manifest) und *unbewusst* (latent). Karl Marx hat sie verwendet, indem er offensichtliche *soziale Phänomene* (manifest) auf das Wirken *ökonomischer Grundgesetze* (latent) zurückführt. Nach Luhmann (2006) hat das Operieren mit dieser Unterscheidung eine gesellschaftliche Funktion im Umgang mit Unsicherheiten:

> »Ferner kann man, nachhaltig beeindruckt durch Marx und durch Freud, latente und manifeste Strukturen unterscheiden. Das erfordert eine Beobachtung zweiter Ordnung. Ein zweiter Beobachter beobachtet (unterscheidet!) einen ersten (unmittelbaren) Beobachter in dem Interesse (wieder: Unterscheidung!), zu sehen, was dieser nicht sieht und aus Gründen der Fixierung seiner Beobachtungsschemata nicht sehen kann. Dem mag ein therapeutisches Interesse zugrunde liegen, das sich auf ganze Gesellschaften, auf Organisationen, auf Familien oder auch auf Individuen richten mag, die mit sich selber Probleme haben« (2006, S. 130).

Im Rahmen einer störungsspezifischen Therapie sind bei Anlegung dieser Unterscheidung *Symptome manifest* und das Resultat von *latenten Krankheiten/Störungen*. Diese können und dürfen nur von dazu befähigten und autorisierten Experten diagnostiziert werden. Mit dieser Unterscheidung in der Psychotherapie sieht oder vermutet der Experte etwas Latentes, was der Klient bei sich nicht erkennen oder sehen kann. Da das einigen systemischen Prinzipien der therapeutischen Beziehungsgestaltung widerspricht, wird hier von deren Verwendung eher abgeraten. Aber auch hier sehen Therapeuten manchmal ein »Thema hinter dem Thema« oder ein »Muster hinter den Phänomenen«.

Kausalitäten und Strukturdeterminierung

Worte wie »psychogen« oder »somatogen« verweisen auf Ursachen: Genese = Entstehung. Diskussionen um »eigentliche« Ursachen können die Gemüter erhitzen, sind aus systemtheoretischer Sicht aber unentscheidbar und aus Sicht der Autopoiese-Theorie falsch gestellt. Wir benötigen im Alltag monokausale Konzepte von Ursache und Wirkung. Auch in der Medizin und der Psychotherapie leisten sie ihre Dienste – beispielsweise auf dem Gebiet der Erklärung und Behandlung von posttraumatischen Belastungsstörungen. Kausalitätskonzepte liegen nahe für Symptome, die mit gutem Grund auf ein erfahrenes Trauma kausal zurückgeführt werden können, wie der psychisch erlebte Schmerz auf eine offensichtliche Verbrennung der Haut zurückgeführt wird. Was aber alltagspraktisch und auch therapietheoretisch oft nützlich ist, erweist sich systemtheoretisch dennoch als Trugschluss. Monokausale Annahmen sind oft plausibel und scheinbar unhinterfragbar »wahr«. Das gilt z. B. für die Annahme, psychische Prozesse (z. B. Antriebslosigkeit oder Euphorie) seien kausal auf Stoffwechselprozesse im Gehirn zurückzuführen.

Wendet man das Konzept der Autopoiese und der Selbstorganisation auf die Frage nach der Kausalität an, kommt man dennoch zu einer grundlegenden Abkehr von solchen Monokausalitätskonzepten. Demnach erzeugen Systeme selbst die Ereignisse, die zu ihnen gehören. Dann kann kein System von außen kausal instruktiv bestimmen, was in einem anderen System geschieht. Extrem formuliert das Peter Fuchs zum Verhältnis Psyche – Körper: Was inhaltlich in der Psyche geschieht, könne man dann als psychosoziale Interpretationen von (notwendig gleichzeitig stattfindenden) biochemischen Hirnprozessen definieren (Fuchs 2005). Wie der Körper (z. B. das Herz) auf psychische Ereignisse reagiert (z. B. angstbesetzte Gedanken), bestimmt die Logik des Körpers. Wie die Psyche auf körperliche oder soziale Ereignisse reagiert, bestimmt diese nach ihrer Logik.

Wie Systeme das »machen«, hängt aus systemtheoretischer Sicht von deren Eigenlogik und deren Struktur ab – man nennt das hier *strukturdeterminiert*. Damit ist gemeint, dass dieses System immer nur »im Kontext eigener Operationen operieren kann« und dass sie »dabei auf mit eben diesen Operationen erzeugte Strukturen angewiesen« sind (Luhmann 2000, S. 51, hier zitiert nach Ruf 2012, S. 52). Eine Folge davon ist, dass kein System (z. B. ein Therapeut) ein anderes (z. B. einen Patienten) »instruktiv« von außen verändern, sondern nur verstören oder »perturbieren« kann. Ob oder wie eine Person/ein System dann auf eine Intervention reagiert, bestimmt das adressierte System selbst.

Sinn

Der Begriff »Sinn« gehört zum Zentrum der modernen Systemtheorie. Im Unterschied zum biologischen System operieren psychische und soziale Systeme mit bzw. sie erzeugen »Sinn«. Nach Luhmann ist »Sinn« ein »Medium« im Sinne einer Zurverfügungstellung von Möglichkeiten. Aus diesen Möglichkeiten »wählt« ein bestimmtes System (Psyche oder Kommunikation) bestimmte Sinn-Möglichkeiten aus, obwohl (Kontingent) immer auch andere möglich wären. Sinn wird also stets gegeben und »ist« nicht. Dazu gehört ein systemtheoretisches Konzept des Verstehens. Verstehen heißt, Mitgeteiltem Sinn zuzuschreiben. Dabei kann der Sinn, der einer »Botschaft« vom Sender zugeschrieben wird, durchaus ein anderer sein als der vom Empfänger zugeschriebene. Aus systemtheoretischer Sicht gibt es daher kein »richtiges«, sondern nur jeweilige Arten von Verstehen. Das gilt auch für Diagnosen – auch diese sind Verstehens- und hier auch Erklärungsformen – also Sinnfiguren.

Kommunikation

In der Systemtheorie ist Kommunikation nicht etwas, was Menschen »tun«, sondern etwas, was sich im sozialen Leben ereignet. Kommunikation ist aus systemtheoretischer Sicht nicht beobachtbar, sondern als Einheit bestimmter aufeinander folgender Ereignisse erschließbar. Um sie beschreibbar zu machen (für die, die selbst daran teilnehmen, und die, die sie beobachten) schreibt man sie handelnden Einheiten zu: Sendern und Empfängern. Aber ein Sender allein oder ein Empfänger allein kann diese Einheit nicht herstellen. Kommunikation ist mit anderen Worten ein eigenes System und kommt nur dann zustande, wenn folgende drei Bedingungen gegeben sind: (1) Es wird (von wem auch immer) eine »Information« gewählt, (2) die mitgeteilt werden soll, und schließlich muss (3) diese Mitteilung als solche »verstanden werden«, wobei »Miss-Verstehen« auch eine Form von Verstehen ist.

Immer findet bei Kommunikation die dreifache Selektion von Information, Mitteilung und Verstehen statt. In jedem Fall ist die *beobachtete kleinste Einheit* die *Kommunikation* und nicht, was dem Alltagsdenken vertrauter wäre, eine (aus Psyche und Soma zusammengesetzte) Person, die kommuniziert. Kommunikation kommt vom lateinischen *communicare* und bedeutet »vereinigen«. Erst diese Vereinigung der Dreiheit Information, Mitteilung und Verstehen ist Kommunikation. Diese Definition von Kommunikation ist insofern eine soziologische, als sie den Fokus auf »die Gesellschaft« legt, das heißt auf das, was sich zwischen Personen (bestehend aus Psyche + Körper) ereignet, und sich nicht dafür interessiert, was dabei innerhalb der Psyche oder gar des Körpers vor sich geht. Für Letzteres interessiert sich die Medizin (oder die Biologie). Für die Psyche interessiert sich die Psychologie. Der Gegenstand Letzterer ist der »ganze Mensch«. So hat jede Wissenschaft ihren Schwerpunkt. Aus traditioneller psychologischer Sicht werden Menschen (Psyche + Körper) bzw. deren Handlungen zu Elementen der Kommunikation und Interaktion.

Luhmann führt für das System Kommunikation verschiedene Kommunikationsdimensionen ein: Sachebene, Beziehungsebene und Zeitebene. Kommunikation kann sich dann im Weiteren mit der »fremdreferenziellen« Seite beschäftigen: mit dem, worüber informiert wird. Oder sie kann sich auf die selbstreferenzielle Seite zentrieren: wie kommuniziert wird. Wenn einem Verhalten einer Person in einem interaktionellen Gefüge nicht die Bedeutung einer »Mitteilung« zugesprochen wird, liegt nach Luhmann nur Wahrnehmung und keine Kommunikation vor. Die Idee, dass handelnde »Subjekte kommunizieren«, gehört zu den Strukturen, die sich erst in und durch Kommunikation herausbilden. »Absender« und »Empfänger« sind selbst Produkte von Kommunikation. Bei genauer systemischer Lesart gehören Personen mit ihren Körpern und ihrer Psyche aber zur Umwelt von Kommunikation und sind selbst nicht Teil dessen, was Kommunikation ist. Diese Frage der »Adressen/personalen Ursachen« von Kommunikationen spielt in der Psychotherapie eine entscheidende Rolle.

Konstruktivismus: beschreiben, bewerten, erklären

Was seine konstruktivistische Basis betrifft, geht der systemische Ansatz davon aus, dass »wir« (oder: das System »Psyche«) in enger Koppelung an soziale Kommunikation und die dort geltenden Regeln die Welt nicht objektiv erkennen und in uns abbilden, sondern uns »ein Bild von ihr« machen. Wir konstruieren die Welt, in der wir leben. Darin sind wir aber nicht frei. Diesen Konstruktionsprozessen sind biologische und andere dem System des Beobachters geschuldete Grenzen auferlegt. Z. B. sehen wir nicht bei Nacht (wie manche Tiere) und hören Frequenzen nicht, die die Fledermäuse zu ihren Weltkonstruktionen verwenden. Es gehört zur »Haltung« von Systemtherapeuten, in Berichten von Klienten und Kollegen Konstruktionen und nicht Wahrheiten zu sehen. »Wahrheit gibt es nur noch im Plural«, sagt Heinz von Foerster (Foerster 1981). Mehr als der individuumzentrierte Konstruktivismus betont der soziale Konstruktionismus von Gergen und Gergen (Gergen u. Gergen 2009), wie sehr alle individuellen Konstruktionen von kulturspezifischen Konstruktionsprämissen geprägt sind. Jede Kultur, jede Gemeinschaft, jede Familie gibt vor, wie die Welt zu sehen ist, wie was erklärt und bewertet wird und welche Worte dabei verwendet werden (bzw. welche Worte nicht). Für die Psychotherapie haben diese konstruktivistisch-konstruktionistischen Perspektiven eine besondere Bedeutung: Es geht dann nicht darum, zu erkennen und zu benennen, »was beim Patienten der Fall« ist, sondern eher darum, welche Konstruktionen und Narrationen es darüber gibt mit welchen jeweiligen Auswirkungen.

Bei dieser therapeutischen Re-Konstruktion von Konstruktionen hilft die Unterscheidung zwischen Beschreibung, Bewertung und Erklärung von etwas, z. B. des Verhaltens einer Person. Wenn der 17-jährige Bob nicht zur Schule geht, nennen das die einen »Schulverweigerung« und die anderen einen »Lazy Afternoon« (Bezeichnung). Die einen bewerten das als »ängstigend« (Mutter und Vater), die anderen als »cool« (seine Gang). Zurate gezogene Psychotherapeuten erklären, das sei Ausdruck einer seelischen Erkrankung (Individualtherapeut) oder sei das Produkt familiärer Interaktionen (Systemtherapeuten). Mutter, Vater und Bob haben jeweils ihre eigenen Erklärungstheorien. Geertz (1983) weist auf etwas für Psychotherapeuten Wichtiges hin: Dass im Zusammenleben häufig »dichte Beschreibungen« vorgenommen werden, in denen in einer einzigen Textpassage das Verhalten einer Person gleichzeitig beschrieben, bewertet und erklärt wird (»die ist doch doof!«). Mit der Aussage: »Das ist seine arrogante Art!« verhält es sich ähnlich.

5.1.2 Merkmale der Systemtherapie[1]

Systemtheorie ist nicht Systemtherapie. Systemtherapie ist nicht identisch mit Systemtheorie. Beide müssen aber in einem Ergänzungsverhältnis zueinander stehen. Im Folgenden werden aus der Fülle zu beschreibender Merkmale nur einige vom Autor gewählte kennzeichnende Beschreibungen vorgestellt, die auch für eine störungsspezifische Systemtherapie gelten sollten.

Psychotherapie als System mit Ritualen – Therapie als Ritual

Auf abstrakter Ebene besteht Therapie nicht aus dem, was dort besprochen wird, welche Vorschläge und Deutungen gegeben werden und welche Veränderungen oder Nicht-Veränderungen das mit sich bringt. Problembezogene Gespräche und Lösungsangebote finden auch im Friseursalon, im Taxi oder abends beim Wein mit Freunden statt. Das kann manchmal wirksamer sein als das, was Psychotherapie genannt wird.

Zum System Therapie gehören vordefinierte Rollen: Der eine erzählt von seinen Problemen deutlich mehr als der andere von seinen. Der Therapeut hat eine gesellschaftlich definierte Befugnis für diese

1 Ein Hinweis erscheint hier angebracht: Vieles, was Systemtherapeuten für typisch systemisch halten, ist kein systemisches Alleinstellungsmerkmal, sondern wird, ggf. mit anderen Worten, auch von anderen Schulen vertreten.

Rolle (ein Diplom, eine Ausbildung etc.) und erhält in der Regel Geld dafür. Der Patient verhält sich komplementär dazu. Würde ein Patient sich beständig nach dem Befinden seines Therapeuten erkundigen und dafür ggf. Lösungen und Deutungen anbieten, würde zumindest Letzterer rasch spüren, dass das nicht den Regeln einer Psychotherapie entspricht. Therapeutische Sitzungen haben einen Anfang, ein Ende und einen Raum, in dem sie stattfinden. Der Ablauf von Sitzungen wiederholt sich. Die meisten Sitzungen haben einen ähnlichen Verlauf, unabhängig von den jeweiligen Inhalten. Jeder Therapeut entwickelt im Verlauf seiner Profession seinen ritualisierten Ablauf, an den sich Patienten mehr oder weniger anpassen. Insofern ist es möglich, Psychotherapie selbst als Ritual anzusehen, das (wenngleich nicht nur) eben deshalb eine Wirkung hat, die andere Formen problemorientierter Gespräche nicht haben. Retzer (2002, S. 83) definiert systemische Therapie als Übergangsritual, das die Struktur eines Problemsystems in einer Schwellen- oder Übergangsphase zu einer neuen Struktur führt. Dazu gehört, dass der Therapeut alte Muster des Klienten verstört und insofern immer auch »enttäuschend« wirkt.

Respekt – Wertschätzung – Würdigung

Auch wenn jeder dieser Begriffe auf etwas anderes verweist, drücken diese oft verwendeten Termini aus, dass systemtheoretisch die Autopoiese eines Systems (oder übertragen auf einen »ganzen Menschen«: einer Person) berücksichtigt und konstruktivistisch anerkannt wird. Auch für Therapeuten zunächst befremdliche Weltbilder und Konstruktionen haben ihren Sinn, ihre Berechtigung und dadurch für das jeweilige System eine Überlebensfunktion. Somit »verbietet« es sich theoretisch wie ethisch, Menschen und deren Aktionen zu pathologisieren oder zu entwerten, weder durch Diagnosen noch durch subtile therapeutische Botschaften.

Auftragsorientierung – Auftragsklärung

Es gehört zur Systemtherapie, mit Klienten deren Aufträge an die Therapie oder die Beratung zu klären. In der Regel wird dann zwischen

Anlass zur Therapie, Anliegen hinsichtlich Ergebnis der Therapie und dem offenen oder geheimen Auftrag an die Therapeuten unterschieden.

Parteilichkeit – Neutralität
Die Position des Therapeuten ist grundsätzlich auf Neutralität ausgerichtet. Dazu gehört ein professioneller Umgang mit Situationen, in denen der Therapeut aus moralischen oder rechtlichen Gründen selbst parteiisch ist und in denen er von Klientenseite zu Parteilichkeiten aufgefordert wird. Dafür wurden verschiedene Formen von Neutralität und von Parteilichkeiten beschrieben, die übergeordnet wieder zur Neutralität führen. Zu Ersterer gehören (1) Konstruktneutralität mit einer Respektlosigkeit gegenüber Bewertungen, Bedeutungen, Theorien und Begriffen, (2) Veränderungsneutralität mit gleicher Wertung von Veränderung und Bewahrung im Therapieprozess, (3) soziale Neutralität, die allen Mitgliedern eines Systems mit ihren Perspektiven gleiche Bedeutung zuweist, und – auf störungsspezifischem Gebiet besonders wichtig – (4) Methodenneutralität, die z. B. bestimmte Therapieschulen oder therapeutische Gespräche gegenüber Medikamenten und der Seelsorge nicht a priori als besser oder schlechter wertet.

Flexibilität in der Adressierung von Systemen
Wenn man strikt trennt zwischen den Systemen Psyche, Biologie (Soma) und Kommunikation/soziale Interaktion und dabei deren permanente Interaktion und Koppelung im Auge hat, ist klar, dass man bei jedem Problem und jeder Störung in jedem System intervenieren könnte. Aus der Systemtheorie lässt sich für die Systemtherapie a priori keine Präferenz eines dieser Adressaten ableiten, wohl aber der Anspruch, bei der Beschreibung und Erklärung von Problemen sorgsam zwischen diesen Welten zu unterscheiden. Dazu gehört auch zu akzeptieren, dass es die »richtige« Adresse nicht gibt und Adressierungen immer Selektionen und Entscheidungen von therapeutischen Beobachtern sind. Angesichts permanenter Debatten in Psychosomatik, Psychotherapie und Psychiatrie, ob ein Problem »eigentlich« somatisch oder psychisch oder sozial zu erklären ist, schützt hier die

neutrale Position der Systemtherapie vor voreiligen verstrickenden Positionierungen.

5.1.3 Drei erste Konsequenzen für eine störungsspezifische Systemtherapie

Die beschriebenen Merkmale der Systemtheorie und der Systemtherapie haben viele in diesem Buch ausgearbeitete Konsequenzen für das Konzept einer störungsspezifischen Systemtherapie. Hier sollen vorab drei übergeordnet relevante erwähnt werden.

Psyche – Soma – Kommunikation als eigene Systeme
Psyche, Soma und Kommunikation (hier als Oberbegriff für Prozesse in der sozialen Welt) folgen in der Logik der Systemtheorie den gleichen systemischen Gesetzen. Der »ganze Mensch« erscheint in ihr nicht als Addition von Soma + Psyche + Sozio in einem biopsychosozialen Einheitsmodell. Die Systemtheorie sieht in diesen vielmehr jeweils autonome, in ihren Operationen in sich geschlossene und doch permanent miteinander interagierende Systeme. Die Prozesslogik ist bei allen die gleiche.

Nur Psyche und Kommunikation operieren im Medium von *Sinn*. Sie müssen im Rahmen ihrer Logiken ihren Wahrnehmungen und Beobachtungen Sinn verleihen. Demgegenüber produziert der Körper keinen Sinn (weshalb die häufig verwendete therapeutische Idee, der Körper gebe der Psyche Signale, nur eine therapeutisch erfundene Metapher ist – manchmal nützlich, manchmal schädlich).

»Symptom – Ereignis – Defizit« oder »Verhalten – Handlung – Ressource«
So unterschiedlich diese Begriffspaare auch sind, haben sie doch eines gemeinsam: die Unterscheidung zwischen etwas, was *jemand »tut«* oder *»nicht tut«,* und einem *Ereignis,* für das dieser Jemand nichts kann und das ihm »geschieht«. Die Verwendung des Begriffes »Störung« und noch viel mehr die von »Krankheit« suggeriert, bei Symptomen handle es sich (zumindest für den Patienten) um ein Ereignis. Demgegenüber rekonstruieren Systemtherapeuten in der Regel »stö-

rungsspezifisches Geschehen« als Verhalten, das jemand »tut« oder »nicht tut« und wofür er sich entschieden hat. Der Begriff »Defizit« hat hier theoretisch keinen Platz.

Chronifizierungsprozesse

Für das Gebiet psychischer oder psychiatrischer Krankheiten hat aus systemischer Sicht die Unterscheidung zwischen »akut« und »chronisch« eine besondere Bedeutung. Im Fall einer akuten Krankheit steht die Frage im Vordergrund, wie die aktuelle Symptomatik entstanden ist und wie sie möglichst rasch »kuriert« werden kann. Im zweiten Fall sind solche Ursprungsbedingungen weniger wichtig als die Frage, welche Faktoren zur Chronifizierung, d. h. zum »Überleben einer Störung« trotz oder manchmal auch wegen therapeutischer Bemühungen beitragen. Aus systemischer Sicht spielt hier die Vergabe einer *Diagnose* eine besondere Rolle – v. a. wenn die Einstellung damit verbunden wird, dass die diagnostizierenden Therapeuten auch für die erwünschten Veränderungen zuständig sind. Nach Simon (2012a, S. 95 f.) entwickelt sich bei der Markierung eines Phänomens als Krankheit immer dann, wenn ein Experte eingeschaltet wird, eine *Dreiecksbeziehung*. Sie besteht aus dem *»kranken System«* (z. B. einem körperlichen Schmerz oder einer Angst), einem *spezifischen Umfeld* (z. B. der Psyche als Umwelt des Körpers bei Schmerz oder des Familiensystems als Umwelt der Psyche bei Angst) und dem *»therapeutischen Agens«* (dem Therapeuten, einer Operation, einem Medikament).

Wenn hier Therapeuten als Agens gewollt oder ungewollt in eine »Substitutionsrolle« kommen (sie tun etwas, was das System selbst nicht tut und was es auch nicht entwickelt, *weil* der Therapeut es tut), entstehen »iatrogene«, d. h., durch bestimmte Varianten von Therapien erzeugte oder zumindest unterstützte Chronifizierungsprozesse. Mit anderen Worten: »Das jeweilige Gleichgewicht wird nun von [...] dem therapeutischen System aufrechterhalten« (Simon 2012a, S. 101). Zu dieser Art von Chronifizierung gehört es, dass das therapeutische Agens nicht, wie bei akuten Prozessen, sich selbst durch seine Therapie ersetzt, sondern Dauermitglied im System wird. Statt aus dieser Dreier- wieder eine Zweierbeziehung zu machen (System und Umwelt ohne Therapeut), etabliert sich die Dreierbeziehung dauerhaft. Eine störungsspezifische Systemtherapie wird hier also nicht oder nicht primär zu beleuchten haben, »ob« eine bestimmte Diagnose sinnvollerweise vergeben wurde und ob sie zutrifft, sondern eher, welche Auswirkung im System die Vergabe einer Diagnose und das »Ritual Therapie« bisher hatte. Ruf (2012, S. 51) nennt für einen »Chronifizierungskreislauf« zwei Prozesse, die sich gegenseitig verstärken: den Arzt, der das Problem als chronische Krankheit definiert, und den Patienten, der sich deshalb »defizitär fühlt und verhält«, worauf der Arzt sich wiederum in seiner Diagnose bestätigt sieht. Aus systemtheoretischer Sicht bedarf dieser Blick auf Chronifizierungsprozesse einer »Beobachtung zweiter Ordnung«: In dieser beobachtet der Therapeut nicht das »kranke System«. Er beobachtet vielmehr, wie Experten dieses System bisher beobachtet haben und wie das System darauf reagiert hat. Störungsspezifische Systemtherapeuten können mit ihrem systemtheoretischen Rüstzeug die Rolle von Therapeuten bei der Entwicklung einer Störung gut berücksichtigen.

5.2 Psyche, Körper und Kommunikation in der allgemeinen Systemtheorie

Da Psychotherapie im Allgemeinen und störungsspezifische Ansätze im Besonderen sich mit diesen Systemen und deren Interaktionen respektive deren Veränderung durch therapeutische Maßnahmen beschäftigen, wird diesen drei Systemen und ihren Interaktionen hier ein eigener Abschnitt gewidmet.

5.2.1 Psyche, Körper und Kommunikation: operational geschlossen und aneinander gekoppelt

Voraussetzung für jedes soziale Leben sind aus systemischer Sicht drei miteinander interagierende Systeme (siehe Abbildung 2): der Körper mit seinen biochemischen Grundlagen (Zellen, Zellsysteme, Organe und deren physiologische Organisation), die Psyche mit ihren Gedanken, Gefühlen und der Organisation der Motorik mit Verhalten und Sprechen und die soziale Welt.

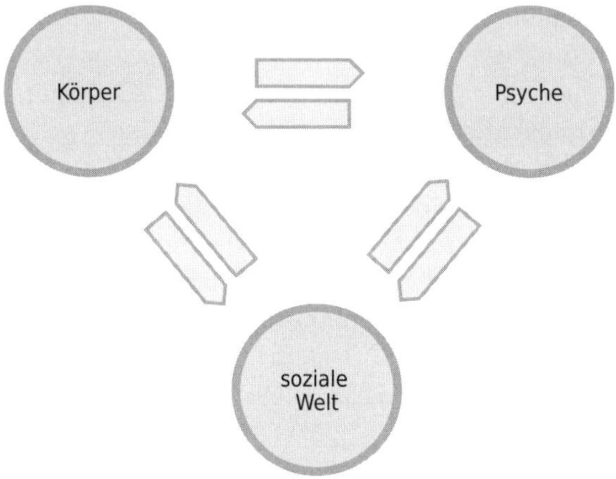

Abb. 2: Interaktion der autopoietischen Systeme Körper, Psyche und soziale Welt

Die Kommunikation findet im sozialen Raum statt zwischen einzelnen Interaktionspartnern, in privaten und gesellschaftlichen Systemen, verbal oder schriftlich und nonverbal. Nach Maturanas Theorie der Autopoiese (Maturana u. Varela 1985) ist jedes dieser Systeme »in sich eingeschlossen« oder in moderner systemtheoretischer Ausdrucksweise »operational geschlossen«. Er hat das einmal an einer Metapher erläutert: Ein Schiffskapitän steuert durch die Meere an Eisbergen und Klippen vorbei und erreicht sein Ziel. Auf die Frage, wie er das schafft, antwortet er: »Ich reagiere einfach auf Punkte und Hinweise auf meinem Monitor. Ich weiß nicht, was Eisberge und Klippen sind.« Das wäre eine Metapher für operationale Geschlossenheit. Ähnlich kann man sich das bei einer Fledermaus vorstellen: Wenn sie nachts durch die Welt fliegt und nirgends anstößt, *vermeidet* sie damit nicht von ihr *erkannte* Gegenstände, die sie umfliegt. Sie »kennt« nur elektromagnetische Wellen und operiert in dieser »Welt« der Wellen. In der

Logik der Autopoiese müssen alle eingehenden Informationen aus der Umwelt oder von anderen Systemen erst in systemeigene Operationen transformiert werden, damit dieses darauf reagieren kann. Luhmann hat z. B. darauf hingewiesen, dass die Wirtschaft den Wert »Erhaltung der Natur« nicht kennt, es sei denn, er wird in ihre Logik und ihre Operationen »übersetzt« – in monetären Gewinn durch Umweltschutz. Unserem Alltagsverständnis folgend ist das »Rot« eines roten Autos Teil des Autos. Die Autopoiese-Theorie in Verbindung mit dem Konstruktivismus kommt zu einem anderen Schluss: Rot ist eine Empfindung, die alleine in der Psyche des Beobachters erzeugt wird. Deshalb wissen wir nie, ob »dein Rot« das gleiche ist wie »mein Rot«.

Eine weitere Konsequenz dieser Theorie ist, dass ein System nicht instruktiv in andere hineinwirken kann (es gibt »keine instruktive Interaktion«). Ein System bestimmt selbst, ob und wie es auf ein Ereignis oder ein »Angebot« aus seiner Umwelt reagiert – nach eigenen Gesetzen oder in der Sprache der Systemtheorie »strukturdeterminiert«. Körper, Psyche und Kommunikation/soziale Interaktion sind »strukturell gekoppelt« oder bildlich gesprochen »für immer aneinander gekettet«. Sie sind nur gemeinsam überlebensfähig. Wenn in einem System etwas Relevantes geschieht, kann (nicht: muss) das Auswirkung auf die anderen Systeme haben, und wenn dann dort etwas geschieht, ergeben sich Rückkoppelungseffekte. Diese Wechselwirkung ist z. B. im Bereich der Psycho-Somatik ein entscheidendes Feld therapeutischer Theoriebildungen und Interventionen (vgl. als »Patientenlektüre« Lieb u. von Pein 2009).

Mit dem System der Psyche tat sich die moderne Systemtheorie lange schwer. Heute liegen elaborierte Theorien vor, die die systemischen Grundprinzipien auf dieses System anwenden – z. B. von Peter Fuchs (2010). Psyche und Kommunikation verbindet, dass sie mit »Sinn« operieren. Kommunikation ist auf Mitteilung von »etwas« (Sinnvollem) angewiesen. Die Psyche »entnimmt« der Kommunikation für sich Sinn bzw. »speist« in diese von ihr intendierten Sinn ein. Ein Bestandteil von »Sinn« ist die Konstruktion der eigenen *Geschichte* eines Systems. Zur Psyche gehört die Konstruktion ihrer Vergangen heit ebenso wie die ihrer Zukunft. Die Art dieser Zeitkonstruktionen spielt bei bestimmten Störungsbildern eine besondere Rolle, z. B. bei Angststörungen. Angst hat immer die Konstruktion einer befürchteten Zukunft zur Grundlage.

Der Körper ist Voraussetzung für die Existenz von Psyche und Kommunikation – zumindest im irdischen Leben. Die Psyche nimmt »ihren« Körper permanent wahr. Sie muss ihn zu ihrer Weltkonstruktion nutzen. Ohne Körper könnte sie nicht fühlen, weil Fühlen die Transformation von Körperereignissen in psychische Phänomene voraussetzt. Der Körper determiniert bzw. begrenzt den Operationsraum der Psyche durch seine örtliche Gebundenheit, durch seine Schwerkraft, durch seine Überlebensgrenzen (z. B. können wir uns nicht ohne technisches Hilfswerk unter Wasser bewegen oder fliegen). Der Körper reagiert aber auch unabhängig von der Psyche auf seine von ihm selbst definierte Umwelt. Da er Umwelt der Psyche ist, reagiert diese ggf. wiederum darauf – manchmal ziemlich »irritiert« (z. B. bei Hypochondern). In der Lerntheorie wurde im Modell der klassischen Konditionierung beschrieben, wie der Körper »lernt«, auf die Umweltreize zu reagieren. Durch seine genetischen Ausgangsbedingungen und seine eigenen, im Laufe seiner Entwicklung von ihm selbst generierten Strukturen ist auch der Körper strukturdeterminiert.

Die Psyche entwickelt sich als Resultat der Interaktion von Kommunikation/sozialer Interaktion und Körper. Sie wird sich im Verlauf ihrer Entwicklung ihrer selbst nur dadurch bewusst, dass »ihr« Körper bzw. dessen »Bedürfnisse« (was eigentlich ein psychischer Begriff ist) Gegenstand sozialer Interaktion und Kommunikation ist. Von Anfang an entwickelt sie in manchen Theorien »Schemata« genannte Eigenstrukturen, auf die aufbauend sie weiter ihre Welt konstruiert. Dass und wie sie das tut, setzt wiederum ihre strukturelle Koppelung an Kommunikation und soziale Interaktion voraus.

Die drei Systeme Körper, Psyche und Kommunikation/Interaktion in ein Verhältnis zueinander zu setzen, ist nichts Neues. Bio-psychosoziale Modelle enthalten alle therapeutischen Ansätze. Beispielsweise denkt man, die Psyche »lebe im Körper« und soziale Systeme bestünden aus Menschen, die aus Körper und Psyche zusammengesetzt sind. Viele bio-psycho-soziale Modelle siedeln alle drei Systeme in einer gemeinsamen Überlebenseinheit an. Dann besteht ein »Teile-Ganzes«-Modell: Jedes der Systeme ist Teil des Ganzen. Die heutige systemtheoretische Architektur ersetzt dieses Teile-Ganzes-Verhältnis durch die »System-Umwelt«-Unterscheidung. Körper, Psyche und soziales System sind darin nicht mehr Teile von etwas, sondern jeweils Umwelt des anderen Systems. Das hat ganz andere theoretische und praktische Konsequenzen. Die in der modernen Neurologie oder in der biologischen Psychiatrie bevorzugte Idee, psychische Prozesse könnten durch biologische erklärt werden, wäre in Teile-Ganzes-Theorien möglich.

In einer System-Umwelt-Theorie haben solche instruktiven Ideen keinen Platz. An deren Stelle tritt das Konzept der Koevolution von Systemen. Man kann allenfalls Korrelationen in dem Sinne erstellen, dass Ereignisse in einem System häufig mit solchen in einem anderen System kovariieren. Ein System kann das Spektrum der Operationen des anderen Systems einschränken. Z. B. kann nach einem Schlaganfall (körperlicher Vorgang) die Psyche bestimmte Aktivitäten nicht mehr ausüben. Bei bestimmten häufigeren Vorgängen in einem System (z. B. wiederholte Stressreaktionen im somatischen Bereich bei belastenden Lebensumständen) können quantitativ Schwellen überschritten werden, die zu heftigen Veränderungen in anderen Systemen, z. B. der Psyche, führen. Simon reflektiert vor diesem Hintergrund das psychoanalytische Konzept des »Triebes«. Dieser Begriff betrifft konzeptuell die Koppelung zwischen Körper und Psyche. Der Phänomenbereich, in dem sich »als Trieb bezeichnete Prozesse [...] abspielen, ist (aber) der Körper« (Simon 1994, S. 66).

5.2.2 Der Körper in Systemtheorie und Systemtherapie

Die Autopoiese des Körpers

Die Selbstorganisation (Autopoiese) des Körpers findet in fortwährender Interaktion mit seinen Umwelten statt: der Psyche des jeweiligen Menschen, der biologisch-biochemischen und der sozialen Umwelt.

Nach Maturana und Varela (1985) definiert auch der Körper seine Umwelt selbst durch die Art, wie er darauf reagiert. Versteht man in einem allgemeineren Sinne unter Kognition jede systemeigene Art, die Umwelt zu definieren, zeigt auch der Körper »Kognitionen«. Das sind dann alle Arten, mit einer dem Überleben dienenden Reaktion auf die Umwelt zu reagieren (siehe auch Maturana u. Varela 1970, S. 39 f.). Zum Körper gehören auch alle kortikalen Aktivitäten und dort ablaufende, z. T. biologisch vorprogrammierte Prozesse – etwa die Reaktionen im limbischen System auf Stress und Gefahr. Hier »antwortet« der Körper auf die Umwelt und ist dabei gleichzeitig eng gekoppelt an psychische Prozesse, insofern emotionsrelevante Vorgänge im limbischen System mit emotionalem Erleben der Psyche einhergehen.[2]

Der Organismus stellt z. B. zwei biologische Reaktionsmuster bereit, um mit »Stress« umzugehen. Das eine beinhaltet die Verhaltensbereitschaft zu Kampf und Flucht (so genannte Cannon-Reaktion nach Cannon 1932). Das andere, die »Selye-Reaktion«, stellt hemmende, passive Reaktionsmuster bereit (Freezing) (Selye 1982). Diese Reaktionen irritieren oder perturbieren die Psyche und werden dort als Emotion erfahrbar (vgl. Simon 2004, S. 134 f.). Insofern »beschreibt« der Körper in seinen ohne Bewusstheit ablaufenden Reaktionen eine soziale Situation und stellt für die Psyche damit eine relevante Umwelt dar. Bei der Beschreibung dieser autopoietischen Muster des Körpers ist aus systemischer Sicht zu unterscheiden zwischen Beschreibung und Erklärung von Körpervorgängen auf der einen Seite und der autopoietisch eigentlich unangemessenen »Hinzudichtung« von Operationen in den Körper, die ausschließlich in der Psyche stattfinden. Nur zu Letzteren gehören das Erleben von Schmerz, von Angst und vor allem das Operieren mit »Sinn«. Diese Logik wird immer dann verletzt, wenn in manchen psychosomatischen Modellen der Körper wie eine kleine soziale Gesellschaft beschrieben wird: Das Hirn »informiere« das Herz über etwas oder Körperzustände »meldeten einen Bedarf« an.

2 Zur Wechselwirkung von psychischen Zuständen inklusive Bewusstsein und kortikalen Aktivitäten vgl. Roth 2001.

Das sind nicht zur Autopoiese des Körpers passende Übertragungen psychischer Phänomene auf den Organismus. Die alte psychologische Debatte, ob wir weinen, weil wir traurig sind, oder ob wir traurig sind, weil wir weinen (Tränen = Körperreaktion, Trauer = psychische Reaktion), ist aus systemtheoretischer Sicht als Kausalitätsfrage unentscheidbar. Trauer und Tränen sind Elemente verschiedener Systeme mit enger struktureller Koppelung.

Die Rolle des Körpers für die Psyche

Da Psyche und Körper im irdischen Bereich bis zum Tod des Körpers eng gekoppelt sind, lässt sich aus systemischer Sicht zur Rolle des Körpers für die Psyche in diesem Zeitraum des Lebens Folgendes sagen:

Der Körper ist Teil der Identität der Psyche. Die Psyche »beobachtet« den Körper und unterscheidet hier wie alle beobachtenden Systeme zwischen verschiedenen Zuständen. Sie erstellt sich dabei ihre Landkarte von »ihrem« Körper. Bei »hypochondrischen« Beobachtungen oder Landkarten werden andere Unterscheidungen und Markierungen vorgenommen als bei »nichthypochondrischen«. Für die Psyche ist nichts so permanent gegenwärtig wie ihr eigener Körper – angenehm etwa bei Meditationszuständen, unangenehm bei Krankheit und Schmerz. Der Körper ist für die Psyche gleichzeitig »Fremdreferenz« – etwas »anderes«, das beschrieben und worüber in Kommunikation anderen berichtet werden kann, z. B. einem Therapeuten. Er ist für die Psyche aber auch »Selbstreferenz«, d. h. »mein Körper« oder »mein Leib« in Form einer »Meinigkeit«. Im Dreieck der autopoietischen Systeme Körper – Psyche – soziale Welt sieht Simon die Psyche einer

> »doppelten Perturbation ausgesetzt […], sie hat Erschütterungen an zwei Grenzen zu bewältigen: gegenüber dem Organismus und gegenüber der Gesellschaft« (2004, S. 135).

Aus störungsspezifischer Sicht wird das erneut am Beispiel der Hypochondrie virulent: Man stelle sich jenen Zustand eines »Hypochonders« vor, in dem seine Psyche auf unerwartete Herzfrequenzerhöhungen irritiert und beängstigt reagiert, er davon im sozialen Raum gerne berichten würde und er gerade hier von anderen die Botschaft erhält, er solle dieses irrationale Getue endlich sein lassen. Für etliche Störungsbilder dürfte es sich lohnen, die »Notlage« der Psyche zwischen diesen beiden Welten zu beleuchten.

In der Allgemeinen Theorie der Sinnsysteme (ATS) sagt Peter Fuchs zur Rolle des Körpers für die Psyche: »Ohne Körper keinen Sinn, weder psychisch noch sozial« (Fuchs 2012b, S. 224). Der Körper als wahrnehmungsfähige Einheit ist Bedingung für die Möglichkeit, dass die Psyche sinnstiftend tätig werden kann – z. B. über Sehen, Hören, Sprechen, was ohne Körper nicht denkbar ist. Der Körper ist der Psyche nur im Medium Sinn zugänglich, insofern jede Körperwahrnehmung sinnstiftend wahrgenommen, benannt, interpretiert wird. Daher hat der Körper für die Psyche eine Doppelfunktion: Vermittels des Körpers nimmt die Psyche wahr und gleichzeitig nimmt sie den Körper wahr. »Reine Körperwahrnehmung« ist aber eine Fiktion, weil jede Wahrnehmung des Körpers durch die Psyche deren aktive Beobachtertätigkeiten mit Unterscheidungen und Markierungen widerspiegelt. Insofern sagt Fuchs kontraintuitiv, die Psyche wohne nicht im Körper, sondern der Körper in der Psyche.

Der Körper ist für Struktur und Inhalte der Sinnstiftungen durch die Psyche vielfach relevant. Zum einen liefert er ihr, was sie nicht hat: Ort, Raum und fühlbare Permanenz – also zeitübergreifende Identität. Der Körper ist zum anderen Ort des Gedächtnisses – hier nicht im Sinne der »Speicherung von Informationen«, sondern im Sinne der zu ihm gehörenden Strukturdeterminierungen, die der Körper der Psyche »zur Verfügung stellt«. Aus der Traumaforschung ist bekannt, dass sich traumatische Erfahrungen im limbischen System und in der Amygdala »ablagern«. Das kann systemtheoretisch so beschrieben werden: Der Körper bewältigt in seiner Autopoiese traumatische Ereignisse durch eine organische Strukturänderung. Das wiederum irritiert und perturbiert die Psyche. Fuchs sieht insofern im Körper ein »Speichermedium«, das von Sinnsystemen wie der Psyche genutzt werden kann. Sinnsysteme (Psyche und Kommunikation) sind selbst »körperfrei« (Fuchs 2012b, S. 226). Auch wenn man traditionell davon spricht, der

Körper nehme vermittels seiner sensorischen Organe wahr, sollte aus systemischer Sicht der Terminus der Wahrnehmung nur als Operation der Psyche angesehen werden. Fuchs betont, dass die Wahrnehmung der Psyche, auch wenn sie vermittels somatischer Organe geschieht, als psychischer Vorgang etwas anderes ist als das »chemoelektrische Gewitter des neuronalen Systems«.

Schließlich ist der Körper hoch relevant für Krisenbewältigungen. Für die Psyche ist der Körper »selbstverständlich« und permanent wahrnehmbar, wird aber nicht permanent bewusst wahrgenommen. Das ändert sich bei Hunger, Schmerz, heftiger Erregung. Hier sind organische Reaktionen im Spiel, die die Psyche zur Sinn-Konstruktion einer »Störung« oder einer Krise nutzt. Leiden ist ein Vorgang in der Psyche, nicht im Körper. Aber Leiden ohne Körper ist schwer denkbar. Leiden oder die Registratur einer »Störung« bedeutet für die Autopoiese, dass Maßnahmen zur »Rückführung« in den Normalzustand notwendig sind oder, bei Versagen dessen, Veränderungen II. Ordnung anstehen.

Aus *störungsspezifischer* Sicht stellen sich mit Blick auf den Körper zusammenfassend folgende Fragen:

- Welche Störungsbilder können phänomenologisch der Überlebenseinheit Körper zugeschrieben werden (z. B. somatoforme Störungen, Hypochondrie oder auch so genannte »psychosomatische« Krankheiten wie Colitus ulcerosa)?
- Für welche Störungsbilder werden dem Körper in traditionellen wissenschaftlichen Modellen oder in den Krankheitsmodellen der Patienten »Ursachen« zugeschrieben?
- Wie konstruiert sich die Psyche oder das soziale System »den Körper« – mit welchen Folgen?
- Wie lässt sich die Interaktion/strukturelle Koppelung der Psyche des Patienten mit seinem Körper beschreiben oder wie die Beziehung Psyche – Körper?
- Wie »nutzt« die Psyche den Körper als Wahrnehmungsorgan (»Körperwahrnehmung«) und welche neuen Möglichkeiten könnten hier der Psyche therapeutisch »offeriert« werden?

5.2.3 Die Autopoiese der Psyche und die Rolle der Gefühle

Subjekt oder Un-Jekt: die Psyche als Adressat und Akteur

Man kann über die Psyche kaum sprechen, ohne von ihr als »Subjekt« zu sprechen – oder von einem in ihr angesiedelten Subjekt in Form eines Selbst oder eines eigenständig handelnden Unbewussten. Handelnde Subjekte haben aber ihren in der abendländischen Philosophie vertrauten Platz in der neueren Systemtheorie verloren. Das ergibt große sprachliche Probleme, weil das alltägliche Sprechen nicht ohne diese Sprachfiguren auskommt. Fuchs (2010) ersetzt den Terminus »Subjekt« gezielt durch den befremdlichen Begriff des »Un-Jektes«, um damit einen Kern systemtheoretischer Konzeptionen über die Psyche zu zeigen: In ihnen steht die Psyche für einen Prozess, eine Abfolge von sich wiederholenden Operationen, ein Wahrnehmen, Unterscheiden, Markieren und Bezeichnen von Aspekten ihrer Umwelt (Körper oder Soziales: Fremdreferenz) oder von sich selbst (Selbstreferenz). Erst das soziale System (Kommunikation) braucht und schafft sich Subjekt-Adressen – als Autoren und als Adressaten von Kommunikation und Interaktion. Personen mit ihrer Psyche gehören dazu.

Schleiffer (2012, S. 79 f.) zeigt, wie ein Säugling in der Interaktion zwischen ihm und seiner Mutter bzw. seinem Vater lernt, dass Äußerungen seiner Eltern auf ihn gerichtet sind (Adressat) und sich je nach seinem Verhalten (der Säugling als Akteur und Absender) verändern. Erst so »sichert die Kommunikation dem psychischen System des Kindes seine autopoietische Reproduktion« (S. 87). Das ist schon ein komplexer Vorgang, bei dem der Säugling beobachtet, dass er beobachtet wird, was zu neuen Formen der Selbstbeobachtung führt. Der Begriff Beobachtung bezeichnet hier nicht einen elaborierten kognitiven Vorgang, sondern die basale Operation eines sich autopoietisch konstituierenden Systems. Im Verlauf seiner Geschichte lernt das psychische System »wahrzunehmen, dass es von der Kommunikation als kommunikationsfähig thematisiert wird« (S. 103). So wird das Kind sozial Adressat und Akteur.

An die Stelle des humanistischen Konzeptes einer ontologisch

»existierenden Person« tritt in der Systemtheorie die Konstituierung von Subjektinstanzen in einem ununterbrochenen Prozess sich permanent wiederholender Operationen. Da »ist« niemand, sondern da »ereignen sich Prozesse«. Und auch die Selbst-Konstitution (»ich bin Manfred«) bedarf einer permanent sich wiederholenden Selbstkonstitution. Prozesse der Psyche sind von höherer Geschwindigkeit als die der Kommunikation. Kann Erstere jederzeit und rasch Aufmerksamkeitsfokus, Selbstreferenz und Fremdreferenz mit den jeweilig unterschiedlichen Inhalten wechseln, ist die Kommunikation vergleichsweise träge – auch und gerade in ihrer Adressenbildung. Wenn ich im Gespräch innerlich abschweife, besteht die Tatsache fort, dass ich von meinem Gegenüber angesprochen werde und »gemeint« bin. Für die Entwicklung der Psyche ist diese Koppelung an Kommunikation mit einer Permanenz der Adressierung Voraussetzung für die sich entwickelnde Selbst-Repräsentanz. Das gilt existenziell strukturell (ich werde angesprochen, also bin ich) ebenso wie für Inhalte (ich werde geliebt, also bin ich liebenswert). Man kann aus störungsspezifischer Perspektive bei Störungsbildern bzw. diesbezüglichen Einzelfällen konkreter rekonstruieren, wie hier typische Adressierungen und Nichtadressierungen mit welchen Zuschreibungen stattgefunden haben und zur Reorganisation des Attraktors »Störung X« gehören. Wenn die Botschaft lautet: »Du warst nicht mehr vorgesehen und wegen dir musste ich meine Karriere opfern«, konstituiert sich die Psyche anders, als wenn die Botschaft lautet: »Wir haben dich gewollt, schön, dass du gekommen bist.«

Zur Konstituierung von Adressen und Adressierungen gehören damit verbundene Erwartungsstrukturen. Sie spielen schon in der Interaktion zwischen Mutter und Säugling eine Rolle (Schleiffer 2012, S. 89). Das Kind erwartet z. B. bei bestimmten Situationen, dass die Mutter sich ihm zuwendet, und unternimmt entsprechende erwartungsvermittelnde Aktionen. Scheitern diese, kommt es zu aversiven Zuständen und zu einer z. B. zu späteren depressiven Entwicklungen passenden Selbst-Repräsentanz der »Wirkungslosigkeit« (»erlernte Hilflosigkeit« nach Seligmann 1979).

Recht früh kommt es hierbei auch zu Vorgängen, die in der Tierwelt nur bei Primaten zu beobachten sind: die Imitation. Die Mutter imitiert das Kind, später das Kind die Mutter, und die Mutter teilt mit, dass sie wahrnimmt, dass sie imitiert wird. Das unterstützt die Konstruktion von »ich« und »du« und schließlich »wir« als Teil der Weltkonstruktion der Psyche. Dabei entsteht gegen Ende des ersten Lebensjahres auch ein erstes Gespür dafür, dass zur Differenzierung von Ich und Du auch gehört, dass andere Personen ihre eigene Sicht der Dinge haben. Im vierten Lebensjahr gehört dieses dann zur Struktur der Psyche (*theory of mind:* Fonagy et al. 2004; näher in Ruf 2012, S. 98 f.). Auch das ist störungsspezifisch von Relevanz: Bei bestimmten Störungen (vor allem Psychosen) verschwimmt diese klare Definition von »ich« und »du« – z. B. beim Einfließenlassen von Gedanken.

Bei manchen Kommunikationsstilen (vgl. Satir 1988, 1990) dominiert in der Weltbeschreibung das Du (der andere), bei anderen das Ich, bei einigen das Wir. Sprache und Worte helfen der Psyche, auch zeitlich und örtlich Abwesende psychisch anwesend zu konstruieren und darüber zu kommunizieren.

Es gehört zum Kern in Psychotherapien verhandelter Themen, wer im System wen als Adressat und als Akteur (und dann oft als »schuldig«) adressiert und wie versucht wird, damit implizierte Zuschreibungen abzuwehren oder auszuhandeln (»die Schuld umzuverteilen«). Auch hier lassen sich störungsspezifisch Typen rekonstruieren. Wer depressiv ist, adressiert, was Schuld betrifft, eher sich selbst. Wer »somatoform« körperlich leidet, adressiert seinen Körper – oder ein Versagen von Ärzten. Wer »delinquent-aggressiv« ist, adressiert eher andere als Verursacher.

Kernoperationen der Psyche

Ein Bestandteil der Systemtheorie ist es, die Komplexität möglicher Beschreibungsformen von Systemen zu reduzieren. Ein Preis dafür ist, dass weniger über Inhalte gesprochen wird. Ein Gewinn ist der Blick auf die basalen Merkmale von Systemen. Nach Luhmann ist eine der basalen Funktionen der Psyche die Wahrnehmung. Bewusstsein ist »wahrnehmendes Bewusstsein«. Die Psyche steuert Wahrnehmung durch Denken. Zur Reproduktion (Autopoiese) der Psyche gehört die Steuerung der Aufmerksamkeit auf die Außenwelt oder auf die Innenwelt (»Introspektion«). Reine Wahrnehmung ohne Bildung von Unterscheidungen und Bezeichnungen ist kaum möglich bzw. nur im Zustand vertiefter Meditation zu erreichen. Üblich ist, dass in der Psyche Wahrnehmungen sofort und explizit mit Begriffen, Bewertungen etc. belegt werden (*indication* in der Nachfolge von *distinction*, siehe Abschnitt 5.1.1). Der Grund dafür ist, dass die Psyche im Medium Sinn operiert. Insofern die Psyche daher gezwungen ist, ihren Wahrnehmungen Bedeutung zu verleihen, bietet sich Psychotherapeuten hier die Chance, die Psyche in diesen Operationen zu »verstören«. In der Welt der therapeutischen Kommunikation werden ihr – mit welchem Stil auch immer – alternative Sinngebungen oder (Be-)Deutungen für ihre Wahrnehmungen oder neue Deutungen anstelle der bisherigen angeboten. Ein gutes Beispiel dafür ist die in der Verhaltenstherapie »Psychoedukation« genannte »Aufklärung« von Panikpatienten darüber, dass die von ihnen furchtsam beobachteten vegetativen Vorgänge im Körper Ausdruck einer »Energiebereitstellung« sind, und damit etwas Gesundes und nicht Anzeichen einer Krankheit.

Trotz der Möglichkeit zu Selbstreferenz (Selbstbeobachtung) bleibt das psychische System sich selbst gegenüber an entscheidender Stelle »intransparent« – es kann das Wahrnehmen selbst nicht wahrnehmen und sich auch nicht beim jeweils aktuellen Vorgang des Bewertens und der Markierung zusehen. Eine der Wahrnehmungen der Psyche betrifft die von (positiven oder negativen) Gefühlen bzw. Affekten. Die Hypothese ist, dass diese Abweichungen von der Normalität im Falle von aversiven Gefühlen eine Bedrohung der Autopoiesis der Psyche anzeigen. Peter Fuchs verweist auf eine Immunfunktion von Gefühlen für die Psyche im Sinne eines Krisenmanagements der Autopoiesis (Fuchs 2004a). Aus der Sicht der Wissenschaftsdisziplin Psychologie sind solche Beschreibungen basaler Operationen der Psyche sicher durch eine zu große Komplexitätsreduktion gekennzeichnet. Man müsste hier natürlich weiter differenzieren – z. B. zwischen logischem und konkretem Denken, Fühlen und Wollen, Intuition und Planung, Wahrnehmung und Interpretation, bewusst, vorbewusst und unbewusst usw. Hier geht es aber nicht um diese weiteren Ausarbeitungen, sondern um die Rolle der Psyche im Gesamtgefüge autopoietischer Systeme.

Wozu Gefühle?

Zur Architektur der Systemtheorie gehört die Frage: Wie heißt das Problem, für das bestimmte Vorgänge oder Handlungen eine Lösung darstellen? Das ist die Frage nach deren Funktion für das Überleben eines Systems. Es geht also darum: Welche Funktionen haben Gefühle für das Überleben welcher Systeme? Die nächste Frage lautet: Was sind die Grundoperationen eines Systems, das Gefühle als Produkt seiner Autopoiese hervorbringt? Gefühle sind Produkte des Systems Psyche. Überlebensfunktion haben sie für diese und auch für den Körper und das Sozialsystem. Beide Fragen und ihre Beantwortung sind eng miteinander verbunden. Deshalb gibt es zwischen den folgenden zwei Abschnitten Überschneidungen. – Zuerst zu den emotionsrelevanten Operationen der Psyche.

Emotionsrelevante Operationen der Psyche

Aus pragmatischen Gründen sollen hier die Begriffe Gefühl und Emotion identisch verwendet werden. Auch für diesen Bereich gilt als Grundprinzip der systemtheoretischen Architektur, diesbezügliche Prozesse eines Systems nicht auf das Wirken einer sie in Gang setzenden Instanz (Person, Subjekt etc.) zurückzuführen. An deren Stelle tritt die Beschreibung jener sich beständig wiederholenden Operationen, die das hervorbringen, was wir ein Gefühl nennen. Auch wenn Inhalt und Art der erlebten Gefühle sich ändern, sind es doch stets die gleichen Operationen, die sie hervorbringen. Die Systemtheorie nähert sich dem Bereich der Gefühle daher recht emotionslos, namhaft vertreten z. B. durch Peter Fuchs (vgl. 2012, S. 128).

Die systemtheoretisch erste Frage ist die, welche Funktion Gefühle für die Psyche und dann für soziales Leben haben. Dass Wahrnehmung zur Grundoperation der Psyche gehört, wurde schon gesagt. Nun ist Wahrnehmung aber »a broad stream of perception« (Fuchs 2012a, S. 129), ohne Anfang und ohne Ende und vor allem zunächst ohne Bedeutung »an sich«. Hier muss die Psyche in ihrer (Körper-) Wahrnehmung bedeutungsvolle Inseln oder Wahrnehmungseinheiten schaffen bzw. die Komplexität ihrer Wahrnehmungen reduzieren. Dafür dienen v. a. die Sprache und andere Formen der Symbolisierung. Wahrnehmung ist privat und persönlich. Sprache und alle anderen Formen der Symbolisierung sind sozial- und kulturbedingt. Aus persönlicher Wahrnehmung wird sozial kommunizierbarer Sinn, auch im Gefühlsbereich. Was individuell wahrgenommen wird, ist soziokulturell geprägt. Nach Fuchs sind Gefühle beobachtete, voneinander unterschiedene und in Ankoppelung an kulturelle Symbolisierungsvorgaben bezeichnete Körperzustände. Wahrnehmung von Gefühlen ist daher ein Sozialisationsprodukt. Was sprachlich vom privaten emotionalen Erleben anderen mitgeteilt wird, führt bei diesen zu mehr oder weniger passenden Rückschlüssen darauf, was die über ihre Gefühle berichtende Person in sich wahrgenommen hat.

Eine markante Rolle spielen aversive Gefühle in Krisen der Autopoiese der Psyche bzw. des Bewusstseins. Wenn der gewohnte Fortgang des Lebens nicht möglich ist, ist die Autopoiese bedroht. Die Wahrnehmung von Gefühlen ist nach Fuchs eine »umwegige Fortsetzung« der Autopoiese. Einfacher ausgedrückt: Die Funktion aversiver Gefühle liegt darin, dass sich die Psyche mit ihrer Hilfe autopoietisch reorganisiert. Man kann zwischen der Funktion des *Gefühlserlebens* für die Autopoiese der Psyche und der *Funktion, auf Gefühle in Kommunikation und sozialer Interaktion Bezug zu nehmen,* unterscheiden. Letzteres ist gleichermaßen universal und historisch zeitbedingt. Wenn ein Junge weint, hat das heute eine andere soziale Funktion als vor hundert Jahren. In Psychotherapien und in Kreisen, die der Kommunikation von Gefühlen eine hohe soziale Bedeutung geben, haben Gefühle eine andere Bedeutung (oder: Macht) als in einem an ökonomischer Rationalität orientierten Meeting von Bankmanagern oder an manchen Stammtischen. Man kann das a priori bewerten – was sich aus der Systemtheorie nicht ableiten lässt. Aus ihr lässt sich auch nicht a priori ableiten, ob in Psychotherapien Gefühlen eine besondere Aufmerksamkeit zuteilwird oder nicht.

Vom Standpunkt der Beobachtung II. Ordnung aus kann die Psyche beobachten, wie sie ihren Körper beobachtet und diesen zur Identifikation von Gefühlen nutzt. Wenn Therapeuten, etwa bei der Behandlung somatoformer Störungen oder bei bestimmten Arten »aggressionsverleugnender Depressionen«, Patienten anregen, ihre Gefühle wahrzunehmen, oder ihnen vermitteln, sie hätten das bisher zu wenig getan, bedeutet das: Der Therapeut lenkt die Aufmerksamkeit der von ihm beobachteten Psyche darauf, wie sie bisher ihren Körper beobachtet und zur Gefühlswahrnehmung (evtl. »zu wenig«) genutzt hat.

Eine besondere Rolle bei der Bewältigung von Gefühlen spielen die *Zeit* und das *Gedächtnis*. Unabhängig davon, wie man systemtheoretisch das Gedächtnis rekonstruieren kann, lässt sich sagen: Erst im Kontext der Erinnerung, wie man sich schon einmal gefühlt hat oder wie man sich fühlen könnte, erhält die aktuelle Gefühlslage eine besondere Bedeutung, besonderen Sinn. So kann man z. B. enttäuscht sein, dass man nicht mehr so glücklich ist wie früher. Das eröffnet die Möglichkeit, in Therapien solche (bewussten oder unbewussten) zeitlichen Vergleichsprozesse zu beleuchten und zu »verstören«, was zu neuen Emotionen führen kann.

Fühlen und Denken

Dem Verhältnis von Fühlen und Denken wird in der Psychologie und in allen Psychotherapieschulen, v. a. in der Psychoanalyse, eine besondere Aufmerksamkeit gewidmet. In seiner »Systemtheorie der Emotionen« stellt Simon hierzu die These auf, Denken verhelfe dazu, aus diakritischen Wahrnehmungen einheitliche Gestalten oder Sinnfiguren zu machen. Diakritische Wahrnehmung bezeichnet hoch selektive, vereinzelte Wahrnehmungen in den Modalitäten Hören, Sehen, interozeptives Fühlen, Schmecken usw. Symbolisierungen und Denkvorgänge bis hin zur Ausbildung kognitiver Schemata formen aus diesen Einzelheiten Einheiten. Das gilt nach innen (»ich bin zornig«) und gegenüber der Umwelt (»die Welt ist gefährlich«). Diese Gefühl und Kognition verbindende Einheit kann selbst als Produkt eigener Operationen erfahren werden und so identitätsstiftend wirken. Wenn das misslingt, wird das Selbst nicht als handelnde oder strukturierende Einheit erlebt. Wer jede Einzelwahrnehmung isoliert nebeneinander erfahren würde, ginge kohärenter Sinnstrukturen verlustig. Emotionen helfen, solche Einheiten zu generieren, und sind daher identitätsstiftend – das gilt auch und manchmal besonders für aversive Emotionen (»lieber durchgehend wütend als ohne Identität«). Dass mittels emotionsgesteuerter Weltkonstruktionen eine enorme Komplexitätsreduktion möglich wird, versteht sich von selbst – ein klares Freund-Feind-Weltbild ist eine leichter handhabbare Landkarte als diesbezügliche Differenzierungen. Auf einer höheren Entwicklungsstufe kann ein sog. Re-Entry zu einem Abgleich von Selbst- und Fremdbild führen. Dieser Abgleich ist in psychotherapeutischen Prozessen hoch relevant, wenn dort die emotionsdurchtränkten Selbstbeschreibungen (»ich bin verletzt«; »mir macht das gar nichts aus«; »ich bin angstfrei« usw.) mit Fremdbeschreibungen konfrontiert werden und die Psyche (um hier eine subjektorientierte Sprache zu wählen) Selbstbeschreibung und Fremdbeschreibung (»du wirkst aber anders …«) miteinander in Bezug setzt.

Die psychoanalytische Theoriebildung kommt hinsichtlich des Zusammenhangs von Fühlen und Denken zu ähnlichen Erkenntnissen wie die Systemtheorie. In beiden Ansätzen spielt die *Gleichzeitigkeit der Körpererfahrung und des Existierens in sozialen Beziehungen* für die Entwicklung des Denkens eine herausragende Rolle. In den psychoanalytischen »Symbolisierungstheorien« geht es darum, dass und wie »Instinktsteuerung durch Symbolbildung« ersetzt wird. Der »Ort«, wo diese Transformation ursprünglich stattfindet, ist nach psychoanalytischer Theorie der intime Austausch des Säuglings mit seiner primären Pflegeperson. Die »Entwicklungsreihe« verlaufe hier »vom undifferenziert ausgelebten Triebimpuls zum differenzierten Denken« (List 2009, S. 123). »Im Zuge des Spracherwerbs ersetzen die Symbole die […] sinnlichen Inhalte« (S. 124). In manchen analytischen Theorien besteht die Funktion der Symbolisierung in der »Herstellung distanzierender Substitute für unerträgliche Inhalte« (S. 124). Das entspricht der systemischen Sicht, wonach die Psyche die Wahrnehmung von (hier unerträglich erlebten) Körperzuständen durch Zuschreibung von (kulturell geprägten) Symbolisierungen und Orten bzw. Schemata organisiert. List (2009) kommt bei der Rekonstruktion diesbezüglicher analytischer Theorien zum Schluss: »Echte Gedanken entstehen erst durch die Verarbeitung emotionaler Erfahrungen« (ebd., S. 124). Ohne Symbolisierung und Denken wäre die Psyche ihren Körperwahrnehmungen (systemtheoretisch: den Einflüssen ihrer Umwelt) ausgeliefert. Ciompi (1982) beschreibt im Konzept der Affekt-Logik Ähnliches: Logik ist verarbeitete Emotion – Emotion ist Logik. Der Analytiker Wilfred Bion führt die Macht von Vorurteilen und von »destruktivem Pseudowissen« auf das Wirken emotionsgesteuerter Logiken zurück. »Jeder großen Idee liegt am Anfang ein Gefühl zugrunde« ist eine andere Form, das zum Ausdruck zu bringen (Ursula Tröscher-Hüfner, persönliche Mitteilung).

Lacan verweist auf die Macht der Sozialisation, die mit der Symbolisierung und der affektlogischen Sprachbildung verbunden ist. Die Ausformung von ursprünglichem, körpernahem Erleben wird durch Sprache geprägt. So können Eltern kindliche Notlagen und Bedürfnisse als solche markieren (in anderer Sprache: deren Erleben validieren), sprachlich verformen (umdeuten) oder dafür keinerlei Symbolisierung und Sprache zur Verfügung stellen. Dann bliebe die Psyche bildlich gesprochen mit ihren eigenen Körper- und Gefühlserfahrungen »allein und ohne Worte« (ausführlicher bei List 2009, S. 125 f.). List spricht hier von »semantischen Umarmungen«, die die Subjektwertung des Kindes entscheidend mitbestimmen. Für emotionsfokussierte Therapien gilt dann: »Semantik der Sprache und Sinnlichkeit des […] Körpers werden aber nie deckungsgleich« (S. 126). Wie in einer Therapie Kognition und Emotion genutzt werden können, veranschaulicht Tröscher-Hüfner[3] am Beispiel eines Kindes, das ange-

3 Nichtveröffentlichter Vortrag an der Medical University of Shenyang, China,

sichts der Schläge des Vaters vor Angst erstarrt. Im Kindheitszustand wird diese Erfahrung als Einheit erlebt: der Vater als Gefahr – die Psyche in Panik. In einer späteren Therapie kann dies mithilfe des bewussten Denkens differenziert und erweitert werden: Durch den »erwachsenen« Blick auf den Vater lässt sich dieser rekonstruieren als sowohl schlagend wie sich selbst in Not befindend. Diese kognitive Differenzierung führt auch beim jetzt erwachsenen Kind zu einer Erweiterung der Emotionen: dem schlagenden Vater gegenüber weiterhin Angst, dem Vater in Not gegenüber Zuneigung und Liebe. Aus der uniformen Welterfahrung (Angst) wird eine multiforme (Angst und Liebe).

Transitivität und Überleben: Psyche, Gefühl und Kultur

Gefühle sind aus systemischer Sicht einerseits für andere unzugängliche Ereignisse innerhalb der Psyche einer Person. Andererseits sind sie Produkt der Sozialisation und haben eine Funktion für das individuelle und soziale Überleben.

Was die *Transitivität von Gefühlen* betrifft, dürften sich Psychoanalyse, Systemtherapie und andere Therapieschulen weitgehend einig sein: Gefühle haben stets einen »Bezug auf …«: auf etwas in der Umwelt, auf etwas von sich selbst und im Kern wohl immer auf eine andere (frühere oder jetzige) wichtige Person. Man hat Angst vor etwas, trauert um etwas, ist auf etwas wütend usw. Im Therapieprozess bietet das die Möglichkeit, ontologisch beschriebene Zustände (»ich habe (!) Angst«) kontext- und beziehungsorientiert zu rekonstruieren (in welcher Situation, seit wann, vor wem …). Aus systemtheoretischer Sicht gilt auch die für emotionskognitiven oder affektlogischen Weltkonstruktionen, dass deren Überlebenseinheit das System und seine Umwelt sind – hier »Körper – Psyche – soziale Welt«. In der Interaktion zwischen Kind und Mutter/Vater bzw. Kind/versorgende Umwelt hält Letztere nicht nur Möglichkeiten zur Versorgung des Körpers bereit, sondern über Kommunikation auch mentale Verarbeitungsmöglichkeiten von aversiven (und natürlich

August 2012.

auch positiven) Erfahrungen. Das führt zu komplexen kommunikativen Interaktionen zwischen Kind und Umwelt (Eltern), in denen sich Mitteilungs- und Verstehenseinheiten etablieren. Die Psyche des Kindes lernt dann, mit dem eigenen Körper (und sich selbst) so umzugehen, wie die Eltern mit ihm. Insofern die Eltern wiederum Teil ihrer Kultur sind, nimmt auch das Baby an dieser Kultur teil (Sozialisation). Insofern die Eltern in ihren kommunikativen »Angeboten« selbst Kinder einer Kultur sind, müssen hier Aspekte der Mehrgenerationenperspektive konzeptuell berücksichtigt werden. Wenn Eltern, die im Krieg aufgewachsen sind, selbst keine schützenden Erfahrungen angesichts traumatisierender Umweltereignisse gemacht haben, kann das nicht ohne Auswirkung darauf bleiben, wie diese später kommunikativ - verbal und nonverbal - die »werdende Psyche« ihrer Kinder begleiten.

Hinsichtlich der Bewertung psychischer Operationen mit Blick auf Emotionen empfiehlt sich hier wieder eine strikte Trennung zwischen der Beschreibung der Autopoiese der Psyche und ihrer Interaktion mit der Umwelt - hier mit der frühen elterlichen Umwelt. Für die Psyche der Eltern wie die der Kinder gilt unabhängig von den jeweiligen Merkmalen ihrer Umwelten: Alles, was sie tut, dient ihrem Überleben. Es gibt also intrapsychisch keinen »guten« oder »schlechten« Umgang mit Emotionen. Es gibt auch keine gute oder schlechte Kommunikation. Jede Kommunikation dient der Aufrechterhaltung von Kommunikation und sozialer Interaktion. Man kann allerdings korrelativ beschreiben, wie bestimmte Umwelten und Kommunikationsangebote zu bestimmten (z. B. ängstlich organisierten) Formen psychischen Erlebens führen. Und hier kann der hohen psychoanalytischen Bewertung früher »Objektbeziehungen« systemtheoretisch zugestimmt werden. Unter normativen Gesichtspunkten eines externen Beobachters (und nur aus dieser Perspektive) kann man mit List zum Ergebnis kommen: Menschen und Gesellschaften sind besonders überlebensfähig, wenn ihre »frühen Objektbeziehungen« geprägt waren von Grundvertrauen, einer Symbolisierungsfähigkeit und der Etablierung einer möglichst fürsorglichen sozialen Organisation (List 2009, S. 194).

Die Funktion von Gefühlen

Die übliche phylogenetische Antwort auf die Frage nach der Funktion von Gefühlen heißt: Sie sind biopsychologische Programme, die Überlebensreaktionen bereitstellen. Bei Angst Flucht, bei Wut Kampf und Verteidigung, bei Trauer den Ausdruck von Schmerz, der andere zum Beistand motiviert usw. Die folgenden systemtheoretischen Funktionsüberlegungen widersprechen solchen Thesen zwar nicht, müssen aber Abstand nehmen von der üblichen evolutionistischen Finalitätsannahme. Diese unterstellt der Evolution ein Ziel, dem sie dient, und eigentlich auch eine Instanz, die da als Programmierer tätig war. Da solche ursprünglichen Beweger der Bewegung in der Systemtheorie ihren Platz verloren haben, heißt die Frage hier: Inwiefern dienen Emotionen dem Überleben eines Systems? Welches ist die Überlebenseinheit? Wie heißt das Problem, für das positive wie negative Emotionen eine Lösung darstellen?

Identitätsstiftung

Ein Problem, für das Gefühle eine Lösung sind, ist das der Herstellung und des Erhaltes einer Identität. Gefühle sind identitätsstiftend. Es sind immer »meine« Gefühle, die ich erlebe. Das gilt nur für psychische Systeme – mehrpersonale Systeme fühlen nicht, auch wenn gelegentlich diese sprachliche Figur verwendet wird (»die Mannschaft war heute depressiv« oder »die Familie ist glücklich«). »Ich fühle, also bin ich« könnte in Umkehr des kartesischen »ich denke, also bin ich« zur Formulierung dieser funktionalen Identitätsthese genutzt werden. Jedes System muss sich als von der Umwelt abgegrenzt definieren, sonst kann es nicht überleben. Auf selbstreferenzieller Ebene helfen Gefühle, diese Grenze zu definieren: Die Psyche erkennt »ihre« Gefühle als Teil von sich selbst. Eine therapeutische Bestätigung dieser These erfahren z. B. Therapeuten im Umgang mit depressiven Patienten, die vehement darauf bestehen, in einem negativen emotionalen Zustand zu verweilen. Aus der kognitiven Psychologie ist bekannt, dass die Aufrechterhaltung eines negativen Selbstbildes verstärkender ist als die Irritation, das zu verändern (kognitive Dissonanz).

Gefühle gehören zur Intimität einer Person, insofern nur sie und niemand sonst ihre Gefühle fühlt. Wird das einmal anders beschrieben (»ich fühle, was du fühlst« oder »du fühlst, was ich fühle«), ist das entweder metaphorisch gemeint oder es gilt als pathologisch.

Systemzugehörigkeit

Ein weiteres Problem, für das Gefühle Lösungen darstellen, besteht in der Frage, wie ein soziales System sich der Zugehörigkeit ihrer Mitglieder und der Einhaltung sozialer Spielregeln durch die Mitglieder versichern kann. Gefühle haben hier eine wichtige Funktion für die Überlebenseinheit sozialer Systeme. Das gilt für das soziale Überleben der Individuen ebenso wie für das der sozialen Gemeinschaft. Insofern die Psyche zu ihrem Überleben nicht nur ihren Körper, sondern auch die Zugehörigkeit in einem sozialen Verband braucht, haben Gefühle auch die Funktion, bedrohte Zugehörigkeiten anzuzeigen. Exploriert man in Therapien den Kontext der Entwicklung von Störungen oder den emotionalen Gehalt mancher Weltkonstruktionen auf diese Dimension hin (zugehörig – ausgestoßen), lässt sich dieser Zusammenhang regelmäßig rekonstruieren. Wenn man beispielsweise Klienten mit Zwangsstörungen befragt, was ihre »Endangst« ist, wenn sie ihren Zwangsritualen nicht folgten, endet das oft in der Vorstellung, als Verursacher von Leid und Unglück sozial markiert und ausgestoßen zu werden. Die Funktion aversiver Gefühle für die Psyche ist dann, solche Bedrohungen anzuzeigen und Maßnahmen zur Sicherstellung der sozialen Zugehörigkeit einzuleiten. Im Extremfall werden diese dann zur Abwehr dieser Gefahr permanent wiederholt.

Die These, dass Gefühle eine Funktion für die Systemzugehörigkeit haben, ist wichtiger Bestandteil der systemischen Schule von Boszormenyi-Nagy und Spark (1973) und darauf aufbauend der Aufstellungsarbeit (Weber 1993). Die Überlebenseinheit ist hier nicht ein gegenwärtiges System, sondern historisch das Mehrgenerationensystem. Positive und negative Gefühle sind hier potenzielle Hinweise auf gelungene beziehungsweise noch nicht gelungene oder bedrohte Zugehörigkeiten. Das kann sich »in« einer Person als individueller

Systemzustand »manifestieren« (z. B. Angst). Schuldgefühle können darauf verweisen, dass eine bewusste oder unbewusste Systemregel verletzt wurde und dies als Schuld erlebt wird.

Noch weitergehend sind Identifikationshypothesen, denenzufolge ein starkes Gefühl bei einer Person deren Identität mit einer Person aus einer anderen Generation zum Ausdruck bringen kann oder denenzufolge eine Person etwas für eine andere »trägt« (z. B. einen Schmerz, eine Trauer oder eine Schuld).

Gefühle als Erklärung

In der sozialen Kommunikation gilt die Zuschreibung von Gefühlen auch als Erklärungsprinzip (siehe Simon 2004, S. 136). Kommunikation muss mit Sinn operieren, von daher ist bei Problemlagen das Erklären eines Problems sinnstiftend und sogar handlungsanleitend. Es kann sozial relevante Vorgänge mit dem Vorliegen bestimmter Gefühle bei einem der Teilnehmer an der Kommunikation und Interaktion erklären: »Du redest so, weil du aggressiv bist.« Das kann zu erheblichen Problemen und Konflikten führen, wenn diese Zuschreibungen nicht konsensfähig sind. Das kann in Therapieprozessen aber auch nützlich sein, wenn Therapeuten dieses Modell zur sinnstiftenden Erklärung von bisher unverständlichem Verhalten nutzen. Der außenstehende Beobachter hat nämlich die Möglichkeit, das Verhalten eines Menschen, seine diesbezüglichen verbalen Beschreibungen und Erklärungen und gleichzeitig seine nonverbalen Reaktionen wahrzunehmen. Er kann eine »kausale Beziehung zwischen diesen beiden Bereichen konstruieren« (Simon 2004, S. 137) und für ihn eigentlich unbeobachtbare innere (emotionale) Prozesse unterstellen, die äußerlich beobachtbares Verhalten »verursachen«. Wenn Therapeuten das tun, kann man das als »Deuterei« verwerfen. Man kann es aber auch als Möglichkeit der Hypothesenbildung nutzen. Diese kann logisch eigentlich nur durch einen außenstehenden Beobachter erfolgen und nicht ohne Paradoxien von einer über sich selbst hypothetisierenden Psyche[4]. »Voraus-

4 Wenn jemand sich selbst deutet oder entsprechende Hypothesen bildet (»Viel-

setzung solch einer Verknüpfung von Innen- und Außenbeobachtung ist Kommunikation« (S. 137).

Wenn ein Therapeut nun auch noch seine eigenen emotionalen Reaktionen auf den Patienten nutzt zur Hypothesenbildung über den Zusammenhang zwischen dem Innenleben und dem Verhalten eines Patienten, kann und muss er drei Beobachtungsvorgänge aufeinander beziehen: die Beobachtung von verbalem und nonverbalem Verhalten des Klienten, die Beobachtung eigener erster Reaktionen in der Psyche und vor allem im Körper sowie die Beobachtung der eigenen Reaktionen auf diese ersten Reaktionen. Unter Nützlichkeitsgesichtspunkten wäre es ineffizient, würden Therapeuten nicht lernen, dieses emotionsbezogene »Beobachtungs-Hypothesengefüge« nutzen zu lernen, ohne sich damit im problematischen Gefilde von »Experten-Deutungshoheiten« zu verirren.

Frühkindliche Erfahrung als Erklärung:
Vergangenheitskausalität versus Strukturdeterminierung

In der Alltagspsychologie dominieren aus psychoanalytischen Denkfiguren übernommene Narrationen, die heutiges Fühlen (und natürlich auch Denken und Verhalten) kausal auf frühkindliche Erfahrungen zurückführen. Auch viele Therapieansätze, v. a traumatherapeutische Therapien und Theorien, sehen nicht ohne Grund und nicht ohne Nützlichkeit in frühkindlichen Erfahrungen die »Ursache« für heutiges Erleben und Handeln. Da die Systemtheorie solche monokausalen Konzepte verwirft, sind hierzu einige Anmerkungen notwendig. Die *systemische Alternative zur »frühkindlichen Verursachung«* ist das *Konzept der Strukturdeterminierung*, die für jedes autopoietische System, also auch für die Psyche gilt. Wie jede Kultur für sich selbst

leicht habe ich unbewusst noch einen Zorn oder einen Schmerz auf meine Eltern in mir«), ist das die Übernahme einer Fremdbeschreibung in die Eigenbeschreibung. Die Psyche wird sich hier selbst zur Fremdreferenz – und lädt andere ggf. ein, darüber zu plaudern oder weiter zu hypothetisieren. Man spürt bei solchen Dialogen meistens die »Abwesenheit« dessen, der hier beschrieben wird.

blind ist und markante eigene Spielregeln erst erkennt, wenn irgendjemand sie bricht, ist auch die Psyche blind für die basalen Prämissen, die ihren Weltkonstruktionen zugrunde liegen. Voraussetzung für jede psychische Operation ist wiederum eine zeitlich vorausgehende psychische Operation. Die eine schließt an die andere an mit unausweichlicher Wiederholung solcher Anschlüsse an Anschlüsse, unentwegt bis zum Ende der Autopoiese – dem Tod des Systems. Auch wenn Anschlussoperationen grundsätzlich »kontingent«, d. h. nicht zwingend aus dem vorangegangenen Vorgang ableitbar und immer anders möglich sind, bestimmen vorausgehende Operationen doch den Korridor der Möglichkeiten, aus denen die nachfolgenden gewählt, selektiert werden. Wenn daher ein Kind in bestimmten Beziehungsmustern bestimmte affektlogische Grundschemata für weitere Wirklichkeitskonstruktionen erworben hat, determiniert dies den Möglichkeitsraum, der daran anschließt – zumindest so lange, bis ein Therapeut oder ein guter Freund oder sonst jemand die Enge dieses Korridors aufzeigt und auf andere Anschlussmöglichkeiten verweist.

Der Kulturanthropologe E. T. Hall (1956) legt dar, dass drei Arten kultureller Regeln die Identität einer Kultur gewähren: dem Bewusstsein zugängliche *technische Regeln, informelle Regeln* wie Moden und die besonders wirksamen *formalen Regeln*, die man einhält und derer man sich nicht bewusst ist und zum Teil auch nicht bewusst sein kann, wie z. B. der Grammatik der eigenen Sprache (zumindest nicht während des Sprechens). Die affektlogische Konstruktion von sich selbst und der Welt ist keine individuelle Angelegenheit, sondern folgt formalen kulturellen Regeln darüber, was gefühlt werden muss oder nicht gefühlt werden darf, was benannt werden muss oder nicht formuliert werden darf. Die Einhaltung solcher Regeln ist identitätsstiftend, bei deren Verletzung droht der Ausschluss aus der Kulturgemeinschaft.

Wenn nun in einem früheren System die Einhaltung einer bestimmten formalen Regel notwendig war, um dazuzugehören, und das Brechen dieser Regel entsprechend angstbesetzt war, wird dieses Muster auch in Kontexte hinein tradiert und dort gelebt, wo diese Gefahr nicht mehr besteht. Wenn nun diese alte Regel im Verhalten trotz Abwesenheit einer Gefahr weiter befolgt und gelebt wird, kann dieses alte Verhalten im neuen Kontext als »Gedächtnis« angesehen werden. Das heutige Verhalten ist dann nicht eine Anpassung an eine aktuelle Umwelt, sondern der Anschluss an systeminterne Parameter (»Regeln«) und insofern determiniert durch die eigene Struktur (strukturdeterminiert). Im Unterschied zu Kausalkonstruktionen, die Gegenwärtiges kausal auf Früheres zurückführen, ist aus systemischer Sicht die »Wiederholung« die »Ursache«. Vergangenheit überlebt demnach »Wiederholungsakte«. Die Ursache der Wiederholung ist ebenfalls die Wiederholung und nicht die Vergangenheit. Therapeutische Interventionen können darauf abzielen, in einem Akt der Beobachtung solche Wiederholungen zu identifizieren, ggf. diese Wiederholungen als Wiederholungen zu markieren und/oder deren erneute Wiederholung zu »verstören« – in Form der Einladung zur Unterlassung oder der Offerierung von Neuem.

Gefühl und Kommunikation:
Gefühl als symbolisch generalisiertes Kommunikationsmedium

Unter symbolisch generalisierten Kommunikationsmedien versteht man in der Systemtheorie eine Regelung von Kommunikation und Interaktion, die alle an der Kommunikation Teilnehmenden kennen, an der sie sich ausrichten und die dazu verhilft, dass nicht in jeder Einzelbegegnung solche Regeln neu verhandelt werden müssen. *Macht* ist ein solches Medium: Wenn ein Polizist beim Autofahren signalisiert, man habe anzuhalten, beginnt man keine Verhandlungen mit ihm, wieso er sich dieses Recht herausnimmt. Die Farbe seiner Uniform, die Attribute seines Autos usw. symbolisieren seine Funktion und damit, was man ihm gegenüber tun und unterlassen sollte. Es werden, durch Symbole gekennzeichnet, Erwartungen strukturiert, deren Nichtbefolgung Konsequenzen hat. Nach Luhmann (1994) ist z. B. »Liebe« ein solches generalisiertes Kommunikationsmedium. Man kann sich auf sie berufen, wenn man Erwartungen formuliert (»Wenn du mich wirklich liebst, würdest du …«).

Die systemische Soziologie verortet mit dem Konzept des generalisierten Kommunikationsmediums dem Alltagsverständnis widersprechend Gefühle nicht im Bereich der Persönlichkeit oder der Psyche, sondern im Sozialsystem (Baecker 2004, S. 6 f). Gefühle haben nach dieser Theorie in sozialen Interaktionen die Funktion, Erwartungsdifferenzen zu strukturieren. Affekte haben nämlich die »Fähigkeit«, dort solidarische Beziehungen zu stiften, wo es bei Differenzen ohne sie recht unsolidarisch zuginge.

> »Diese Fähigkeit besitzen Affekte deswegen, weil sie Handlungen auf Handlungen beziehen und zu diesem Zweck auf Moral zurückgreifen […] Affekte erlauben es, Handlungen durch den Aufbau von moralischem Druck so auf Handlungen zu beziehen, dass Anpassungen auf die soziale Umwelt vorgenommen werden können [… Sie] schaffen es, ihre Adressaten (inklusive der Absender) sowohl zu Handlungen und Kommunikationen zu motivieren, zu denen sie anderenfalls nicht bereit wären, *und* ihr Selbstbild dem Umstand anzupassen, dass sie zu etwas bereit sind, wozu sie anderenfalls nicht bereit wären« (Baecker 2004, S. 8).

Aus dieser Sicht haben sie eine ähnliche Funktion wie das Kommunikationsmedium Macht für die Regulierung sozial ungleicher Beziehungen (Luhmann 1995). Während Macht mit Strafe »droht«, drohen Gefühle mit Moral. Die Wirkung von Affekten ist nach Parsons im Unterschied zur Macht eher diffus.

Ihr Gewicht erlangt die Moral im Medium Emotion durch die darin enthaltene Bewertung von Verhalten. Wer in einem System darauf hingewiesen wird, dass er die emotionale Notlage eines anderen übergehe, verletzt auch dann eine moralische Regel, wenn die Person in Not selbst gar keine Erwartungen formuliert. Es wäre eine eigene Untersuchung wert, herauszufinden, wann und wie gerade Psychotherapeuten (vor allem in ihren ersten Berufsjahren) diese Macht des Mediums Emotion spüren, wenn sie sich z. B. zu permanenter Empathie gezwungen *fühlen* (oder zumindest zu Empathiebekundungen). Jeder kennt diese soziale Macht der Gefühle, wenn Erwartungen mit Emotionen begründet und Konflikte mit Bezug auf Gefühlslagen zu lösen versucht werden: »Weil ich verletzt bin, solltest du …« – »Weil ich mich erpresst fühle, kann ich nicht …«!

Simon (2004, S. 122 f.) verweist auf die Art der Symbole und deren interkulturelle Gültigkeit im Bereich direkt kommunizierter Emotionen. Anders als bei Symbolen anderer generalisierter Medien (Liebe, Wirtschaft, Geld), die Mitteilung und Mitgeteiltes trennen, vereinen emotionale Symbole diese. Zorn, Angst, Schmerz, Scham: Sie alle teilen sich nicht nur verbal, sondern auch und oft vor allem nonverbal mit. Man muss nicht verbal erläutern, was die laute Stimme und die geballte Faust bedeuten. Zornesröte, Tränen oder vor Angst geweitete Augen sind die Mitteilung und das Mitgeteilte zusammen. Sie implizieren universal anerkannte Deutungsmöglichkeiten, implizieren Erwartungen und appellieren an Handlungen der anderen Seite. Und sie gelten unabhängig von Person, Status, Schicht und kultureller Zugehörigkeit.

Interessanterweise haben sich demgegenüber gesellschaftliche Funktionsbereiche (z. B. in der Justiz die Gerichte) etabliert, die gezielt ohne Emotionen oder unter Ausschluss eines Bezugs auf Emotionen operieren. Ein Richter darf sich weder von eigenen Gefühlen noch von denen des Angeklagten in seiner Urteilsfindung leiten lassen. Die Dominanz des emotionalen Kommunikationsmediums in privaten Beziehungen (Partnerschaft, Familie, Freundschaft) wird auch zur Grundlage zahlreicher Probleme in Form »emotionaler Verstrickungen«. Das ist z. B. der Fall, wenn von einem Systemmitglied mit moralischem Verweis auf das emotionale Medium Erwartungen formuliert werden, die man aufgrund anderer Emotionen nicht erfüllen kann oder will: Dann können sich z. B. Erwartungen im Namen der Liebe oder der Fürsorge mit Zurückweisungen im Namen von Wut oder Kränkung gegenüberstehen. Wenn Therapeuten der moralischen Ebene von Emotionen unreflektiert mehr Gewichtung geben als anderen Medien, kann das dazu führen, dass Emotionen Macht über sie und ihr Denken bekommen – eigene oder die von Klienten. Wenn bestimmte Störungsbilder mit direkt oder indirekt kommunizierten Affekten zu tun haben, dürfte es sich störungsspezifisch lohnen, hier die soziale Funktion der zum Ausdruck gebrachten oder unterstellten Emotion zu untersuchen und Interventionspläne darauf abzustimmen. Exemplarisch lässt sich das gut an den Emotionen Depression und Angst mit ihren sozial-kommunikativen Funktionen illustrieren (siehe Abschnitt 9.2).

Immunfunktion der Emotionen für die Autopoiese der Psyche

Die oben erwähnten Funktionen der Gefühle für die Identität der Psyche und die Sicherung des sozialen Zusammenhaltes können erweitert werden um die Funktion, die sie für die Aufrechterhaltung der Autopoiese der Psyche haben. Dass mit Bezug auf Fuchs (2004a) Gefühle als Krisenmanager der Autopoiesis des Bewusstseins angesehen werden können, wurde bereits ausgeführt. Gefühle markieren das Eintreten von etwas, das vom Normalverlauf abweicht und darin von Relevanz für das System ist. Je nach positiver oder negativer Relevanz geht das mit Emotionen wie Freude oder mit aversiven Gefühlen einher. Diese Ereignisse können real oder imaginiert sein. Für die emotionale Autopoiese der Psyche spielt diese Unterscheidung keine Rolle. Für sie gibt es keine »unbegründeten Ängste«. Im Falle negativer Relevanz ist der Normalfortgang der Autopoiese bedroht und es werden Maßnahmen zur Wiederherstellung einer ungestörten Autopoiese ergriffen (wobei diese Formulierung einen Kapitän in der Psyche suggeriert, der diese Maßnahmen einleitet, den es in der Systemtheorie aber nicht gibt).

Man kann hypothetisch bestimmte Emotionen spezifischen Formen der Bedrohung zuordnen – z. B. Trauer dem Bindungsverlust, Ärger der Selbstwertbedrohung, Angst dem Sicherheitsverlust (Lammers 2007, S. 32 f.). Zur Einleitung von »Reparaturmaßnahmen« kann zeitlich rückwärts orientiert die Rekonstruktion jener Prozesse und Ereignisse gehören, die der emotionalen Störung vorausgingen. Eine zeitlich nach vorne gerichtete Variante können Appelle an andere sein, etwas zu tun, was zur »Wiederkehr in den Normalzustand« notwendig erscheint (z. B. eine Aussage zurückzunehmen …). Nach dieser Theorie sind Emotionen, ebenso wie damit zusammenhängende Aktivitäten zur Fortsetzung der Autopoiese, nur möglich durch eine Unterscheidung des aktuellen Zustandes von einem »Normalzustand«. Wenn dieser als Permanenz eines positiven Gefühls definiert wird (z. B. Glück oder Liebe oder Stolz), gerät das psychische System in eine Paradoxie. Wenn »Glück« der Normalzustand sein soll, kann es nach einem Emotionsverständnis, das Gefühle als Markierung von *Abweichungen von Normalzuständen* definiert, kein Glück geben, weil Glück selbst der Normalzustand wäre. Außerdem käme das System unter Stress, weil es permanent Abweichungen erzeugen müsste – z. B. immer wieder neue Steigerungen von Glück. Wenn das misslingt, treten negative Emotionen auf (Enttäuschungen), die wiederum Reparaturmaßnahmen erfordern. Glück empfiehlt sich aus systemtheoretischer Sicht also nicht als Ziel.

Wenn bei negativen Emotionen »Restaurationsversuche« der Psyche in Form von Erwartungsbotschaften an andere erfolgen, erweist sich die gesellschaftliche Funktion von Gefühlen als symbolisiertes Kommunikationsmedium nützlich. Insofern Gefühle valide Hinweise auf eine subjektiv erlebte Bedrohung der Autopoiese der Psyche sind, tun Psychotherapeuten gut daran, verbale und nonverbale Zeichen aversiver Emotionen bei ihren Klienten wahrzunehmen bzw. solche nicht zu übergehen. Was dann an Aktionen hilfreich ist, um diese Bedrohungen zu reduzieren, kann nur das bedrohte System selbst dadurch entscheiden, dass die Bedrohung danach abnimmt. Man kann das nicht immer von außen wissen und die Psyche, die sich selbst ja auch in vielerlei Hinsicht intransparent ist, kann das auch nicht immer im Vorhinein wissen. Man kann einem System eine erlebte Bedrohung selten ausreden. Es bedarf daher oft einer Portion Risikobereitschaft und Kreativität, etwas zu finden und zu erproben, um ein »unglückliches« System in der Produktion seines Unglücks zu verstören. Die Reparatur kann auch mit systeminternen Operationen einhergehen, von denen die Umwelt (andere Personen) nichts mitbekommt. Viele solcher intrapsychischen Operationen wurden von der Psychoanalyse mit ihrer Terminologie beschrieben und werden von der Psychologie der Emotionen bestätigt (Lammers 2007): Abwehrmechanismen, Rationalisierungen, Projektionen auf andere usw.

Immunfunktion der Gefühle: wo und warum?

Da es in der Systemtheorie keine gefahrenanzeigende Instanz als Subjekt gibt, stellt sich die Frage, wie und wo es dazu kommt, dass im System der Psyche überhaupt aversive Gefühle entstehen, die dieser dazu verhelfen, Veränderungen zu erkennen und zu bewältigen.

Warum erzeugt sie sich zuerst ein negatives Gefühl, um dann etwas zu verändern? Sie könnte es ja auch gleich verändern.

Die hier thesenartig vorgetragene Antwort lautet: Gefühle entstehen nicht im System der Psyche, sondern im Rahmen der Koppelung von Soma/Psyche/Kommunikation und sozialer Interaktion. Diese Koppelung ist Bedingung für die Möglichkeit der Entstehung von Emotionen. Teil der zur Entstehung von Emotionen führenden Ereignisse ist die Abweichung von Erwartungen. Ein System registriert diese Abweichungen, indem es darauf reagiert. Eine emotionale Reaktion ist aus dieser Sicht die Registrierung einer Abweichung in der Umwelt – für die Psyche eine im Körper, in der sozialen Welt oder auch bei sich selbst referiert die Psyche auf sich als etwas Fremdes (»ich denke nicht so klar wie sonst; ich bin nicht so zufrieden, wie ich sein sollte«).

Auch der Körper registriert Veränderungen in der Umwelt, indem er darauf reagiert. Teil seiner Umwelt ist wiederum die Psyche. Relevanten Veränderungen im Sinne von Abweichungen vom Erwarteten folgen systemimmanent ebenfalls vom Normalfall abweichende Operationen. Wenn nun im Körper oder in der Psyche solche Veränderungen auftreten, kann das andere System nicht *nicht* darauf reagieren. Es gibt eine interaktionelle Wechselwirkung zwischen beiden Systemen, und das dürfte der »Ort« der Entstehung von Gefühlen sein. Die Nahtstelle zwischen Körper und Psyche ist dementsprechend in nahezu allen Emotionstheorien von hoher Relevanz. In der Psychoanalyse ist es z. B. der Begriff »Trieb«, der Körper und Psyche verbindet. Die Gesprächspsychotherapie geht von einer gesunden »Aktualisierungstendenz« aus, deren Quelle (auch) im Organismus angesiedelt wird (vgl. Kriz 2006). Die systeminterne Identifizierung bzw. das Erleben von Gefühlen ist ein Prozess, der ausschließlich im System der Psyche stattfindet. Im Konzept der Immunfunktion von Gefühlen sind aversive Gefühle dann Übergangszustände von Gewohntem in unerwartet Ungewohntes, die dazu dienen, die Autopoiese wieder auf Gewohntes zurückzufahren oder neue Gewohnheiten zu bilden.

Gefühle in der Systemtherapie: Beschreiben versus Erklären

Dem systemischen Ansatz wurde vonseiten der humanistischen Psychologie eine emotionale Kälte vorgehalten, weil er emotionalen Vorgängen zu wenig Aufmerksamkeit widme. Das ist für die frühere Systemtherapie nicht ganz von der Hand zu weisen, trifft auf die heutige systemische Welt so undifferenziert aber nicht mehr zu (zur Rolle der Emotionen in der systemischen Therapie vergleiche z. B. Welter-Enderlin u. Hildenbrand 1996). Wenn sich die Systemtherapie der Gefühlswelt zuwendet, ist die Unterscheidung zwischen Beschreiben und Erklären hilfreich. Simon konstatiert für die Psychoanalyse eine Vermischung beider Aspekte am Beispiel des Begriffes »Übertragung« (Simon 1994, S. 52): Mit einem einzigen Begriff wird ein Vorgang zwischen Therapeut und Patient gleichzeitig beschrieben und erklärt. Gleiches gilt für Worte, die den intrapsychischen Bereich betreffen wie »Abwehr« oder »Verleugnung«. Damit werden empirisch gut beobachtbare und beschreibbare Phänomene beschrieben und erklärt. Ein Beispiel:

> Herr F. ist rot im Gesicht, erhebt die Stimme, attackiert sein Gegenüber mit heftigen Worten und sagt von sich, er sei hier ohne jede Emotion. Er weist die Behauptung, er sei wohl wütend, als Unterstellung zurück.
>
> Folgende Aussagen beschreiben und erklären dieses Phänomen gleichzeitig: »Der Patient leugnet seine Gefühle; er integriert Wut nicht in sein Selbstkonzept.« Der eben geschilderte »Tatbestand« lässt sich empirisch nicht leugnen und gut beschreiben.

Die traditionelle *Erklärung* der Gesprächspsychotherapie für solche Phänomene hat Rogers (1973) formuliert: In der Psyche forme sich als Resultat sozialer Interaktionen ein »Selbstkonzept«. Dieses könne im Sinne der Theorie von Piaget (1978) Ereignisse und Erfahrungen assimilieren (d. h. so verändern, dass sie in das Konzept passen) oder das Selbstkonzept den neuen Erfahrungen anpassen, d. h. akkommodieren. Nach dieser Theorie können emotional-körperliche Erfahrungen entweder angemessen symbolisiert und auch in Sprache geformt werden oder sie werden ignoriert, geleugnet, verzerrt symbolisiert. Diese Vorgänge, des Leugnens z. B., sind Erklärung und Beschreibung zugleich. Aus systemtheoretischer Sicht gehört das Konzept der Leugnung zum Beobachter und nicht zum Beobachteten. Die Systemtherapie kann der Beschreibung des genannten Beispiels zustimmen, nicht aber das Erklärungskonzept der GT oder der Psychoanalyse übernehmen. Man verstrickt sich aus systemischer Sicht in Paradoxien, wenn man der Psyche unterstellt, sie ignoriere oder leugne etwas in sich selbst (man muss dazu ja zuerst identifizieren, was man dann leugnet). Gleiches gilt für die analytischen Begriffe der Abwehr, der Projektion etc.

> Stellen wir uns zur Erläuterung vor, wie es mit Herrn F. weitergegangen ist: Einige Tage später teilt er mit, er sei doch voller Wut gewesen, könne das aber jetzt erst zulassen – ebenso wie seinen dahinterliegenden Schmerz. Bei dieser Aussage ist seine Körperhaltung entspannt, seine Stimme ruhig und er blickt sein Gegenüber offen an.

Verzichtet man auf die genannten paradoxieträchtigen Erklärungskonzepte auf emotionalem Gebiet, bleibt doch die therapeutisch hoch relevante Beschreibung, dass bei der Koppelung von Psyche und Körper beide Seiten verschiedene Zustände einnehmen, je nachdem, was die Psyche am Körper wahrnimmt und wie sie das benennt oder symbolisiert. Letzteres kann nur ein Außenbeobachter feststellen, denn nur er kann gleichzeitig Körper und psychische Symbolisierung beobachten. Und hier nun kann eine therapeutisch angeleitete Gefühlswahrnehmung auch in der Systemtheorie eine wichtige Rolle spielen. Eine systemtheoretische Hypothese hierzu lautet, dass es für die Autopoiese der Psyche von Vorteil ist, wenn sie in ihrer Koppelung an den Körper ihre diesbezügliche Aufmerksamkeit so gestaltet, dass sie möglichst viele dort stattfindende Ereignisse wahrnehmen und in ihr selbstreferenzielles Konzept aufnehmen kann. Anders formuliert: Die Wahrnehmung des Körpers, die Transformation von Körperwahrnehmung in Symbolisierungen/Sprache in der Psyche hat dann die Funktion, das Operationsspektrum der Psyche zu erweitern. Wenn Herr F. sofort oder später seine inneren Vorgänge umfassend beobachten und verbalisieren kann, ist sein Optionsraum größer – nach außen wie nach innen. Weniger theoretisch und an einem Beispiel aus der

Erwachsenenbildung erläutert[5]:

> In einer Gruppe reagiert ein männliches Mitglied zornig darauf, dass es im Prozess einer Kleingruppenbildung nicht vorangeht, weil andere aufgrund »zwischenmenschlicher Empfindlichkeiten« mit keiner Gruppenbildung einverstanden sind und so den Prozess »sabotieren«. Als ihm (genauer: seiner Psyche) die Ausbildungsleiterin dazu verhilft, seine eigenen körperlichen und interaktionellen Erfahrungen aufmerksam zu beobachten und dann zu versprachlichen (zu symbolisieren), »entdeckt« er einen Zustand, den er – für sich treffend – mit »Neid« auf Menschen bezeichnet, die in der Lage sind, ihren eigenen Bedürfnissen so viel Raum zu geben. Als er dies ausspricht und dann den anderen mitteilt: »Ich bin neidisch auf euch«, entspannt er sich, fühlt sich klarer, und auch in der Gruppe weicht das eisige Klima einem freundlicheren.

Anstelle von paradoxieträchtigen Erklärungen tiefenpsychologischer oder gesprächspsychotherapeutischer Art erläutert die Systemtheorie, dass hier die Psyche mit jenen Operationen fortfährt, die von ihr sowieso immer verwendet werden: Wahrnehmungsselektion, Distinktion und Indikation (Wahrnehmen, Unterscheiden, Bezeichnen). Die Folge ist, dass sich je nach inhaltlicher Ausgestaltung dieser universalen Operationen verschiedene Zustände einstellen. Demgegenüber unterstellen Konzepte wie »Leugnung« oder »Abwehr« eine in der Regel auch bewertete Sonderform psychischer Operationen. An die Stelle »geleugneter, abgewehrter Gefühle« tritt in der Systemtheorie die normale selektive Beobachtung der Umwelt eines Systems. Im Sinne der Kontingenz gibt es immer andere Möglichkeiten der Selektion mit wiederum spezifischen Anschlussmöglichkeiten. Das gilt auch für die Koppelung der Psyche an Kommunikation: Wenn sie sich vermittels ihrer Körperwahrnehmungen, Gefühlsbildungen und diesbezüglichen Versprachlichungen selbst neu konfiguriert, kann sie damit anders an Interaktion/Kommunikation teilnehmen (z. B. in Form »kongruenter

5 Das Beispiel stammt aus einer Ausbildungsgruppe des IFW Weinheim; die erwähnte Lehrtherapeutin war Angelika Pannen-Burchartz.

Botschaften«). Daraufhin kann die Umwelt wiederum anders als bisher auf das Individuum reagieren.

Primäre Gefühle – sekundäre Gefühle

Die in vielen Emotionstheorien (z. B. Greenberg u. Safran 1987; Greenberg 2005) verwendete Unterscheidung zwischen primären und sekundären Gefühlen schreibt Letzteren entwicklungspsychologisch die Funktion der Bewältigung belastender primärer Gefühle[6] zu. Dies ist ein Beschreibungs- und kein Erklärungskonzept. Es besagt, dass stark aversive (primäre) Erfahrungen wie z. B. Angst, Einsamkeit, Verlassenheit mit zugehörigem psychischen Schmerz dadurch »bewältigt« werden, dass sie beispielsweise in einen Zustand von Zorn, Ironie oder Verächtlichkeit (sekundären Gefühlen) »transformiert« werden. Wenn hier zwischen Beschreibung und Erklärung sowie zwischen den Operationen eines Systems (Psyche) und deren Beschreibung durch einen Beobachter unterschieden wird, kann man diese Vorgänge mit klarer systemtheoretischer Identität in die Systemtherapie aufnehmen. Man sollte nur nicht der Psyche die »Abwehr primärer Vorgänge« als Operation zuschreiben. Die Psyche unterscheidet nicht zwischen primär und sekundär. Wenn sie dies täte, käme sie in die schon mehrfach genannte Paradoxie, dass sie zuerst etwas erkennen müsste, um es dann zu verkennen. Eine solche Zuschreibung ist die Erfindung des Beobachters.

Systemtheoretisch angemessener ist das Konzept der Beobachtung der Umwelt eines Systems durch das System. Im Modus der »Sekundärgefühle« wird ebenso selektiv wahrgenommen und verarbeitet wie im Modus der »Primärgefühle«. Beide Modi sind von gleicher Art. In letzterem Falle werden Körpervorgänge, die mit erheblichen aversiven Erfahrungen einhergehen, beobachtet und in Prozesse der weiteren psychischen Operationen transformiert. Wenn das in der Psychotherapie geschieht, handelt es sich in der Regel um Zustände, die

6 Zur Vermeidung sprachlicher Komplikationen wird hier von primären Gefühlen gesprochen, obwohl eine genaue Buchführung wohl eher von Körpererfahrungen sprechen müsste, die nicht emotionsbezogen symbolisiert oder versprachlicht werden.

systemintern in der Psyche »irgendwie« und sicher nicht sprachlich gespeichert sind und die in der früheren sozialen Kommunikation von anderen in der Regel weder beobachtet noch sprachlich erfasst und damit »geteilt« worden sind. Man kann die Auswirkungen solcher neuen Aufmerksamkeits- und Wahrnehmungsorganisationen auf die Psyche, die Rückwirkung dieser Auswirkung auf den Körper und schließlich die Auswirkung dessen auf den Bereich der Kommunikation beobachten und beschreiben. Im Rahmen therapeutischer Prozesse kann man (via Kommunikation!) die Psyche veranlassen, diese Erfahrungen selbst zu beschreiben, zu bewerten und gegenüber relevanten Adressaten zu kommunizieren. Die Rolle des Therapeuten besteht dann nicht darin, in der Psyche etwas zu sehen, was die Psyche selbst nicht sieht. Das ist nicht möglich. Sie besteht darin, im Bereich der Kommunikation so an den Klienten anzudocken, dass dieser zu veränderter Körper- und Selbstwahrnehmung angeregt wird. Diesem Vorgang soll aufgrund seiner Bedeutung für therapeutische Veränderungsprozesse noch ein eigener Abschnitt gewidmet werden.

Gefühlswahrnehmung, therapeutischer Veränderungsprozess und die Rolle des Therapeuten

Die therapeutische Erfahrung zeigt: Manchmal stagnieren Therapien, deren Fokus primär auf Kognition, Kommunikation und Verhalten ausgerichtet ist. Die Frage nach dem Gefühl und deren Vertiefung kann dann zu neuen Perspektiven führen. Ein schönes Beispiel findet sich bei Klein (beschrieben in Schweitzer u. von Schlippe 2006, S. 206 f.) aus der Therapie eines Patienten mit Alkoholproblemen:

> Als der Therapeut auf die Gefühle von Einflusslosigkeit und Ausgeliefertsein des Patienten eingeht und biografisch die Geschichte dieses Gefühls exploriert, »entdecken« Therapeut und Patient das »Kind im Patienten«, das im Zimmer eingesperrt zuhören muss, wie der Vater die Mutter verprügelt. Von hier aus werden dann Funktion und Sinn des Trinkens in der Steuerung von Hilflosigkeitsgefühlen explorierbar. Diese Hinwendung zur Emotionalität in der Lebensgeschichte des Patienten erwies sich für die Therapie als maßgeblich. Empirisch lässt sich das kaum bestreiten.

Eine andere Frage ist, wie das systemtheoretisch zu erklären ist. Daher soll hier noch einmal explizit die Frage beantwortet werden: Was ist das »Wahrnehmen von Gefühlen« und welche Rolle spielen Therapeuten dabei?

Was ist das Wahrnehmen von Gefühlen?

Wahrnehmen ist Teil der Beobachtung. Die zentrale Aufgabe der Wahrnehmung besteht darin, in das tausendfache Gewirr von wahrnehmbaren Daten Sinn und Ordnung zu bringen. Das geschieht jeweils im Nachtrag dadurch, dass Unterscheidungen getroffen werden (systemtheoretisch also: in einer Differenz): Das eine wird vom anderen unterschieden: Unterscheidung I. Ordnung *(distinction)*. Dem folgt in der Regel eine zweite Unterscheidung in Form einer Bezeichnung der beobachteten Einheit *(indication)*. In der Alltagserfahrung werden diese Unterscheidungen wie ein Vorgang erlebt: Ich sehe einen Baum, und das Wort »Baum« wird wie identisch mit dem gesehenen Subjekt erfahren (Land = Landkarte).

Wie oben ausgeführt, ist Wahrnehmung im Bereich der Emotionen Wahrnehmung von Körperereignissen mit nachträglicher Unterscheidung I. Ordnung: Eine Körpererfahrung wird als Einheit wahrgenommen, z. B. Herzrasen oder Verspannungen, und nachträglich erfolgt die Unterscheidung II. Ordnung durch eine Bezeichnung oder eine andere Symbolisierung (geprägt von kulturellen Einflüssen).

Wahrnehmung kann per se sinnlos sein, Unterscheidung und Bezeichnung hingegen erfolgen immer im Medium Sinn. Wie noch zu zeigen sein wird, bedeutet die Markierung eines Zustandes als »Störung«, dass solche Sinnzuschreibungen nicht oder nur ansatzweise gelingen, aber gesucht werden. Wie man leicht im Selbstexperiment beobachten kann, gelingt es kaum, Körperzustände bloß wahrzunehmen, ohne Wahrnehmungseinheiten und Bezeichnungen zu bilden. Das ist für Psychotherapien manchmal verfänglich, wenn ein Patient seinen Zustand »Angst« oder »Wut« nennt und man »vergisst«, was konkret er wahrgenommen und mit dieser Bezeichnung belegt hat. Wenn die biografische Rekonstruktion emotionaler Kindheitserfahrungen dazu führt, dass sich ein Klient z. B. erst im Nachgang bewusst wird, wie einsam und verlassen er sich als Kind fühlte, wird unter Verwendung des Gedächtnisses aus heutiger Perspektive rekonstruiert, was damals im Körper und in der Psyche zu beobachten gewesen »wäre«. Im (langen) Nachtrag heute wird es neu bezeichnet und symbolisiert.

Die Frage, ob Vögel, Katzen oder Elefanten in ähnlicher Weise Gefühle haben wie wir, ist schwer zu entscheiden. Anzunehmen und zu unterstellen ist aber ein entscheidender Unterschied zwischen Mensch und Tier: Zur Entstehung eines Gefühls gehört es demnach, einem körperlichen oder intrapsychischen Vorgang einen Sinn zuzuschreiben. Da Sinn als Medium nur im kulturellen Kontext zu haben ist, setzt jedes Gefühl die Teilhabe an Kultur voraus. Das mag bei basaler Angst nicht so ersichtlich sein wie bei in der psychischen Entwicklung erst später auftretenden Gefühlen mit starkem Sozialbezug, z. B. »Scham«. Noch einmal: Bedingung dafür, Emotionen wahrnehmen zu können, ist das Medium Sinn. Bei der »Wahrnehmung von Gefühlen« nimmt die Psyche aus systemtheoretischer Sicht etwas wahr, was sie selbst als Resultat ihrer Beobachtungen von sich selbst und ihrer Umwelt erzeugt hat. Der »Stoff«, den sie zu dieser Erzeugung braucht, wird erbracht aus der Perspektive eines Beobachters II. Ordnung, der die Psyche beim Beobachten und Konstruieren beobachtet. Für die Psyche selbst sind im Status des Beobachtens I. Ordnung Gefühle einfach »da«. Wie jedes System kann sich die Psyche selbst bei diesem Beobachten nicht beobachten. Sie kann allerdings (z. B. mithilfe von Psychotherapeuten) im Nachhinein diesen Beobachtungs- und Konstruktionsprozess rekonstruieren (beobachten). Sie kann darin die Selektivität ihrer Wahrnehmungen erkennen; sie kann beobachten, was sie bisher nicht beobachtet hat; sie kann dem Beobachteten (in der Umwelt oder in sich selbst) neue Bedeutungen geben, und sie kann mithilfe eines Co-Beobachters (als Metapher für einen Therapeuten) rekonstruieren, wie sehr sie bei ihren bisherigen Auswahlprozessen an das System Kommunikation/soziale Interaktion gekoppelt war: wie sie dort gelernt und übernommen hat, was wahrzunehmen erlaubt war und was nicht, was wie benannt werden musste, was nicht benannt werden durfte, was wie mitgeteilt werden musste oder nicht mitgeteilt werden durfte.

Beobachtung der Beobachtung auf emotionalem Gebiet: Achtsamkeit und »felt sense«

Es wurde an anderer Stelle bereits darauf verwiesen, dass die Frage, ob die *Wahrnehmung* eines Beobachters für diesen ein *passiver* oder *aktiver* Vorgang ist, unentscheidbar ist bzw. nur von einem Beobachter II. Ordnung getroffen werden kann. Der Beobachter I. Ordnung kann seine Beobachtung selbst nicht beobachten. Er wird mit einer Unterscheidung ebenso konfrontiert (der wahrgenommene Baum »ist einfach da«) wie er diese selbst trifft (»ich unterscheide den Baum von anderem«). Es gibt nun im Bereich der Meditation und der Psychotherapie entwickelte Varianten der Beobachtungen I. Ordnung durch eine Beobachtung II. Ordnung, die die Beobachtungen I. Ordnung verändern. Dazu gehört das Konzept der *Achtsamkeit* (Heidenreich u. Michalak 2004) und das in weiten Teilen pragmatisch ähnliche Konzept des *»felt sense«* von E. Gendlin (1981,1993; Gendlin u. Wiltschko 1999). In der Praxis geht es darum, dass Wahrnehmungsprozesse I. Ordnung durch die Beobachtung II. Ordnung bewusst mehr passiv als aktiv gestaltet werden. Bei der Beobachtung des eigenen Körpers wird z. B. darauf geachtet, die propriozeptive Wahrnehmung nicht durch Markierungen bzw. Bezeichnungen zu steuern und vor allem nicht zu bewerten. Es wird darauf verzichtet, Unterscheidungen zweiter Art *(indication)* vorzunehmen bzw. zwischen der I. Unterscheidung *(distinction)* und der II. Unterscheidung *(indication)* zu trennen.

Eugene Gendlin, ein der Gesprächspsychotherapie zuzuordnender Philosoph und Psychotherapeut, instruiert in gleicher Weise seine Klienten, bei der Wahrnehmung von Körperzuständen achtsam zu *warten*, welche Symbole oder sprachlichen Beschreibungsformen sich wie von selbst einstellen, wenn man beispielsweise einen bestimmten Gefühlszustand psychisch wie körperlich in sich bemerkt. Es geht um das Verhältnis von Sprache zum hier als Körperwahrnehmung definierten Gefühl. Im Unterschied zum systemtheoretisch-konstruktivistischen

Ansatz und mit diesem nicht vereinbar schreibt Gendlin den leiblichen Erfahrungen einen eigenen Sinn zu (»Subtilität«). Dabei wird dem Körper das Operieren mit Sinn und Symbolen zugeschrieben, was aus systemischer Sicht nur für das System Psyche und Kommunikation gilt. Bei Gendlin ver*körpern* organismisch-emotionale Zustände Sinn, der sich dann auch einer den Körper achtsam beobachtenden Psyche erschließt. In früheren Arbeiten spricht er auch von »felt meaning« (gefühlte Bedeutung). Wenn die Psyche einem bestimmten Körpererleben noch keinen Sinn, keine Worte, keine Bedeutung zuschreiben kann, in einer achtsamen propriozeptiven Erfahrung des Körpers aber »etwas« fühlt, ist das bei Gendlin ein wichtiger Moment. Dieser kann genutzt werden, wenn auf eine routinemäßige, aktiv-bewusste Bedeutungsgebung verzichtet wird und man stattdessen *beobachtend wartet*, wann und welcher Art sich diese von selbst einstellt. Dieses »Kommenlassen« ist hier zentral und verläuft nicht von oben nach unten (Psyche vergibt Sinn), sondern von unten nach oben (vom Leib ausgehend erhält die Psyche Sinn).

Gendlin spricht explizit von Formen, die aus sozialen Regeln und begrifflich vorgegebenen Unterscheidungen stammen und die Wahrnehmungen des Körpers determinieren. Das kann verändert werden durch das Umschalten in den geschilderten passiven Wahrnehmungsmodus. Für psychotherapeutische Prozesse ist dies deshalb von besonderer Relevanz, weil so neu organisierte Achtsamkeiten und Körperwahrnehmungen die sonst üblichen Konstruktionen und Leitunterscheidungen erheblich verändern können:

> »Z. B. können meine Vorstellungen über eine andere Person (oder mich selbst) dazu führen, dass sich in einer unmittelbaren Erfahrung etwas einstellt. Aber was sich in unmittelbarer Erfahrung [gemeint ist: Achtsamkeit auf Körpererfahrung – H. L.] einstellt, ist stets subtiler als meine ursprünglichen Vorstellungen. Darüber hinaus kann das, was sich einstellt, was ›kommt‹, auch genau diejenige Vorstellung über den Haufen werfen, die dazu beigetragen hat, es überhaupt kommen zu lassen.« (Gendlin 1993, S. 698).

Aus systemtheoretisch-konstruktivistischer Sicht könnte das so beschrieben werden: Der Therapeut als Beobachter II. Ordnung beobachtet den Patienten bei seinen Beobachtungen seiner Welt und hier seines Körpers. Durch entsprechende sprachliche Koppelungen im Therapiesystem wird der Klient dann zum Beobachter II. Ordnung seiner eigenen Beobachtungen seines Körpers und verändert diese.

Mit *»Achtsamkeit und Akzeptanz«* oder *»Akzeptanz- und Commitment-Therapie (ACT)«* bezeichnete Therapieansätze (Sonntag 2004; Hayes et al. 1999) lehren einen ähnlichen bis gleichen nicht alltäglichen Wahrnehmungs- und Konstruktionsprozess. Auch hier wird die Psyche durch entsprechende Anweisungen dazu angeleitet, ihre Wahrnehmungsprozesse I. Ordnung ohne Bewertung zu beobachten, statt sich den üblichen Wahrnehmungs-, Interpretations-, Konstruktionsprozessen (*distinction* plus *indication*) zu überlassen. Es wird also die Unterscheidung zwischen Wahrnehmung/Beobachtung und Beschreibung, Bezeichnung und v. a. Bewertung dieser Wahrnehmungen eingeführt. Dabei wird auch hier bewusst und so weit wie möglich auf vordefinierte Symbolisierungen, Bezeichnungen und vor allem Bewertungen dessen, was wahrgenommen wird, verzichtet. Die Psyche greift also wie bei Gendlin als Beobachterin II. Ordnung in ihre eigenen Operationen der Beobachtung I. Ordnung ein. Systemintern ist das ein Re-Entry, da die Psyche die Unterscheidung Beobachtung und Beobachtetes in sich selbst einführt und die eigenen Beobachtungen zur Fremdreferenz macht. Anstelle einer verschiedene Sinneskanäle vereinheitlichenden *Wahrnehmung*, versucht die Psyche beispielsweise *nur* zu hören, *nur* zu riechen, *nur* zu sehen.

Wo starke Gefühle Teil einer Identität der Psyche geworden sind (»ich bin wütend und das kennzeichnet mich«), tritt so eine De-Identifizierung ein: Man nimmt die Umwelt oder das eigene Gefühl wahr, identifiziert sich aber nicht damit. Die Instruktion, Wahrnehmungen, Interpretationen und Symbolisierungen kommen und gehen zu lassen, bedeutet eine systeminterne Beobachtung höherer Ordnung: Die Psyche beobachtet sich beim Beobachten und bewertet weder das Beobachtete noch die Beobachtung der Beobachtung. Wie alle Arten von Beobachtungen hat das Folgen für den internen Zustand eines Systems mit Auswirkungen auf die Beziehung zur Umwelt des Systems und dann auch auf diese. Dies gilt hier v. a. für den Körper als Umwelt der Psyche. Es liegen zahlreiche empirische Befunde vor, dass solche Beobachtungsformen z. B. zu körperlicher Entspannung führen, zu anderem Schmerzerleben oder zum Gefühl, nicht mehr von Emotionen beherrscht zu sein. Diese meditative Haltung hat viele Quellen (vgl. Heidenreich u. Michalak 2004; Kabat-Zinn 1994).

Aus *systemischer Sicht* können diese Ansätze also durchaus theoretisch und pragmatisch aufgegriffen werden. Systemisch kann darüber hinaus auch rekonstruiert werden, wie die Psyche bisher bei ihren üblichen Beobachtungen des Körpers oder eigener emotionaler Zustände an die soziale Welt bzw. an das System der Kommunikation angekoppelt hat, wie sie aus dieser Welt Interpretationsmuster ihrer Beobachtungen übernommen hat. Das »rein beobachtende Individuum« ist aus dieser Sicht eine Illusion. Die Rekonstruktion der Rolle des Systems Kommunikation eröffnet seinerseits neue Veränderungsoptionen, wenn durch die geschilderten neuen Beobachtungsvarianten neue Wahrnehmungen erzeugt, diese dann verbalisiert und in Kommunikation eingespeist werden: Wenn jemand sich selbst in solchen Prozessen z. B. als traurig, liebend, unsicher, sehnsuchtsvoll, gekränkt oder wütend rekonstruiert und das nun kommuniziert, kann offenbar werden, dass soziale Regeln diese Form der Selbst- und Fremdbeschreibung bisher nicht erlaubt haben.

Veränderung durch Emotionswahrnehmung

Hier erweist sich die Anwendung der bekannten Definition des Begriffes »Information« durch Bateson (1979) als nützlich. Demnach ist eine Information ein Unterschied, der einen Unterschied macht. Wenn also die Wahrnehmung von Gefühlen, bzw. auf höherer Ebene die Beobachtung der Wahrnehmung von Gefühlen, zu Veränderungen führen soll, müssen Unterschiede erzeugt werden, die Unterschiede machen. Zu Ersteren können gehören: das Wahrnehmen von etwas, was bisher nicht wahrgenommen wurde; die Bezeichnung oder Bewertung dieser Wahrnehmungen in einer bisher nicht geschehenen Art und Weise. Die Grundoperationen der Psyche werden dabei nicht verändert. Zu einer für ein System relevanten Veränderung führt das aber erst, wenn diese Unterschiede zu weiteren Unterschieden führen (im Rahmen der Therapie müssten das vom System positiv bewertete sein). Hierzu ein Fallbeispiel:

> Eine 54-jährige Patientin war wiederholt in stationärer psychiatrischer Behandlung wegen Depressionen und Angstzuständen. Sie begab sich immer dann, wenn sie Angst oder depressive Zustände erlebte, in die Obhut von Verwandten oder Therapeuten. In der ambulanten Therapie war schon recht erfolgreich innerhalb ihres eigenen Krankheitskonzeptes gearbeitet und dieses aus guten Gründen nicht dekonstruiert worden. Sie sollte und wollte mithilfe des Therapeuten die gesunden Teile in ihr stärken, um so langsam der Krankheit den Nährboden zu entziehen.
>
> An bestimmten Tagen z. B. tat sie so, als wäre sie gesund. Sie fühlte sich dann auch besser. Andererseits gab es immer wieder Einbrüche in Form besonders schlechter Tage. Hier nun erwies sich eine Zentrierung auf ihr emotionales Erleben als weiterführend: Sie hatte immer versucht, gegen die Gefühle von Angst und Depression anzugehen – und das Misslingen als Bestätigung für das Ausmaß ihrer Krankheit gehalten. Als sie in der Therapie nun darum gebeten wurde, diese Zustände genau zu beschreiben, brach sie schließlich in Tränen aus und berichtete, wie schwer das alles »in ihr« sei. Sie wolle das nicht mehr fühlen aus Angst, wieder in der Psychiatrie zu landen.
>
> Die darauf bezogene Intervention im emotionalen Bereich hatte zwei Teile: Im Ersten wurde ihr ein Sowohl-als-auch- statt eines Entweder-oder-Konzeptes vermittelt. Denn nach Letzterem verfahre sie bisher: Entweder dieses Gefühl bekomme Macht über sie und sie sei unterlegen und müsse in die Psychiatrie – oder sie beherrsche dieses Gefühl und gebe diesem »keine Chance«.
>
> Da die Patientin Kindergärtnerin ist, wird als Metapher gewählt: Mit einem immer wieder störenden Kind könne man ja auch nicht so umgehen, dass man ihm entweder all diese Störungen erlaube oder ihm keinerlei störende Äußerungen mehr zugestehe. Man müsse einen Zwischenweg finden. Das gelte wohl auch für ihren Umgang mit ihren schweren Lasten und den Gefühlen in ihr. Dem stimmte sie zu.
>
> Im zweiten Teil wurde die Klientin gebeten, das Gefühl metaphorisch zu beschreiben (Bereich: *indication*). Sie berichtete, es sei »riesengroß« und

»tausendmal« schwerer und kräftiger als sie selbst. Die Patientin unterstellt diesem Gefühl negative Absichten ihr gegenüber.

Dann wurde die Patientin gebeten, das Gefühl und den Kampf dagegen »in Ruhe zu lassen« und sich stattdessen selbst schwerer, größer und gewichtiger zu imaginieren. Das wurde mit einigen Induktionen gefördert – u. a. der Bitte, sich zu erinnern, wo sie schon etwas Eigenes habe wachsen sehen (z. B. ihre eigenen Kinder oder eine Dampfnudel im Herd). Sie ließ sich darauf ein und wurde innerlich größer, schwerer, kräftiger. Als sie das nutzen wollte, um mit dieser Größe gegen das schwere Gefühl anzugehen, wurde sie durch therapeutische Instruktionen gebeten, das zu lassen. Stattdessen wurde vorgeschlagen, diesem Gefühl eine friedliche Partnerschaft anzubieten. Das tat sie mit dem Ergebnis, dass dieses sich nicht mehr so schwer und unangenehm anfühlte.

Zum Umgang mit diesem inneren »Riesen-Nachbar« wurde die Metapher eingeführt, dass die Patientin auch einmal »Riesen schrumpfen« sehen könne. Nach Schrumpf-Erinnerungen in ihrem Leben gefragt, wird in der Therapie das Bild einer großen Schwellung nach einer Verletzung generiert, deren Schrumpfung wohltuend erlebt wird. Da das vermittels heilender Salbe beschleunigt werden könne, wurde ihr empfohlen, dieses Riesengefühl in sich selbst mit einer Art Salbe wohlwollend zu behandeln.

Auch darauf ließ sie sich ein und stellte fest, dass die schweren Gefühle sich immer weniger belastend anfühlten. Am Ende der Sitzung wurde ein Satz entwickelt, den sie sich notierte. Er ist an diesen »Nachbarn in sich« gerichtet: »Ich kämpfe nicht mehr gegen dich. Du bist stark. Ich bin jetzt auch stark und ich biete dir eine friedliche Nachbarschaft an. Wenn ich einmal einen Rückfall in alte Kampfeszeiten habe, sei gnädig zu mir. Ich weiß dann, dass es wieder an der Zeit ist, selbst ein bisschen zu wachsen.« Sie vereinbart mit sich selbst, diesen Nachbarn allmorgendlich imaginativ mit einer Salbe pflegend zu behandeln.

In der nächsten Sitzung berichtet sie von einem anhaltend leichteren Umgang mit dieser inneren Schwere und die Imaginationen wurden noch einige Male wiederholt.

Durch emotionale Wahrnehmung eingeleitete Veränderungsprozesse können sich positiv wie auch negativ auswirken. Zu den *negativen Varianten* gehören Vorgänge, die als »Problemtrance« bezeichnet werden können. Emotionale Wahrnehmung in und durch Therapie kann eine Fortführung dessen sein, was das System ohnehin tut. Dann wird durch therapeutische Prozesse vielleicht bestätigt, dass ein bestimmtes Gefühl vorliegt, aber sonst geschieht nichts Neues. Eine weitere negative Variante bestünde darin, dass sich neue Wahrnehmungen etablieren, die aber zu keinen weiteren Unterscheidungen führen. Der Klient entdeckt dann »in sich« ein neues Gefühl – es verändert aber ansonsten nichts, weder nach innen noch nach außen. Es kann sogar zu einem psychischen Systemzustand führen, der noch negativer erlebt wird als der ursprüngliche. Das dürfte dann der Fall sein, wenn in Therapien von manchen Theoretikern »sekundäre Emotionen« genannte Gefühle wahrgenommen werden, sich aber weder für die Psyche selbst noch für deren Teilhabe an Kommunikation positive Veränderungen aus deren Aufdeckung ergeben. Man spürt dann, dass man wütend ist und teilt das möglicherweise auch mit. Das hilft aber keinem weiter. Emotionale Wahrnehmung ist also kein Selbstwert und nicht a priori positiv.

Bei *positiven Varianten* führen neue Wahrnehmungen und Wahrnehmungsverarbeitungen zu vom Klientensystem positiv bewerteten Veränderungen. Im günstigen Falle gilt dies nicht nur kurzzeitig, sondern auf Dauer. Letzteres ist nur möglich, wenn das Neue zur Gewohnheit wird. Zu dieser Veränderung kann die Entwicklung einer neuen subjektiven Identität gehören: Vermittels neuer Wahrnehmungen und deren Bezeichnungen verändert die Psyche ihr Konzept von sich selbst. Man weiß jetzt z. B., wie sehr man in seinen Handlungen von Sehnsucht, Scham, Angst oder anderen Zuständen beeinflusst war. Oder man hat durch die Beobachtung eigener emotionaler Beobachtungen eine Trennung zwischen Wahrnehmung des Körpers *(distinction)* und deren Symbolisierung und Bezeichnung *(indication)* sensu Gendlin vollzogen. »Es« (passiv!) verändert sich das Bild von sich selbst oder von anderen. Man muss hier nicht das in sich widersprüchliche Konzept der Verleugnung oder Abwehr verwenden, demzufolge diese Gefühle irgendwie abgespalten oder verleugnet waren. Es handelt sich aus systemischer Sicht vielmehr um eine Neukonstruktion von Gefühlen durch Neuorganisation der Wahrnehmung von systeminternen (Psyche) und systemexternen Phänomenen (Körper).

Eine weitere positive Variante betrifft eine Veränderung der Koppelung von Psyche und Kommunikation. Das System rekonstruiert mithilfe therapeutischer Interventionen, welche speziellen familiären oder kulturellen Weltkonstruktionsprämissen es übernommen hatte, als Basis der bisherigen emotionsrelevanten Strukturierung von Wahrnehmung, Bewertung und Bezeichnung. Da man nicht rekonstruieren kann ohne implizite Möglichkeiten der Dekonstruktion, ist Letzteres hoch wahrscheinlich. Daraus ergeben sich dann wieder neue Anschlussmöglichkeiten oder Optionen im Sinne der Kontingenz. Klassisches Beispiel: Ein hypochondrischer Patient »erkennt« (bei systemtheoretisch nicht unproblematischer Verwendung dieses Begriffes der positivistischen Wissenschaftstheorie), wie sehr seine Wahrnehmungen von der familiären Leitunterscheidung »Vertrauen = gefährlich« versus »Misstrauen = überlebenssichernd« geprägt war und dass er dieses Schema auf seinen Körper übertragen hatte. Solche verändernden Re- und Dekonstruktionen sind sicher auch ohne spezifische emotionale Wahrnehmungen (»Wie fühlen Sie sich …; was spüren Sie in Ihrem Körper …; wo genau?«) möglich. Geht man bei solchen Rekonstruktionen von im System der Psyche *vorhandenen* Gefühlen aus (»Was fühlen Sie *jetzt*, wenn Sie Ihr Herz beobachten?«) und erforscht mit dem Klienten *dann* die bisherigen dafür verwendeten Leitunterscheidungen sowie den Lebenskontext, in dem sie (evtl. mehrgenerational) entstanden sind, ist die Wahrscheinlichkeit hoch, systemrelevante Leitunterscheidungen rekonstruieren zu können.

Welchen Platz haben frühkindliche emotionale Erfahrungen in der Systemtherapie?

Unumstritten in allen psychotherapeutischen Theoriebildungen ist die Bedeutung frühkindlicher emotionaler Erfahrungen für die späteren Weltkonstruktions-Schemata der Psyche. Dass Säuglinge ihre Lebenszustände emotional sehr einheitlich erleben (erste Unterscheidung aus psychoanalytischer Sicht: Lust/Unlust) und solche ursprünglichen

Unterscheidungen nach Spencer-Brown den Status von Leitunterscheidungen erlangen können, auf denen spätere Weltkonstruktionen aufbauen, zeigt auch systemtheoretisch die Bedeutung solcher Ursprungsbedingungen. Wenn man zudem davon ausgeht, dass die ersten Bezugspersonen (Mutter, Vater) durch ihre Reaktionen auf solche primären Zustände (Zeichen von Lust und Unlust) nicht nur Einfluss auf diese Zustände selbst haben, sondern auch darauf, wie sie später bezeichnet und kommuniziert werden, dann ist deutlich, wie eng die frühe Erfahrung der Einheit »Psyche + Körper« an Erfahrungen mit der sozialen Umwelt gekoppelt ist. Diese Erfahrung ist zunächst einheitlich im Sinne einer erlebten »Einheit« von Körperzuständen, psychischen Zuständen und erlebter sozialer Umwelt. Insofern Systeme immer träge sind, weil sie Operationen wiederholen und diese Wiederholung zu ihrer Identität gehören, tradieren sich solche frühen emotionalen Welterfahrungen – bis sie in neuere Kontexte nicht mehr passen, es dort mit den alten Landkarten zu Irritationen und Störungen kommt und schließlich Therapeuten (oder andere Helfer) damit beauftragt werden, zu helfen: das neue Land nicht mehr mit den alten Karten zu durchwandern, die alten Karten durch Verständnis für ihre Entstehungsgeschichten zu würdigen und schließlich neue zu formen.

Eine Möglichkeit, das zu tun, besteht darin, durch wiederholte Operationen immer wieder erneut hergestellte aktuelle emotionale Zustände eines Systems im therapeutischen Gespräch zusammenzutragen (emotionale Wahrnehmung von aktueller Angst, Wut, Ohnmacht, Neid usw.) und soweit möglich deren Genesekontexte zu rekonstruieren (bei aller Gefahr dieses Begriffes, eine objektive Rekonstruktion vorzutäuschen – richtiger wäre es, von der Konstruktion der Vergangenheit aus der Gegenwart zu sprechen).

Das alles kann hohe Relevanz für eine störungsspezifische Systemtherapie haben. Es lassen sich nämlich für bestimmte Störungsbilder nicht nur spezifische dominante emotionale Systemzustände identifizieren. Es könnten zu diesen jeweils aktuellen Emotionen oft auch spezifische frühere emotionale Weltkonstruktionen und Leitunterscheidungen identifiziert werden. Ruf (2008) beschreibt solche störungsspezifischen Leitunterscheidungen oder Ambivalenzen, mit denen sich jeweils unterschiedliche dominante Emotionen verbinden. Ein beredtes Beispiel für Essstörungen (Anorexie, Bulimie) ist die Leitunterscheidung »Selbstkontrolle – Fremdkontrolle«. Beide Seiten werden mit einer jeweils typischen emotionalen Tönung erlebt. Ein Therapiestrang kann dann darin bestehen, mit dem Lichtstrahl dieser Gefühlslagen jene Lebenskontexte zu rekonstruieren, in denen sich diese Dichotomien herausgebildet haben, und aufzeigen, wie sie geholfen haben, darin zu überleben.

Eine *weitere positive Variante* der Emotionswahrnehmung lässt sich so beschreiben: *Akzeptanz statt Vermeidung*. Der Logik dieses Konzeptes unterliegen drei Annahmen: (1) Die Idee, dass die in der Lebensgeschichte erworbenen oder übernommenen affektlogischen Weltkonstruktionen auch dazu dienen, im Umgang mit sich selbst und der Systemumwelt erfahrene oder potenziell erfahrbare *aversive Leidzustände* zu überleben. (2) Die Koevolutionsannahme, dass diese Affektlogiken ihrerseits permanent ein emotionales Klima regenerieren bzw. sich eine Umwelt erzeugen, zu der sie passen. (3) Teil dieser Affektlogiken ist es, die die Autopoiese bedrohenden *primären* aversiven Zustände zu vermeiden um den Preis, dafür aversive *sekundäre* Zustände zu generieren – z. B. Zorn statt psychischen Schmerzes. Zur Eigenlogik der Affektlogik gehört es demnach, das Überleben durch Vermeidung sicherzustellen (Vermeidungsmodus). Zur Funktion dieser Überlebensstrategie gehört es also, bedrohliche Erfahrungen zu vermeiden, die real erlebter oder befürchteter Bestandteil der Erfahrungen des Systems gewesen sind. Zum Beispiel: »Würde ich aufhören, zornig zu sein, fühlte ich mich (wieder) ausgestoßen und verlassen.«

Emotionale Wahrnehmung in Therapieprozessen kann hier bedeuten: Fühlen der sekundären Gefühle – Erspüren der Gefühle, die potenziell kämen (oder schon einmal erlebt worden sind). In dem anschließenden Versuch, das Vermeiden zu vermeiden, kann dann erfahren werden, was vermieden wird oder wurde. Es kann dann *erfahren* werden, dass partielles kontrolliertes Nicht-Vermeiden Teil einer neuen Überlebensstrategie werden kann. Dies kann auch energieökonomisch sinnvoll sein, wenn die Logik des Vermeidens mit viel Energieaufwand betrieben wird. Das Konzept der Unterscheidung von primären und sekundären Gefühlen hält hierzu ein weiteres nützliches Element bereit: die klinisch oft bestätigte Annahme, dass ein psychisches System, das in sich primäre Gefühle wie Schmerz, Trauer oder Wut erfährt, keine weiteren Operationen einsetzen muss, um diese Gefühle wieder zu verändern. Sie hören von selbst auf – im Unterschied zu sekundären Gefühlen, die sich aufgrund ihrer Regenerierung durch Operationen der Psyche selbst immer wieder aufbauen. Wenn aufgrund der strukturellen Koppelung von Psyche und Kommunikation im Anschluss an solche intrapsychischen Veränderungen die Psyche neu an Kommunikation ankoppelt, ist zu erwarten, dass auch die Umwelt anders reagiert.

Die Rolle des Psychotherapeuten bei der Gefühlswahrnehmung von Klienten

Vorausgesetzt, man kann diesen Argumenten zustimmen, stellt sich die Frage, welche Rolle Therapeuten aus systemischer Sicht bei diesen Prozessen zukommt.

In manchen Ansätzen wird dem Therapeuten zu Recht die Rolle zugeschrieben, Klienten in ihren emotionalen Wahrnehmungen zu bestätigen (sie zu »validieren«). Die in der Gesprächspsychotherapie postulierten Wirkvariablen Echtheit, Empathie und Hilfe zur Verbalisierung emotionaler Erlebnisinhalte gehen mit Letzterer einen Schritt weiter. Hier bietet der Therapeut Versprachlichungen *(indication)* für das an, was der Patient an emotionalem Erleben berichtet. Aus systemischer Sicht kommt eine weitere Therapielogik hinzu. Derzufolge geht es auch um Irritation und Perturbation der bisherigen emotionsbezogenen Operationen der Psyche. Das kann durchaus in Konflikt kommen mit traditionellen therapeutischen Basisvariablen und partiell auch mit dem zuerst formulierten Auftrag eines Klienten. Dieser wird wohl kaum den Auftrag geben, emotional verstört zu werden. Auf kaum einem Gebiet kommt es daher so sehr darauf an, empathische Bestätigung und verstörende Dekonstruktion in einer Balance zu halten. Wesentlich hierfür ist, dass der Therapeut für den Klienten ein gleichermaßen emotional distanzierter wie empathisch anteilnehmender Außenbeobachter ist. Aus dieser Perspektive kann er »sehen«, was der Klient (besser: die Psyche) nicht sehen kann, und er kann Fragen stellen, die sich ein System selbst im Rahmen seiner Operationen nicht stellen kann. Er beobachtet z. B. die Gleichzeitigkeit verbaler Botschaften und sichtbarer körperlicher Zustände. Vorausgesetzt, sie sind selbst nicht emotional darin verstrickt, können Therapeuten ihre emotionalen Reaktionen auf bestimmte Interaktionsmuster ihrer Patienten beobachten und zur Hypothesenbildung über die emotionale Weltkonstruktion des Patienten nutzen. Dass solche Außenbeobachtungen und Deutungen von Therapeuten im Rahmen ihrer therapeutischen Machtposition auch zuungunsten von Patienten genutzt werden können, spricht für einen sensiblen Umgang damit. Es spricht jedoch nicht prinzipiell gegen die Nutzung dieser Position, die ja durchaus auch machtvoll Veränderungsprozesse beim Klienten einleiten kann.

Psychotherapie findet ausschließlich in der Welt der Kommunikation, d. h. in Sprache statt. Dass die Adressaten therapeutischer Botschaften (Klienten) definieren, welche Bedeutung sie diesen geben, gilt auch für den Bereich der Reorganisation emotionaler Wahrnehmungen. Therapeuten haben keinen Einblick in die Psyche ihrer Klienten – und Gott sei Dank auch nicht Patienten in die ihrer Therapeuten. Therapeuten können ausschließlich in den Bereich organischer Prozessmuster (Körper) intervenieren (z. B. durch Medikamente) oder auf dem Gebiet der Kommunikation mit ihren Beziehungsmustern.

Wollen Therapeuten Veränderungen in der Psyche erreichen, können und sollten sie an Systeme ankoppeln und dort Veränderungen initiieren, die eng mit der Psyche gekoppelt sind. Aus systemischer Sicht sind das zuerst die privaten Systeme (Partnerschaft oder Familie). Die Therapeuten können auch in dem System intervenieren, zu dem sie selbst gehören: im therapeutischen System. Hier können sie in ihrer Rolle als Therapeuten ihre Klienten dazu anregen, ihre eigenen psychischen Operationen oder ihren Körper neu zu beobachten. Das setzt Vertrauen der Klienten in den Therapeuten bzw. in dessen Strategie voraus oder es bedarf diesbezüglicher vertrauensbildender Maßnahmen – z. B. Transparenz über das, was sich der Therapeut denkt. Lassen sich Patienten darauf ein, nehmen sie in der Therapie eine »starke komplementäre Position« zum Therapeuten ein. Wer erlaubt sonst schon einem anderen Menschen, die Organisation der Wahrnehmung von sich selbst oder des eigenen Körpers so zu perturbieren, anwesend zu sein dabei, wie er als Außenbeobachter sich selbst beobachtet und darüber berichtet?

Die Weigerung, sich so in die Hand eines anderen zu begeben, sollte eigentlich der Normalzustand sein, weshalb Therapeuten gelegentlich auch dieses Misstrauen ihnen gegenüber empfehlen sollten. Und Therapeuten sollten wissen, was sie tun, wenn sich Patienten ihnen auf diesem Gebiet anvertrauen. Das gilt nicht, wenn innerhalb der therapeutischen Beziehung dem Therapeuten gegenüber jene emotionalen Schemata aktiviert werden, die der Therapeut zu beleuchten (und offen oder heimlich zu verändern) gedenkt (vgl. Grawe 2004). Aus Sicht der Beobachtung II. Ordnung spielt für den Verlauf therapeutischer Prozesse die Art und Weise, wie der Therapeut sich, seine Welt und hier den Klienten affektlogisch konstruiert, zunächst die gleiche Rolle wie die des Patienten. Therapeut und Patient können sich vermittels ihrer Affektlogiken gegenseitig beobachten und verstören. Aufgrund ihrer durch Ausbildung (oder sonst wie) erworbenen fachlichen Kompetenz auf der einen Seite und – vielleicht manchmal viel mehr – aufgrund der ihnen in ihrer Rolle als Therapeuten zugesprochenen Kompetenzen auf der anderen Seite steuern sie Wahrnehmungs- und Interpretationsprozesse ihrer Klienten aber in der Regel mehr als umgekehrt – vorausgesetzt, dass diese das »erlauben«.

Wenn ein Klient Botschaften des Therapeuten über seine Art emotionsbezogener psychischer Operationen als an ihn gerichtete Mitteilung deutet (Voraussetzung für das Gelingen von Kommunikation), er dem Therapeuten dabei unterstellt, das mit Wohlwollen für den Klienten und nicht zum eigenen Nutzen zu tun, und es dem Therapeuten gelingt, seine diesbezüglichen Vorschläge so zu formulieren, dass der Patient vermittels seiner Strukturdetermination daran ankoppeln kann, dann und nur dann besteht die Chance, dass Unterschiede generiert werden, die (erwünschte) Unterschiede ermöglichen. Auf Patientenseite führt das zu einer vorübergehenden Aufmerksamkeitsverschiebung vom Therapeuten weg auf sich selbst bzw. auf den eigenen Körper. Das ist vergleichbar mit sportlichem Training mit einem guten Coach: Man ist mit ganzer Aufmerksamkeit bei sich selbst und lässt sich dabei gleichzeitig von Instruktionen des Trainers leiten. Der Klient vollzieht hier eine komplexe Leistung, genauer ein Re-Entry. Er sieht beim Tennisunterricht nicht mehr nur den Schläger und den Ball, sondern sich und den Schläger und den Tennisball. Er führt systemtheoretisch gesprochen die Unterscheidung System/Umwelt selbst in sein System ein und er beobachtet (hört) dabei gleichzeitig in der Außenwelt seinen Trainer (oder Therapeuten). Die Aufmerksamkeiten sind gleichzeitig nach innen und nach außen gerichtet oder es erfolgt ein permanentes Switchen zwischen innen und außen.

Operational ist es nicht das Gleiche, ob ein Klient die Frage des Therapeuten beantwortet: »Was glauben Sie, was Ihre Frau über Sie denkt?«, oder ob er sich auf die Frage einlässt: »Was fühlen Sie jetzt gerade, wenn Sie an Ihre Frau denken?«. Ein Einlassen auf die zweite Frage setzt eine erhöhte Selbstaufmerksamkeit voraus. Der Therapeut kann in der Sinn-Dimension Zeit die Selbstaufmerksamkeit des Patienten in der Gegenwart halten (»Was fühlen Sie jetzt …?«) oder in die Vergangenheit lenken (»Woher aus Ihrem früheren Leben kennen Sie dieses Gefühl?«). Lässt der Klient sich auf Letzteres ein, vollzieht er ein Re-Entry (Einführung der System-Umwelt-Differenz in die Beobachtung eines Systems): Das gegenwärtige »Ich« beobachtet das »frühere Ich« in dessen Kontexten.

Zur (Neu-)Organisation der hier stattfindenden emotionalen Wahrnehmungs-, Bewertungs- und Bezeichnungsprozesse kann der Therapeut das, was »Empathie« genannt wird, zur Verfügung stellen. Dann bietet er seine eigenen emotionalen Erfahrungen und Interpretationsschemata dem Patienten zur Neu-Organisation seiner Wahrnehmungen, Bewertungen und Bezeichnungen an. Wenn Patienten das einfach so übernehmen, kann das für sie ebenso fruchtbar wie problematisch sein. Die diesbezüglichen Angebote des Therapeuten (»Haben

Sie sich damals geschämt?«) entstammen aber niemals einem Einblick in die Psyche des anderen, sondern der Psyche des Therapeuten. »Verstehen« bedeutet daher lediglich Interpretations- und Bezeichnungsähnlichkeit zwischen beobachtendem Therapeuten und beobachtetem Klienten. Therapeuten erkennen nicht, sondern interpretieren hermeneutisch. Im Grunde sind daher alle therapeutischen Deutungen Ähnlichkeitsvermutungen.

Therapeuten können neben der geschilderten Steuerung der Aufmerksamkeit ihrer Klienten auf emotionalem Gebiet auch die Komplexität der emotionalen Weltkonstruktionen direkt zu erweitern suchen. Kennzeichen affektiv gefärbter Realitätskonstruktionen ist, dass sie die Welt »einheitlich färben«. Um ein positives Beispiel zu erwähnen: Wenn ein Kind die Fürsorglichkeit der Mutter positiv erlebt, und das über Jahre, ist die Welt »Körper + Psyche + Mutter (soziale Welt)« einheitlich positiv konnotiert. Alles, was die Mutter betrifft, ist gut. Deshalb kann es ja nicht schlecht sein, wenn diese gute Mutter später dem erwachsenen Sohn erklärt, die von ihm gewählte Frau »sei nicht gut für ihn«. Er wird, wenn er in dieser Weltfarbe bleibt, der Mutter folgen. Der Therapeut, der hier Re- und Dekonstruktionsversuche anstellt, kann den Patienten dazu verleiten, das Weltbild aus »Ich + Frau + Mutter« komplexer zu gestalten. Dies kann z. B. geschehen durch Einführung der Dimension Zeit: damals – heute. Oder durch ein Sowohl-als-auch« statt eines »Entweder-oder. Dann wird aus der weiterhin fürsorglichen z. B. eine *auch* besitzergreifende Frau. Das wiederum kann in den Kontext der Lebenswelt der Mutter gestellt werden – wie ihrer eigenen Verlassenheiten (z. B. vom Vater des Sohnes). An die Stelle der »einen Liebe« (eine Farbe) von Mutter zu Sohn und von Sohn zu Mutter tritt dann affektiv wie kognitiv (affektlogisch) ein komplexeres Weltbild: Liebe *und* Wut, *zwei* Frauen statt *einer* Frau, und *Sohn – Vater – Mutter* statt nur *Mutter – Sohn*, die Mutter als Versorgerin *und* Bedürftige.

Solche Differenzierungen ermöglichen neue Optionen. Entsprechende Re- und Dekonstruktionen sind in der Regel nur oder zumindest deutlich leichter möglich durch die »Beisteuerung« eines Außenbeobachters, hier des Therapeuten.[7] Vom empirisch gesammelten störungsspezifischen Wissen über besondere Merkmale emotionaler Weltkonstruktionen bei Angststörungen, Depressionen, Zwangsstörungen, so genannten »Borderline-Strukturen« etc. können Therapeuten hier profitieren, auch wenn – wie bei allen Clusterbildungen – die Gefahr besteht, sich den Klienten affektlogisch so zurechtzudenken, dass er in ein vorgefertigtes Schema passt.

Anders als in manchen anderen Therapiekonzeptionen, bei denen der Fokus primär auf emotionales Geschehen gerichtet ist, steht dies in der Systemtherapie nicht a priori im Vordergrund. Das würde bedeuten, dass man einem autopoietischen System (hier: Psyche) den Vorrang vor anderen Systemen gäbe, trotz ihrer Koppelungen aneinander, und zudem noch dem Teilbereich der Emotionen eine Vorrangstellung vor anderen Operationen zuschriebe. In der Geschichte der Systemtherapie und in ihren konzeptuellen Ausarbeitungen stand oder steht oft ein anderer Bereich im Vordergrund: der der Kommunikation und der sozialen Interaktion.

5.2.4 Kommunikation

Kommunikation versus Interaktion

Auf die Unterscheidung zwischen Interaktion und Kommunikation wurde bereits in Abschnitt 5.1.1 eingegangen und *Interaktion* als sich wiederholende Abfolge von gleichen Verhaltensweisen »ganzer Menschen zueinander« im Sinne erkennbarer interaktioneller Muster definiert. *Kommunikation* wurde als Einheit von Information, Mitteilung und Verstehen eingeführt. Das soll in diesem Abschnitt über Kommunikation als autopoietisches System noch einmal aufgegriffen werden.

Interaktionsmuster

Bei von außen beobachtbaren sich wiederholenden Abfolgen von Ver-

7 Ich danke meiner Kollegin Ulla Troescher-Hüfner für diese Perspektive der therapeutisch induzierbaren Komplexitätserweiterung durch Beleuchtung emotionaler Weltkonstruktionen.

haltensweisen zweier Personen interagieren »ganze Menschen« miteinander und bilden ein Interaktionsmuster oder nach gewisser Lesart auch ein Kommunikationsmuster. Ein ebenso schlichtes wie genial einfaches solches Muster hat Gregory Bateson beschrieben, indem er alle identifizierbaren derartigen Muster auf zwei basale Grundformen zurückführt: *symmetrische* und *komplementäre* Interaktionsabfolgen oder Beziehungsmuster. Symmetrie bedeutet: Beide Seiten tun das Gleiche, mit innewohnender Tendenz zur Eskalation. Das gegenseitige Sich-Vorwürfe-Machen ergibt z. B. eine Vorwurfseskalation. Ähnliches geschieht bei einer symmetrischen Eskalation der gegenseitigen Unterwürfigkeit – wenn sowohl A als auch B sich dem anderen unterzuordnen sucht.

Komplementarität hingegen bedeutet Passung zweier entgegengesetzter Rollen oder Verhaltensweisen wie Lehrer – Schüler, Ankläger – Beschwichtiger. Auch wenn es manchmal einer distanzierten Beobachtung und v. a. eines Außerachtlassens von kommunizierten Inhalten bedarf, um solche Muster zu erkennen, bietet diese Beschreibungsform von Interaktionen eine bestechend einfache Möglichkeit der Komplexitätsreduktion.

Ein anderes Beispiel einer praktisch tauglichen Musterbeschreibung sind die Kommunikationsstile, die Virginia Satir (1988; 1990) beschrieben hat: Anklage, Beschwichtigung, Rationalisierung und Ablenkung. Wenn solche Stile aufeinandertreffen, ergeben sich über die Zeit stabile Muster (z. B. Ankläger – Ablenker). Für soziale Systeme haben solche Muster deshalb große Bedeutung, weil es zu ihren Merkmalen gehört, dass sie von alleine fortbestehen, wenn sie einmal etabliert sind. Das kann mit zirkulärer Kausalität erklärt werden: Ihren Eigenlogiken folgend erzeugen die an diesem Muster Beteiligten ihre Muster oder Kommunikationsstile gegenseitig beständig neu.

Das sind zwei Formen generalisierter Musterbeschreibungen, die auf viele Einzelfälle angewandt werden können.

Eine nicht typologisch, sondern ideografisch orientierte Art, kommunikative Muster zu identifizieren, besteht darin, eine konkrete Interaktion zwischen zwei Einheiten (in der Psychotherapie: zwischen

Menschen) zu beobachten, um dann deren individuelle Choreografie bzw. ihren »Tanz« zu identifizieren, der hier zelebriert wird. Man kennt die Choreografie noch nicht, kann sie aber durch Beobachtung erfassen. Bekannt ist die Metapher vom Marsmännchen, das auf die Erde kommt und ein Fußballspiel beobachtet. Das hält es zunächst für verrückt: 22 Leute laufen einem Ball nach, und gelegentlich jubeln die einen, während die anderen die Köpfe hängen lassen. Schließlich »erkennt«[8] das Marsmännchen die innere Logik dieses Tanzes und kann nun sogar Vorhersagen machen, wie sich wohl Einzelne verhalten werden. Nun hat das Ganze eine »Gestalt« oder einen »Sinn«.

In der systemischen Therapie können solche Tänze vermittels choreografischer Vorgaben (»Standardtänze« z. B. nach Satir oder Bateson) mithilfe ideografischer Einzelbeobachtungen der Teilnehmer (Individualtänze im »Freestyle«) erfasst werden. Im Unterschied zu üblichen Tänzen, bei denen die Choreografien bewusst erlernt und befolgt werden, sind diese interaktionellen Muster den »Tänzern« aber in der Regel nicht bewusst, weshalb sie eine um so größere Macht auf diese haben. Nach dem »Versklavungskonzept« haben die Regeln, die man nicht kennt, aber befolgt, deshalb eine hochstrukturierende und die potenzielle Vielfalt reduzierende Wirkung auf die daran teilnehmenden Elemente, weil man sie nicht brechen kann, solange man sie nicht kennt. Deshalb hat die (hypothetische) Erfassung solcher Interaktionsmuster bei Klientensystemen eine potenziell emanzipatorische Kraft – man kann ihnen nun zuwiderhandeln oder sie bewusst weiter befolgen.

Deutung von Interaktion als Kommunikation

Wenn man – nicht ohne theoretische Fallstricke – solche Muster als Kommunikation deutet (»A teilt B etwas mit«), kann man Interaktionsmuster als Kommunikation verstehen. Das setzt aber voraus, was bei verhaltensbezogenen Interaktionen per se nicht gegeben ist und was

8 Erkenntnistheoretisch handelt es sich bei dieser Art des Erkennens um eine Abduktion – um die Erschließung einer Ganzheit aus der Beobachtung von Teilen.

nach Luhmann Voraussetzung dafür ist, dass Kommunikation stattfindet: die *Einheit von Information, Mitteilung und Verstehen*. Wenn interaktive Muster zu beobachten sind, eines dieser Elemente aber fehlt, liegt Interaktion ohne Kommunikation vor. Im Sinne Luhmanns (2005) ist Kommunikation keine Handlung eines Subjektes, sondern die dreifache Selektion von Information, Mitteilung und Verstehen. Diese tritt emergent (»von selbst«) auf, wenn auf somatischer und psychischer Ebene die Voraussetzungen dafür gegeben sind. Wenn ein Therapeut Kommunikation in diesem Sinne beobachten will, achtet er nicht auf einzelne Handlungen und Botschaften, sondern auf diese Einheit: Was wird selegiert, wie wird mitgeteilt, dass mitgeteilt wird; wie wird selegiert, dass und was mitgeteilt wird? Erst diese Einheit ist Kommunikation. Dieses modernere systemische Verständnis von Kommunikation soll im Folgenden näher ausgeführt werden.

Kommunikation als Einheit von Information, Mitteilung und Verstehen

Kommunikation ereignet sich nicht nur in Sprache, sondern kann auch nonverbal geschehen: »Ich winke. Ich zeige dadurch, *dass* ich *dir* etwas mitteile, und ich weiß auch, *was ich mitteile*. Du weißt, *dass* ich *dir* damit etwas mitteile, und machst dir einen Reim darauf, *was* ich dir damit mitteile.« Kommunikation hat – wie auch die psychischen Operationen – einen *selbst*- und einen *fremdreferenziellen Aspekt*. Fremdreferenz ist das, worüber eine Information erfolgt (Sachkomponente). Selbstreferenz bezieht sich darauf, dass, wie und warum etwas mitgeteilt wird (so genannte Beziehungsebene). Aus konstruktivistischer Sicht ist wichtig, dass es keine »Information an sich« gibt, die in der Kommunikation von A nach B transportiert wird. Damit gibt es auch kein »richtiges« Verstehen, sondern nur Arten von Verstehen. Kommunikation benötigt ein Kommunikationsmedium – Text, Sprache und unzählige Varianten nonverbaler Gesten. Ein bestimmter Satz (»Ich liebe dich doch!«) »hat« an sich keine Bedeutung. Diese wird ihr vom Sender und vom Empfänger zugesprochen.

Zwei Aspekte sind nun für die Psychotherapie besonders relevant: Das eine ist die enge *Koppelung zwischen Kommunikation und*

Psyche. Das bedeutet konkret, dass die drei genannten, die Kommunikation konstituierenden Selektionen (Information, Mitteilung, Verstehen) vermittels diesbezüglicher Operationen in der Psyche jener zustande kommen, die daran teilnehmen. Wenn störungsspezifisch betrachtet die Psyche sehr »ängstlich« ist, selegiert sie anders und nimmt an Kommunikation anders teil, als wenn sie »depressiv« organisiert ist. Ein wichtiger Teil der Koppelung von Psyche und Kommunikation besteht darin, dass manche Ereignisse gleichzeitig in der Psyche und in der Kommunikation stattfinden. Wenn psychisch-emotional Relevantes mitgeteilt wird (»Ich liebe dich nicht mehr!«), ist dieses phonetische Ereignis gleichzeitig Teil der Kommunikation wie der Psyche von Sender und Empfänger dieser Aussage. Insofern haben diese Worte Wirkung auf die Kommunikation (der nächste Satz wird daran anschließen) wie auch auf die jeweilige Psyche und ggf. auch auf den Körper.

Ein weiterer Aspekt ist die *Kontextdetermination von Kommunikation*. Was gesagt wird (Fremdreferenz) und dass bzw. wie etwas gesagt wird (Selbstreferenz), folgt kulturellen Regeln. Metasysteme (Kulturen) und Mikrosysteme (z. B. einzelne Familien) »haben« Regeln, Gebote, Verbote und Angebote, was wie gesagt werden kann. Sind diese Regeln im Sinne von Hall »formal«, werden sie ohne jegliches Bewusstsein befolgt und verändern sich nur langsam. Gehört zur Bewältigung eines schweren Ereignisses (z. B. des plötzlichen Todes eines Familienmitgliedes), dass darüber oder über den Schmerz nicht viel gesprochen wird, werden alle Selektionen der Kommunikation sich daran »orientieren«.

Kommunikation selbst kann man jedoch nicht beobachten. Man kann sie auch nur abstrakt beschreiben bzw. sie erschließen. Das Problem der Unbeobachtbarkeit von Kommunikation wird im Alltag dadurch gelöst, dass durch und in Kommunikation *kommunizierende Absender und Adressaten* erzeugt werden. Luhmann spricht davon, diese würden in der Kommunikation »ausgeflaggt«. Jedes familientherapeutische Gespräch nutzt dieses Ausflaggen von Handelnden bzw. kreiert sie: »Welche Botschaft will Ihnen Ihre Tochter mit ihrem Hungern wohl vermitteln?« – schon sind Adressaten und Empfänger konstruiert. Diese Adressierungen sind selbst Teil von Kommunikation, was wiederum für die Entwicklung der Identität der Psyche von Bedeutung ist. Säuglingsforscher können das schon in frühesten Phasen des Lebens feststellen: Der Baby-Talk adressiert den Säugling (Mitteilung), und dieser generiert darin sich selbst als Adressat.

Wenn therapeutische Konzeptbildungen sich auf das System der Kommunikation zentrieren (was bereits eine Selektion ist), können diese mehr den fremd- oder den selbstreferenziellen Teil von Kommunikation beleuchten. Auf Letzteren beziehen sich folgende Fragen: Was wird auf der Beziehungsebene mitgeteilt? Wie wird die Beziehung in der und durch die Kommunikation definiert? Fragen zum sachlichen Bereich: Worüber wird gesprochen, gestritten oder verhandelt? Was wird dabei gesagt und was dadurch notwendigerweise nicht? Aus entwicklungspsychologischer Sicht dominiert zuerst die Beziehungsebene, und es ist ein großer Schritt, wenn auch die Inhaltsebene in die Kind-Eltern-Kommunikation »eintritt«. Schleiffer führt zu diesem Prozess aus (Schleiffer 2012, S. 88 f.): Die Inhaltsebene entwickelt sich, wenn Mutter und Kind in einer »Joint Attention« ihre Aufmerksamkeit gemeinsam auf etwas Drittes richten. Das ist erst dann möglich, wenn sich die selbstreferenziell-dyadische Kommunikation sicher etabliert hat, in der man sich ausschließlich gegenseitig meint und noch nicht etwas Drittes.

Die therapeutische Beziehung kann sich abwechselnd auf sich selbst (wie steht es um die therapeutische Beziehung und was könnte hierfür getan werden?) oder auf etwas Drittes (z. B. das Ziel der Therapie) richten. Mit Letzterem wird die Aufmerksamkeit »triadisch konfiguriert« (S. 92). Entwicklungspsychologisch unterstrichen wird diese Hinwendung auf ein drittes »Etwas« und mit ihm auch auf den Inhalt der Kommunikation (Fremdreferenz) durch Gesten: Eltern und Kind zeigen mit Gesten auf »das« (»deklaratives Pointing«). Eine sichere inhaltliche Fremdreferenz basiert auf sicherer Selbstreferenz, d. h. einer emotionalen Gewissheit (»Du meinst mich, ich meine dich und die Bindung ist nicht bedroht«). Der gelegentlich verwendete Begriff der »Metakommunikation« (Kommunikation spricht über Kommunikation) bedeutet in diesem Sinne, dass der selbstreferenzielle Teil der Kommunikation zur Fremdreferenz wird: Das inhaltliche »Etwas« ist dann die Kommunikation selbst. Entwicklungspsychologisch bedeutet das, dass auch das Kind gelernt hat,

> »dass es selbstreferenziell adressiert bleibt, auch wenn es selbst und damit seine Selbstreferenz nicht [...] thematisiert werden. Es wird registrieren, dass der Adressat seiner kommunikativen Äußerungen sich auch mit anderem beschäftigen kann ...« (Schleiffer 2012, S. 93).

Das »Woanders-Hinblicken« – mit oder ohne gemeinsame Aufmerksamkeitsrichtung – ist partiell bedrohlich. Zunächst wird sich nämlich »das Kind, das geradezu automatisch dem Blick seiner Mutter folgt, vergewissern wollen, nicht von der Mutter vergessen oder übersehen worden zu sein, wenn sie woanders hinblickt. Das Kind wird daher vom Gegenstand des Interesses weg wieder zur Mutter schauen und dann wieder auf den Gegenstand zurück. Später, wenn sich die kommunikativen Vorgänge eingespielt haben, bedarf es dieser Rückversicherung nicht mehr« (S. 94). Für das an diesen kommunikativen Ereignissen teilnehmende psychische System hat das entwicklungspsychologisch relevante Auswirkungen. Mit Fuchs (2010) kann gesagt werden: Erst durch die Koppelung der Psyche an Kommunikation entsteht ein Selbst-Konzept von Zurechnungsfähigkeit, Adressabilität und Absenderfähigkeit. Die Psyche kann sich erst durch die Koppelung und Adressierung in Kommunikation vor und für sich selbst präsentieren. Ist sie sich durch in der diesbezüglichen Literatur beschriebene Varianten unsicherer Bindungsgestaltungen (Grossmann u. Grossmann 2004) als Adressat ungewiss, muss sie Operationen aufbringen, Gewissheiten zu erlangen oder Ungewissheiten zu bewältigen.

Hier wird deshalb ausführlicher darauf eingegangen, weil so genannte unsichere Beziehungserfahrungen nach einigen psychologischen Therapierichtungen als Grundlage der Entwicklung vieler Störungsbilder angesehen werden, z. B. der so genannten Borderline-Problematik. Die Entwicklung depressiver Störungen könnte so rekonstruiert werden, dass die Betroffenen sich nur instabil positiv als

Adressat oder Absender erleben. Manche Störungsbilder – z. B. der so genannte »histrionische Stil« – könnten so beschrieben werden, dass hier durch die Gestaltung der Kommunikationen andere »gezwungen« werden, auf der selbstreferenziellen Beziehungsebene permanent Beziehungsbestätigungen zu »senden«. Diese kommunikativen Muster und ihre jeweiligen Kopplungen mit der Psyche können von Therapeuten für die Hypothesenbildung und die daraus ableitbaren Interventionen genutzt werden. Allein die Betrachtung, ob von Klienten- und Therapeutenseite mehr die fremdreferenzielle Sachebene oder mehr die selbstreferenzielle Beziehungsebene betont wird und ob der Fokus hier gleichsinnig ist oder divergent, kann von hohem systemdiagnostischem Wert sein. Manchmal bezieht sich die therapeutische Kommunikation aus der Sicht des Therapeuten fremdreferenziell auf die Inhaltsebene (z. B. das Ziel der Therapie oder die Beziehung des Klienten zu jemand anderem), während es dem Klienten um den selbstreferenziellen Teil geht (»Was vermittelt der Therapeut mir über mich? Bin ich bei ihm in sicheren Händen?«).

6 Systemische Kritik an störungsspezifischen Ansätzen

6.1 Allgemeine Kritik an DSM und ICD

Die »International Classification of Diseases« (ICD) der Weltgesundheitsorganisation WHO (jetzt in der 10. Fassung vorliegend) und das »Diagnostic and Statistical Manual of Mental Disorders« (DSM) der American Psychiatric Association gelten weltweit als Standard der Einteilung psychischer Störungen und Krankheiten. Sie sind im Unterschied zu früheren Ansätzen heute beschreibend und nicht erklärend. Das heißt, dass für bestimmte Diagnosen in möglichst konkret operationalisierter Form angegeben wird, was an einem Klienten beobachtet werden muss bzw. was dieser berichten muss, damit eine bestimmte Diagnose zutrifft. Das ist keine Erklärung für das dort beschriebene Phänomen.

Aus systemischer Sicht ist aber die Beschreibung ebenso relevant wie die Erklärung. Hier werden Unterscheidungen zwischen Störung und Nicht-Störung getroffen, die Rückwirkungen auf den Umgang damit haben. Sie wirken ebenfalls darauf, welche Bedeutung es für eine Person hat, wenn ihr Fühlen, Denken oder Verhalten einer solchen Kategorie zugeordnet wird. Die intra- und interpersonalen Vorgänge und Konsequenzen rund um diese Labeling-Prozesse haben jene im Auge, die die Verwendung störungsorientierter Begriffe kritisieren oder grundsätzlich ablehnen. Eine störungsspezifische Systemtherapie muss diese Kritik zur Kenntnis nehmen, bei ihrer Konzeptualisierung berücksichtigen und sich zu ihr positionieren. Sehr grundsätzlich nähert sich diesem Problem Peter Fuchs (2011, S. 30), wenn er von der »Verwaltung der vagen Dinge« spricht und davon ausgeht, dass »Psychotherapie es mit uncodierten bzw. nicht codierbaren Problemen zu tun hat«. Codieren bedeutet Markieren, Bezeichnen, Eingrenzen. Wenn das Problem einer Person oder eines Systems als »Störung« im Sinne des ICD oder DSM markiert wird, liegt eine starke Codierung vor, nachdem zuvor wohl eine Phase uncodierbarer Diffusität durchlaufen wurde. Wenn demnach Psychotherapie mit diesen Begriffen operiert, transformiert sie nicht codierte in codierte Probleme. Daran schließt sich eine grundsätzliche Kritik des störungsspezifischen Ansatzes an: Wenn solche starken Codierungen (nach ICD oder nach DSM) zur Grundlage therapeutischer Perspektiven gemacht oder der Verzicht auf solche Codierungen gar für »unprofessionell« gehalten werden, liegt erkenntnistheoretisch eine Einseitigkeit und ein Ausschluss all jener fruchtbaren Therapiepragmatiken vor, die gezielt mit Nichtwissen, Ungewissheit und Prägnanzverzicht arbeiten.

Wie viele andere hat Karl Tomm (2001, S. 207 f.) folgende »systemische Kritiken des DSM« formuliert:

1) Trotz Verweis auf die Bedeutung des sozialen Umfeldes bleibt die Beschreibung von Störungen in *individualistischen Annahmen* eingebettet.
2) *Politische Kritik: Macht und Geld.* Viele therapeutische und psychosoziale Leistungen werden auf der ganzen Welt oft erst genehmigt und finanziert, wenn sie mit einem entsprechenden Label versehen sind – das zudem nur von hierfür autorisierten Berufsgruppen vergeben werden darf. Insofern drücken DSM und ICD auch *soziale* Machtverhältnisse aus. Diagnosen können und werden immer im Rahmen von Konflikten ge- und missbraucht. Man denke nur daran, dass ein Vater oder eine Mutter das Sorgerecht nicht erhält, weil ihnen von irgendjemandem eine Störung »attestiert« wird. Da manche Berufsgruppen Diagnosen vergeben dürfen und andere nicht (z. B. psychologische Psychotherapeuten versus Sozialarbeiter), fördert das die Vormachtstellung bestimmter Berufsgruppen über andere. Diagnosen drücken immer auch gesellschaftlich-kulturelle Urteile und Vorurteile aus. Z. B. war im DSM II »Homosexualität« noch als Störung enthalten.
3) *Humanitäre Kritik: Etikettierung von Menschen.* Trotz gelegentlicher Warnung davor führen Störungs-Labels zu Etikettierungen, v. a. wenn sie z. B. bei Krankenkassen aktenkundig gemacht

werden. ICD und DSM sind daher Teil der Klassifizierung von Menschen. Das geschieht trotz der permanenten Dementis ihrer Autoren, dies sei nicht beabsichtigt. Auch unbeabsichtigte Wirkungen sind Wirkungen! Tomm sieht Menschen durch Diagnosen entmenschlicht, auf ihre Etiketten reduziert, ggf. isoliert und auf jeden Fall pathologisiert.

Dieser Aspekt sei hier mit einigen deutschsprachigen philosophischen Autoren vertieft. Aus deren Sicht kann man die Vergabe von Diagnosen aus der Perspektive einer *»Anerkennungsethik«* beleuchten (Spaemann 1996; Honneth 2005). Die Kritik wird folgendermaßen formuliert: Wenn eine Person eine andere auf ein (Wesens-)Merkmal festlegt oder ihre persönlichen Eigenarten durch solche Merkmale erklärt, wird ethisch das *Prinzip der gegenseitigen Anerkennung als Person* verletzt. Jaspers sagt z. B.: »Menschlich [...] bedeutet die Feststellung des Wesens eines Menschen eine Erledigung, die bei näherer Gesinnung beleidigend ist und die Kommunikation abbricht« (zitiert nach Fiedler 1994, S. 3). Man kann das auch vermittels der Unterscheidung »einmalig – typisch« beleuchten. Wenn es zur Würde einer Person gehört, einmalig zu sein, dann kann (nicht: muss) die Subsumierung unter einen Typ die Würde verletzen. Es versteht sich allerdings von selbst, dass soziales Leben solche gegenseitigen Typisierungen schon allein aus erkenntnistheoretischen Gründen notwendig macht und dass, was hier mit Würdeverletzung gemeint ist, nur stattfindet, wenn die Typisierung verbunden wird mit Machtausübung und Stigmatisierung und zum Schaden des Typisierten verwendet wird, nicht zu dessen Nutzen.

Nach der Anerkennungsethik sind Personen in sozialer Interaktion sich nur dann gleich, wenn sie sich *gegenseitig* als Menschen/Personen anerkennen. Diese Anerkennung beinhaltet mehrere Aspekte: Einer betrifft die Kontingenz ihres Verhaltens (sie könnten sich immer anders verhalten und werden nicht konzeptuell auf etwas festgelegt). Ein weiterer bezieht sich darauf, den »Status als Person« von ihren Eigenschaften und Verhaltensweisen unabhängig zu betrachten. Ein dritter Aspekt beinhaltet die Bereitschaft, die Person – diesen »jemand« – als »Produzenten« ihrer Verhaltensweisen zu respektieren und diese nicht auf »Krankheiten« zu verschieben.

Man kann sich viele Beziehungskonstellationen und Botschaften vorstellen, die einem dieser Aspekte widersprechen. Die Verwendung von Diagnosen kann (nicht: muss) solche gegenseitigen Anerkennungen unterlaufen. Das ist sicher der Fall, wenn eine Seite entgegen der Zustimmung der anderen Seite die Macht hat, sie mit dem Begriff der »psychischen Störung« (in welcher Variante auch immer) zu belegen oder gar als Person zu bewerten. Die beiden wären im Sinne der Anerkennungsethik nur dann gleich, wenn der Patient das genauso gegenüber seinem Therapeuten/Arzt tun könnte. Die ethische Reflexion, wann und wie in der ärztlichen Beziehung moralische Werte wie Achtsamkeit, Fürsorge, patientenseitige Selbstbestimmung und Autonomie oder auch Aspekte eines gerechten Lebens verletzt werden, ist älter als die Psychotherapie-Schulen und gehört, das muss zur Ehre des ärztlichen Berufsstandes gesagt werden, zur Geschichte der Medizin (vgl. Wiesemann u. Biller-Andorno 2004; Wiesing 2004). Eine störungsspezifische Systemtherapie muss demnach aus ethischer Sicht die Frage beantworten, ob und wie sie mit Diagnosen hantieren kann und ob sie dies tun kann, ohne dass Therapeuten sich selbst dabei als handelnde Subjekte konstruieren und ihre Klienten als bezeichnete Objekte (vgl. Abschnitt 9.1.2). Groeben (1986) hat hierzu zwischen zwei Arten psychologischer Theoriebildungen unterschieden: In der einen machen selbstreflexive Forscher und Theoriekonstrukteure ihre erforschten »Objekte« zu nichtselbstreflexiven Gegenständen, in der anderen sind auch diese reflexive Subjekte.

4) *Empirische Kritik:* Die Kategorienbildung erfolgt letztlich durch einzelne Experten in Ausschüssen. Ihnen unterliegt immer eine gewisse Willkür. Außerdem können diese Kategorien viele kli

nische Probleme und Situationen nicht erfassen. Die »Diagnose eines sozialen Systems« (familiär, kulturell, bezüglich der Organisationsstruktur) kann gar nicht erfasst werden.

5) *Defizitorientierung:* Die Diagnosen beschreiben Unzulänglichkeiten und nicht Ressourcen.
6) *Pragmatische Kritik:* Insofern Diagnosen das damit Bezeichnete in den Vordergrund stellen, gerät der Kontext aus den Augen. Begriffe wie »Hypomanie« – oder bei Kindern/Jugendlichen »Störungen des Sozialverhaltens« – lenken den Blick unweigerlich auf das so bezeichnete Individuum. Sie ignorieren den familiären Kontext (z. B. die Probleme anderer Familienmitglieder) oder benutzen diesen allenfalls zur Erklärung oder Behandlung der dem Individuum zugesprochenen Störung. Die Diagnosen verführen dazu, dadurch beschriebene Eigenschaften zu sehen statt vergänglicher und vorübergehender Zustände. Sie fördern damit eine statische anstelle einer dynamischen Perspektive.
7) *Ontologische Kritik:* Unabhängig davon, ob die Autoren der diagnostischen Einheiten bzw. ihrer Revisionen das so sehen oder nicht – die Begrifflichkeiten von Störungen und Diagnosen verleiten zu ontologischen Grundannahmen: Psychische Störungen werden innerhalb des Menschen lokalisiert wie ein »Etwas«, das dort von Experten festgestellt wird. Dass die Vergabe von Diagnosen grundsätzlich ein Akt der Kommunikation in der sozialen Welt ist, wird dann innerhalb bestimmter Kontexte (psychosomatische Kliniken, Psychiatrie, psychotherapeutisch-ambulante Praxen) auch von denen »vergessen«, die das außerhalb dieser Kontexte deutlich sehen.[9]

9 Schweitzer u. von Schlippe (2006) haben ihrem Buch über das störungsspezifische Wissen in der Systemtherapie eine Kritik des systemischen Ansatzes an der Verwendung diagnostischer Einheiten vorangestellt. Sie ist weitgehend identisch mit dem Argumentationsstrang von Tomm: Gefahr der Fokussierung auf Defizite, individualistische Perspektive mit fehlender Sensibilität für »Krankheit als Interaktionsprozess« (S. 26), selbsterfüllende Prophezeiungen durch pathologisierende Zuschreibungen.

Hinzugefügt sei, dass diese Ontologisierung unweigerlich mit einem Wechsel von einer Diagnose als Beschreibung zur Diagnose als Erklärung verbunden ist. Obgleich ICD und DSM heute explizit von einer Verwendung von Diagnosen als Erklärung absehen und abraten, suggerieren diese Begriffe Erklärungen. Dann liegt es nahe, mit Begriffen wie »Phobie« oder »Störung des Sozialverhaltens« nicht zu verbinden, was Menschen tun und fühlen, sondern damit zu erklären, warum sie so handeln oder fühlen: »Peter schlägt seine Mitschüler, *weil* er sozial gestört ist.« »Tante Rosa geht nicht in Kaufhäuser, *weil* sie eine Angststörung hat.«

Welche Dimension diese Problematik auf der so genannten Achse II (Beschreibung von Persönlichkeiten) mit dem unseligen Begriff der »Persönlichkeitsstörung« angenommen hat, wurde vom Autor andernorts beschrieben (Lieb 1998; 2009a).

Wenn man den Aspekt der Ontologisierung und den Wechsel von der Beschreibung zur Erklärung nicht wegen ideologischer Prinzipien kritisiert, sondern wegen ihrer potenziellen, aber nicht notwendigen negativen Folgen für Menschen und ihre Systeme, wird deutlich, dass auch die Systemtherapie manchmal bewusst und explizit solche Ontologisierungen im Konzept der »Externalisierung« verwendet (vgl. von Schlippe u. Schweitzer 2012, S. 270 f.; White u. Epston 1990). Dabei handelt es sich um eine Methode, bei der ganz bewusst eine Störung oder eine Krankheit als ein »Etwas«, als ein die Person oder die Familie bedrohendes »Ding/Subjekt« konstruiert wird, gegen das Therapeut, Klient und Familie in gemeinsamen Bemühungen antreten. In der Verhaltenstherapie werden solche Ontologisierungen manchmal gezielt als Therapiebausteine verwendet – z. B. in der Behandlung von Zwängen, um Patienten zu helfen, Distanz zu ihren Zwangsimpulsen aufzubauen und diese zu kontrollieren. »It's not me – it's my OCD« heißt z. B. eine Selbstinstruktion, mit der Patienten sich von ihren eigenen Zwangsimpulsen distanzieren und diese beherrschen lernen (OCD = Obsessive Compulsive Disorder; deutsch: Zwangserkrankung).

Die systemische Verwendung solcher Externalisierungen unterscheidet sich von der traditionellen Verwendung von Diagnosen v. a. dadurch, dass sie diese bewusst als Sprachspiel betreibt und nicht etwa glauben machen will, es gebe dieses Ding (diese Störung) »wirklich«. Dann geht hinsichtlich der systemischen Identität zweierlei nicht verloren: *zum einen* nicht die Perspektive der Beobachtung II. Ordnung, von der aus man »sieht«, dass Experten hier ebenso wie bei der Konstruktion von ICD/DSM-Diagnosen eine Markierung als Produkt eines Unterscheidungsakts vornehmen. Die »Störung« bzw. das »Externalisat« (um ein Kunstwort zu generieren) ist also Produkt ihrer Beobachtungen und nicht Entdeckung einer Realität.

Zum anderen bleibt die *Einheit der Differenz* bzw. die Sicht auf die Form nach Spencer-Brown erhalten. Diese verweist darauf, wovon das Markierte unterschieden wird: was als nicht gestört (nicht ängstlich, nicht zwanghaft, nicht sozialverhaltensgestört) angesehen wird, um davon unterschieden das Gestörte überhaupt identifizieren zu können. Deutlich wird dann, wie »weich« auf psychiatrischem oder psychotherapeutischem Gebiet die Realitätskonstruktionen sind. Für die Diagnose »Persönlichkeitsstörung« hat der Autor gezeigt, wie beliebig die diesbezüglichen ICD-Kriterien ausgelegt werden können (Lieb 1998; 2009a). Die Nomenklaturen des ICD/DSM verführen (in manchen Kontexten muss man sagen: verpflichten) Therapeuten dazu, diese Konstrukte nicht zum Gegenstand einer gemeinsamen dialogischen Konstruktion oder De-Konstruktion zu machen, sondern sie im Ductus des wissenden Experten Patienten aufzuerlegen – mit oder ohne dessen Wissen davon. Es gibt Vertreter störungsorientierter Therapien, die diesen Expertenductus fördern, und andere, die die Verwendung solcher Konstrukte zum Gegenstand therapeutischer Dialoge machen – zu letzteren gehört der Verhaltenstherapeut Peter Fiedler (2010, 2012).

8) *Manualisierungs- und Leitlinienkritik*[10]*:* Diese schon sehr früh formulierten Kritiken werden heute durch Warnungen davor ergänzt, dass störungsspezifische Konzepte zu Manualisierungen, Leitliniendenken und zu einer »technizistischen Haltung« bei Therapeuten führen würden. Dies meint, im Sinne einer Rezeptur »Bei Störung X wende man Intervention Y an« (Manualisierung) oder einer Order »Bei Störung X darf man nur Intervention Y anwenden« (Leitlinien). Diesem Argument unterliegt die Bewertung, dass eine Individualisierung besser sei als eine Manualisierung oder eine Orientierung an Leitlinien. Das ist eine mögliche und daher nachvollziehbare, nicht aber eine notwendige Argumentation. Auch hier dürfte sich ein »Sowohl-als-auch« (Individualisierung und Nutzung von Manualisierung/Leitlinienwissen) als bessere Lösung als ein »Entweder-oder« erweisen: Man kann und sollte vielleicht Manuale und Leitlinienempfehlungen zur Kenntnis nehmen, weil sie Erfahrungen und Pragmatiken kondensieren und bereitstellen. Und man kann gleichermaßen beachten, dass das Leitliniendenken immer vom Einzelfall abstrahiert und dabei dessen Besonderheiten aus dem Auge verliert. Zu Letzterem gehört immer der einmalige und spezifische Kontext einer Person (mit und ohne »Störung«): Kein Mensch auf dieser Welt hat den gleichen Lebenskontext, die gleiche Familie, die gleichen Eltern, die gleichen Geschwister mit jeweils den gleichen persönlichen und mehrgenerationalen Geschichten.
9) *Chronifizierungskritik:* Ein weiterer heutiger Strang der Kritik bezieht sich auf die Rolle von Diagnosen bei Chronifizierungsprozessen. Wenn der Störungsbegriff zu einem »Attraktor« wird, um den herum sich Problemsysteme ebenso wie Problemlösesysteme (Therapiesysteme) organisieren, ist die Reproduktion dessen, was damit bezeichnet wird und eigentlich beseitigt werden soll, der »Eigenwert«, auf den der Tanz um die Störung ungewollt

10 Bei »Leitlinien« handelt es sich um durch empirische Forschung ermittelte Erkenntnisse, was bei welchen Störungen hilft bzw. nicht hilft, und demzufolge um ein Gebot, diese zu befolgen.

immer wieder hinausläuft. Aus systemischer Sicht handelt es sich dann um einen sich selbst organisierenden, auf den Attraktor Krankheit oder Störung ausgerichteten Prozess. Die »gestörte Person« wird daraufhin beobachtet, wie viele Hinweise auf die Zu- oder Abnahme der Störung erkennbar sind, und genau dieser Fokus erzeugt die Störung. Eine andere Variante ist die, dass therapeutische Systeme, einmal etabliert und irgendwie entlastend erlebt, nur dann erhalten bleiben können, wenn die Störung fortbesteht. Egal ob dabei am Ende die Therapeuten oder die Klienten den Fortbestand des Therapiesystems mehr brauchen – die Feststellung der Störung oder in Phasen ohne Störung allein die Gefahr, sie könnte zurückkehren (»Prophylaxe-Konzept«), hält das Therapiesystem am Leben.

Überlebensdiagnostik als Lösung?

Einer einfachen Logik folgend könnte man die genannten Probleme mit Negativ-Diagnosen dadurch lösen, dass man sie durch Positiv-Diagnosen ersetzt. Das hat u. a. Ludewig (1999) mit dem Konzept einer »Überlebensdiagnostik« vorgeschlagen. Mit dieser sollen anstelle von Defiziten Ressourcen oder salutogenetische Prozesse kategorisiert werden. Bei genauer Betrachtung ist das eine nicht ganz unproblematische Lösung. Kritische Stimmen warnen davor, positives Leben zu beschreiben und zu definieren, weil dadurch bei Beachtung der Einheit der Differenz wiederum all das, was nicht in diesen Positivkatalog fällt, negativ bewertet wird. Das wäre so, als würde man soziales Leben normativ durch Gebote darüber regeln, was man alles tun muss, statt »nur« darüber, was man alles nicht tun darf – dann darf man alles tun, was nicht verboten ist (vgl. hierzu Simon 2012a, S. 192 f.).

6.2 Die Kritik am medizinischen Modell als Teil der Geschichte der Psychotherapie

Die Kritik an der Verwendung des Störungs- oder Krankheitsbegriffes in der Psychotherapie und auch in der Psychiatrie ist so alt wie diese Professionen selbst (vgl. zusammenfassend z. B. Pritz u. Petzold 1992 und aus systemischer Sicht Ludewig 1996; Reiter et al. 1992). Sie wurde seither immer wieder formuliert – zuletzt mit Einschränkung sogar im Deutschen Ärzteblatt (Gensichen u. Linden 2013). Dabei wird immer wieder auf zwei prominente Autoren verwiesen, die auf viele, hier z. T. schon genannte logische, rechtliche, ethische und therapiepragmatische Probleme aufmerksam gemacht haben, wenn der Krankheitsbegriff der Medizin auf das Gebiet der Psyche/Psychiatrie übertragen wird: T. Szasz (1972, 1979) und H. Keupp (1972, 1974) sowie E. Goffman (1967). Letzterer hat damit verbundene Stigmatisierungsprozesse in noch heute gültiger Weise beschrieben. Im Kern wurden schon damals die gleichen Probleme bei der Verwendung des Krankheits- oder Störungsbegriffes auf der Ebene der Psyche und der sozialen Interaktion aufgeführt, wie sie heute in der systemischen Welt formuliert werden: Individualisierung sozial-gesellschaftlicher Prozesse; Pathologisierung und Prozesse selbsterfüllender Prophezeiungen; Monokausalität in Bezug auf psychische oder interaktionelle Vorgänge mit unangemessener Komplexitätsreduktion durch den Fokus auf eine »kranke Instanz«; Chronifizierung von Patientenkarrieren durch Diagnosen (vgl. diese Historie zusammenfassend auch bei Schweitzer u. von Schlippe 2006, S. 19; Malchow u. Sommer 1977).

Die von diesen Kritikern beschriebenen Prozesse etablieren sich allein durch die Verwendung diagnostischer Kategorien und unabhängig von irgendwelchen Intentionen derer, die diese Begriffe verwenden oder in die Welt setzen. Das liegt daran, dass man nicht regeln und kontrollieren kann, wie ein Begriff verwendet wird oder welche Bedeutung eine andere Gruppe, eine andere Profession oder eine andere Generation diesen Begriffen zuweist. Die explizit formulierte beschreibende Intention von ICD und DSM kann die Verwendung ihrer Kategorien als Erklärung und Bewertung von Verhalten, Gefühlen, Denkweisen und sogar von Personen nicht verhindern. Ein minimaler Versuch, die Bewertungen und Erklärungen zu unterbinden, besteht darin, dass Diagnosen jeweils in Parenthese gesetzt werden: »narzisstische Persönlichkeitsstörung«, »pathologisches Spielen« usw. Es weiß aber nic mand, was die Botschaft solcher Parenthesen ist. Der Rezipient der Parenthese-Botschaft bestimmt selbst, wie er diese decodiert. Vermutlich ist sie der Versuch, eine Diagnose gleichzeitig zu verwenden und sich von ihr zu distanzieren. Daneben gibt es auch in systemisch orientierten Büchern unreflektierte Abhandlungen über paranoide, schizoide, histrionische usw. Persönlichkeitsstörungen – ohne Parenthese.

6.3 Störungsspezifische epistologische Irrtümer

Wenn ICD bzw. DSM Krankheiten oder Störungen als Entitäten postulieren, stellt sich fast automatisch die Frage, welche »Ursachen« diese Phänomene haben. Das ist ein übliches Produkt sprachlicher Nominalisierungen. Wen es »etwas« gibt, kann man dafür nach Ursachen suchen. Wenn man systemtheoretisch davon ausgeht, dass dieses Etwas ein rein sprachliches Produkt (eine Landkarte) ist, wird man danach forschen, wie und warum solche Landkarten erzeugt werden. Wenn man davon ausgeht, es gäbe dieses Etwas real (wie einen zerbrochenen Krug), wird man für diese »Realität« nach »realen« Ursachen suchen. Wenn man sie nicht findet, wird man sie zumindest postulieren, weil es nach dieser Logik für alles, was es gibt (vor allem für Unangenehmes), eine Ursache geben muss. Notfalls kann man auch Ursachen erfinden, die schwer oder gar nicht zu widerlegen (zu falsifizieren) sind. Genau das findet auf dem Gebiet der »psychischen Störungen« statt.

Wenn »vergessen« wird, dass dies rein sprachliche Produkte und Codierungen für Beobachtungen sind *(indication)*, geht die Ursachensuche richtig los, und jede Wissenschaftsrichtung wird dann auf ihrem Gebiet fündig. Der abendländischen traditionellen Logik folgend, wird die Ursache für eine Störung nicht in dem Phänomenbereich gesucht, in dem sie »stattfindet«, sondern in einem anderen: Chemische Prozesse im Hirn (Soma) sollen z. B. psychische oder sogar soziale Vorgänge ursächlich erklären. Dann können Anorexien, Schulverweigerungen, aggressiv-dissoziales Verhalten und Zwänge biochemisch erklärt werden. Unterstützt werden solche Konzepte durch die traditionell naheliegende Annahme, dass Materielles die Ursache für

Geistig-Psychisches sein kann, nicht aber umgekehrt. Und Psychisches kann schlecht sich selbst verursachen.

Auch in der systemischen Welt haben solche kausalen Zuschreibungen stattgefunden. Hier dominiert nur eine andere Ursache-Wirkungs-Relation: Sozial-Kommunikatives galt als Ursache für Psychisches und sogar Somatisches. Alle diese Annahmen können als falsifiziert angesehen werden. Zu den Ursprüngen der Systemtherapie gehören z. B. die Ideen, schizophrene Symptome durch kommunikative Doppelbotschaften (Bateson et al. 1956) oder somatoform-körperliche Störungen durch familiäre Muster erklären zu können (Minuchin et al. 1981). Diese Versuche sind letztlich ebenso gescheitert wie logisch ähnlich aufgebaute Modelle, bestimmte Störungen auf bestimmte Abwehrmechanismen, Persönlichkeitscharaktere etc. zurückzuführen. Die Postulierung von Monokausalitäten erweist sich auf dem Gebiet der Psyche und der sozialen Interaktion letztlich immer als *»epistemologischer Irrtum«*. Oft basieren Erklärungen nicht auf empirischen Forschungen, sondern sind bloße theoretisch-metaphorische Analogien oder Schlussfolgerungen: bestechend in der sprachlichen Formulierung, falsifizierbar bei praktischer Prüfung: »Eine direkte Verbindung zwischen Symptom und Familie gibt es nicht« (Selvini Palazzoli et al. 1999, S. 104, zitiert nach Schweitzer u. von Schlippe 2006, S. 21).

Die Anziehungskraft solcher Kausalitätspostulate rührt von deren bestechlich einfacher Komplexitätsreduktion her. Dagegen wäre auch nichts einzuwenden. Im Gegenteil – gerade auf dem Gebiet psychisch-sozialer Probleme bedarf es angemessener Komplexitätsreduktionen. Problematisch wird es, wenn man die Folgen bestimmter Reduktionen betrachtet – wenn sie neue und manchmal größere Probleme erzeugen, als sie zu lösen beabsichtigen. Dazu gehören Festschreibungen, Kontextblindheiten, Schuldzuweisungen und Chronifizierungsprozesse. Wer beispielsweise glaubt, anorektische Patienten kämen aus »anorektisch strukturierten Familien«, und wer glaubt, dazu gehöre, dass »Eltern die Autonomie eines Kindes zu kontrollieren versuchen und dieses sich per Hunger dagegen wehre«, der wird genau das in eine solche Familie hineininterpretieren und vermutlich auch finden. Solche Hypothesen selektieren Aufmerksamkeiten, und diese erzeugen entsprechende bestätigende Wahrnehmungen. Sind in diesem Maße beobachtete Systeme oder Familien immun gegen solche Zuschreibungen, dürfte das für sie nicht weiter problematisch sein. Werden die Zuschreibungen aber mit der Macht von Experten vermittelt, auf deren Hilfe das System angewiesen ist und die womöglich jeden Widerstand dagegen als Bestätigung ihrer Hypothesen deuten, kann das deutliche Auswirkungen auf so beschriebene Personen oder Systeme haben.

Daraus schließen viele Psychotherapeuten im Allgemeinen und systemisch orientierte im Besonderen, sich *gegen die Verwendung von Störungs- oder Krankheitsdiagnosen* auszusprechen im Sinne einer *aktiven Verneinung* von Diagnosen. Warum das gerade aus systemischer Sicht keine gute Lösung ist und die Position eines Sowohl-als-auch nützlicher erscheint (siehe die Charta einer störungsspezifischen Systemtherapie in Kapitel 3), soll im Folgenden erläutert werden.

6.4 Kritik der Kritik

Gerade weil die Kritik an psychiatrischen Diagnosesystemen in einer störungsspezifischen Systemtherapie berücksichtigt werden muss, sollte auch sie kritisch betrachtet werden. Das soll hier vermittels des in der genannten Charta verwendeten Tetralemmas getan werden.

Diagnosen: entweder – oder, weder – noch, sowohl als auch

Rekonstruiert man die Kritik an Diagnosen aus der Perspektive des Tetralemmas, ergeben sich die in Abb. 1 dargestellten vier möglichen Positionen: »Pro Störungsorientierung«, »Nicht-Störungsorientierung«, »Weder Störungsorientierung noch Nicht-Störungsorientierung« sowie »Störungsorientierung und Nicht-Störungsorientierung«. Die ersten beiden sind Positionen der Parteilichkeit, die anderen beiden solche der Neutralität. Hier soll eine Kritik an den Positionen der aktiven Verneinung (kontra Diagnosen) formuliert werden.

Insofern die oben dargestellten Kritiken an der Störungsorientierung und am medizinischen Modell zu einer aktiven Verneinung von Diagnosen kommen, sind sie identisch mit Position 2 in Abb. 1 (kontra: aktive Verneigung). Sie bezieht ihre Identität zu einem erheblichen Teil aus einer Verneinung. Das ist in der sog. »Antipsychiatrie« in Italien und auch im deutschen Sprachraum geschehen und hat wohl dazu beigetragen, dass sie als Bewegung nicht überlebt hat. Manche Kritiken unterscheiden nicht zwischen Diagnosen als Beschreibung und Diagnosen als Erklärung und lehnen mangels diesbezüglicher Differenzierung beides ab. Wenn aus konstruktivistischer Sicht Diagnosen als soziale Konstrukte betrachtet werden und daraus der Schluss gezogen wird, die Dekonstruktion solcher Festschreibungen oder ihre aktive Verneinung sei ein notwendiger Bestandteil einer Therapie, wird die Kritik parteilich einseitig mit allen Folgen, die dies immer mit sich bringt. Sie übersieht z. B. Möglichkeiten therapeutischer Hilfen, die nicht nur ohne Dekonstruktion des Störungsbegriffes möglich sind, sondern manchmal sogar durch die explizite Nutzung solcher diagnostischer Einheiten als Beschreibung und gelegentlich sogar als Erklärung wirksam sind.

Durch Dekonstruktion eingeleitet würden aus dieser Sicht Veränderungen II. Ordnung, diejenigen innerhalb des Rahmens dieser Konstruktion wären solche I. Ordnung. Entgegen gelegentlicher Mutmaßungen, die Verwendung von Diagnosen führe nicht zu nützlichen Therapieplänen (z. B. von Tomm 2001, S. 213), leiten heute viele Therapeuten nützliche Therapiepläne daraus ab. Auch Systemiker tun das, etwa bei Angststörungen (vgl. Schumacher 2008a, 2008b). Zur Verbannung nützlichen Wissens über Diagnosen und Störungen in der Systemtherapie vgl. Borst 2003. Ingo Spitczok von Brisinski hat 1999 eine differenzierte Kritik an der oft pauschalen Ablehnung der Verwendung von Diagnosen in der systemischen Welt geäußert. Die Argumente sind den hier aufgeführten weitgehend ähnlich (Brisinski 1999).

Hierzu ein Fallbeispiel aus der Praxis des Autors, das zeigt, wie das Verharren in Position 2 zu einer Stagnation im Therapieprozess führen kann.

Kein Weiterkommen mit, wohl aber ohne Dekonstruktion des Krankheitsbegriffes

Ein Patient kommt wegen langjährigen Medikamentenmissbrauchs (Antidepressiva: »Das brauche ich wegen meiner Krankheit!«), Entwicklung von Zwangsgedanken, jemanden zu verletzen, und Leistungseinbrüchen in Behandlung. Letztere führten dazu, dass ein Studium abgebrochen wurde. Der Klient war wiederholt in stationärer psychiatrischer Behandlung. Als Hintergrund lässt sich in der Therapie recht klar eine schwierige familiäre Konstellation rekonstruieren: Seit dem frühen und plötzlichen Tod des Vaters fühlt der Patient sich für die Mutter verantwortlich. Da er die genannten Symptomatiken entwickelt, fühlt sich seine ältere Schwester für ihn verantwortlich. Die These liegt nahe, dass die Familie durch den plötzlichen Tod des Vaters in eine gemeinsame Krise geraten war. Nur: Diesen gesamten Hintergrund hält der Patient für irrelevant bezüglich seiner »Krankheit«, er »ist« nun mal »krank«. Verschiedene Versuche, an diesem verfestigenden und ihn in eine klassische Patientenrolle bringenden Konzept zu rütteln oder daran »vorbei« seine sozialen und familiären Probleme zu lösen, bringen wenig. In jedem kleinen Symptom sieht er die Bestätigung seiner »Krankheit«.

Erst eine kleine Veränderung der therapeutischen Konzeption bringt neuen Schwung in die Therapie: Der Therapeut stimmt zu, dass der Patient eine Krankheit »hat«, und verwendet auch die Begrifflichkeit. Der Patient akzeptiert nun die Idee, dass organische oder psychische Krankheiten durch verschiedene Faktoren gelindert werden könnten. Er ist einverstanden, zu reflektieren, welche seiner möglichen Positionierungen in seiner Familie und welche Arten von ihm eingeschlagener Problemlösungen seine Krankheit verstärken und welche sie lindern könnten. Ein Ergebnis davon ist, dass er ein ihn belastendes und verhärtendes Entweder-oder in ein entlastendes und erweichendes Sowohl-als-auch verwandeln kann: Aus »Entweder bin ich Mutters treuer Sohn und bleibe bei ihr – oder ich gehe eine Beziehung zu einer anderen Frau ein und wende mich von Mutter (die das nicht mag) brüsk ab« wird »Ich kann zwei Frauen treu sein«.

Man könnte das so beschreiben, dass sich der Therapeut hier in seiner Realitätskonstruktion als weicher erweist und seine Sinnkonstruktionen ändert. Erst das eröffnet wieder Raum für Perturbationen auf Patientenseite: »Erst seit man historisch die Kontingenz von Sinn denken kann, ist Psychotherapie möglich. Bis dahin waren Gespräche eher pädagogische Verfahren, in denen der Klient auf die Wahrheit des Ratgebers getrimmt wurde. Psychotherapie setzt die jedem Sinn impliziten Verweisungen auf andere ungenutzte Möglichkeiten voraus.« (Emlein 2012, S. 374). Das Fallbeispiel zeigt, dass die parteiliche Positionierung gegen den Krankheitsbegriff den Zugang zu noch ungenutzten Möglichkeiten versperrt hatte.

Missionieren – Positionieren – Dialogisieren

Position 2 verführt dazu, Vertreter der Position 1 missionieren oder sie sonst irgendwie dazu bringen zu wollen, von Diagnosen abzulassen. Solche Versuche gelingen aus verschiedenen Gründen selten. Einer der Gründe ist, dass es bestimmte Kontexte nicht zulassen, ohne Verwendung dieser Kategorien beruflich tätig zu sein. Das schließt Dekonstruktionsprozesse für dort Tätige nicht aus. Das kann aber, wenn es aus Position 2 heraus geschieht, erhebliche und oft mehr negative als positive Konsequenzen haben. Missionare mögen subjektiv gesehen zwar recht behalten, ihre Mission aber scheitert. Unter Machtgesichtspunkten bestimmt ohnehin nicht der Missionar, sondern der Missionierte, was dabei herauskommt. Eine andere Möglichkeit, mit Vertretern der Position 1 umzugehen, ergibt sich aus einer Position außerhalb der Kontexte, in denen diese Position verwendet wird. Das ist für Beobachter II. Ordnung möglich, wenn sie Position 1 *und ihre Kontexte* beschreiben – in Vorträgen, auf universitären Lehrstühlen, in der Literatur, auf Seminaren und bisweilen auch in Supervisionen. Die in 6.1 formulierten Kritiken können dann aus einer Position der Neutralität beschrieben werden, weil man keine Kontraposition zu vertreten gezwungen ist. Dass und wie das aus Sicht des Autors gelingen kann, ist Thema von Abschnitt 9.1.

Ankoppelungsprobleme

Die Kontra-Position kann das Ankoppeln von Therapeuten an Klienten bzw. deren Zuweisersysteme erschweren, wenn diese mit Diagnosen operieren. Die Klientenäußerung: »Mein Problem ist, dass ich eine Persönlichkeitsstörung habe!« kann Therapeuten dazu verführen, diese Konstruktion offen oder verdeckt infrage zu stellen oder sogar sie zu attackieren. Die Klientenäußerung könnte jedoch auch genutzt werden, die Welt zu betrachten, die diese Kreation hervorbringt. Unterscheidet man zwischen dem Krankheits- und dem Störungsbegriff (vgl. Kapitel 7) kann aus systemtheoretischer Sicht die Markierung einer Störung sogar eine wichtige Operation eines autopoietischen Systems sein. Sie wird sich aus dieser Sicht als Markierung eines unerwarteten und irritierenden Zustandes erweisen, zu dessen Beseitigung das System über keine Routine verfügt. Undifferenzierte Varianten einer Lösungsorientierung, die in Klienten immer »Lösungsexperten« sehen und daraus ableiten, Störungen gebe es nicht, weil es nur Ressourcen gebe, koppeln ggf. schwer an Systeme an, die sich selbst eine Störung attestieren oder für die das sogar Teil ihrer Identität geworden ist. Wenn die Spülmaschine nicht mehr funktioniert (»Störung«), braucht der Kunde Experten, die diese Beschreibung akzeptieren, sich mit Spülmaschinen auskennen, und nicht solche, die die Kompetenzen des Kunden und der kaputten Waschmaschine hervorheben. Die Akzeptanz störungsorientierter Selbst- oder Fremdbeschreibungen kann auch die Anerkennung der Not einer Person oder eines Systems sein.

Fehlende Differenzierungen der Pro-Diagnose-Position

Aus konflikttheoretischer Sicht hat man es bei der Auseinandersetzung mit einem Feind immer mit zwei Feinden zu tun: Das eine ist der »reale Feind« mit seinen vielen Gesichtern, das andere ist die eigene Vorstellung vom Feind (meistens mit einem Gesicht). Man tut gut daran, den einen nicht mit dem anderen zu verwechseln. Auf die Begegnung von Position 1 und Position 2 bezogen: Es lohnt sich für beide Seiten, sich von der Differenziertheit der anderen überraschen zu lassen. Zur Differenzierung der Systemtherapie trägt aus Sicht des Unterzeichners bei, wenn sie Position 4 (sowohl als auch) statt Position 2 (kontra) einnimmt. Ein differenzierterer Blick auf das Gebiet von Position 1 wird möglich, wenn man zur Kenntnis nimmt,

1) dass viele Vertreter dort bewusst unterscheiden zwischen Diagnosen als Beschreibung und Diagnosen als Erklärung;
2) dass etliche Therapeuten dort Diagnosen explizit als Konstruk-

tionen und nicht als Wahrheiten anbieten, deren Tauglichkeit für einen Klienten sich erst im Verlauf einer Therapie erweisen müsse und bezüglich derer dem Klienten die Entscheidung überlassen wird, ob eine Diagnose zur Grundlage einer Therapie gemacht wird oder nicht (in der Verhaltenstherapie ist z. B. Peter Fiedler (2010) ein Vertreter dieser Art, mit Diagnosen umzugehen;

3) dass viele Konstrukteure von Diagnosen den Klienten als Konstrukteur seiner Welt (als autonomes Subjekt) betrachten und diese Perspektive selbst in die Diagnose aufnehmen – z. B. bei der jeweiligen Überarbeitung von ICD/DSM; so gibt es Ideen zur Neufassung der Diagnose »somatoforme Störung«, wo der Klient als Konstrukteur seiner Weltsicht in den Mittelpunkt gestellt werden soll (vgl. Rüddel et al. 2012; Rief 2011);
4) dass viele »Störungsexperten« in ihrer (epistemo)logischen Buchhaltung trennen zwischen der Verwendung einer Diagnose in einem Kontext (z. B. bei Statistiken, Abrechnungen, Therapieanträgen) und dem Umgang damit (inklusive einer Dekonstruktion) in anderen Kontexten (z. B. im Dialog mit Klienten im Therapieraum).

Verkennung therapeutischen Nutzens

Krankheitskonzepte sind »geschlossene Problemmetaphern«: klare Rollenverteilungen und einfache Unterscheidungen (gesund/krank). Eine Erweiterung von Optionen für Therapeuten und Klienten kann gezielt diese Enge zum Ausgangspunkt therapeutischer Fragen und Interventionen machen. Ein Wechsel von Position 2 (Enge) zu Position 4 (Weite) wird möglich durch eine Beschreibung der Position 1, die dieser eine positive Funktion zuschreibt:

> »Diagnosen sind zweifellos notwendige Konstruktionen. Sie statten den Beobachter mit den Unterscheidungskriterien aus, mit deren Hilfe er erst beobachten kann. Diagnosen ermöglichen einen Überblick und bringen Ordnung in die Beobachtungen, sodass man handlungsfähig bleiben kann oder wird. Allerdings ist eine systemtheoretische Psychopathologie weniger an Diagnosen der psychiatrischen Klassifikationsschemata wie

> der ICD-10 oder des DSM-IV orientiert, sondern versucht, die jeweiligen Problem- bzw. Problemlösungskonstellationen oder Komplexe zu rekonstruieren. Insofern sind sie ›randdiagnostisch‹« (Schleiffer 2012, S. 222).

Damit wird ein Fundament der systemtheoretischen Architektur auf die Diagnosen selbst angewendet: Man sucht nicht nach neuen Lösungen, sondern nach Problemen, für die das Problem (hier das »Diagnostizieren«) eine Lösung war, um dann zu äquivalenten neuen Lösungen zu gelangen. Die manualisierte systemische Therapie depressiver Störungen bei Jones und Asen (2002) sieht z. B. als therapeutisches Element explizit vor, die Diagnose »Depression« und die Bedeutung, die dieser von Klienten und Angehörigen gegeben wird, zu respektieren und nicht vorzeitig infrage zu stellen. Vom Gesichtspunkt der Passung und der Nützlichkeit aus betrachtet, ist die Frage nach der erkenntnistheoretischen Korrektheit der Verwendung von Diagnosen irrelevant. Entscheidend ist, ob das Ankoppeln an solche Konstrukte oder im Einzelfall sogar einmal die Einführung einer solchen Wirklichkeitsbeschreibung einen Unterschied erzeugt, der einen vom System positiv erfahrenen Unterschied macht. In der Therapie: ob das bei Patienten zu neuen Denk-, Fühl- und Verhaltensmöglichkeiten führt und ob dieses Neue zu weiteren subjektiv besseren Zuständen führt.

> Auch hierzu eine kleine Fallvignette des Autors: Eine Patientin, deren Probleme diagnostisch eindeutig als »Agoraphobie« beschrieben werden konnten, betonte über lange Phasen der Therapie, sie wisse, dass solche Probleme immer mit der Partnerschaft zu tun hätten. Alle Versuche (auch im Rahmen der Therapie), auf der Basis dieser Beschreibung zu einer Veränderung zu kommen (Paartherapie, klientenseitige Veränderung im Verhalten dem Partner gegenüber etc.), blieben fruchtlos, was die Veränderung ihrer Ängste betraf. Das bewog den Autor zur gezielten Einführung eines engen Störungsbegriffes: »Nein, Ihre Probleme haben nichts mit Ihrer Partnerschaft zu tun. Es ist eine Agoraphobie. Zu deren Lösung bedarf es bestimmter individualtherapeutischer Interventionen, hier vor allem einer Angstexposition.« Die Patientin war bereit, sich darauf einzulassen. Die Therapie kam dann mit Angstexpositionen gut voran, wofür sich die Patientin noch nach Jahren bedankte. Sie lebt weitgehend zufrieden mit Mann und Kind zusammen. Ihre Ängste habe sie selber bewältigt.

7 Störung

7.1 Störung aus systemischer Sicht

7.1.1 Störung: traditionelle Bedeutungszuschreibungen

Diese Definition von Störung erfolgt in Übereinstimmung mit der traditionellen Verwendung dieses Begriffes. Nach Wikipedia (eingesehen 30.11.2012) ist Störung eine *unerwartete Beeinträchtigung* oder eine *vorübergehende Fehlfunktion* eines Systems. Stören als aktiver Prozess bedeute demnach »etwas aufhalten, beeinträchtigen, behindern«. Der Begriff hat in verschiedenen Gesellschafts- und Funktionsbereichen eine ähnliche Bedeutung – in Geologie, Ökologie, Physik, Astronomie. Hier bezeichnet er jeweils *Systemabweichungen durch äußere Einflüsse*. In der Medizin wird zwischen funktionalen Störungen und Störungen als Zeichen (Symptom) einer Krankheit unterschieden. Das ist hoch relevant für das Gebiet der Psychosomatik: Der Patient meint, sein Herzrasen könnte Teil einer Krankheit sein; der Doktor sagt, das sei Zeichen einer Belastung (funktionales Konzept). In der Rechtsprechung bedeutet Störung eine unrechtmäßige Belästigung von jemandem.

Es ist von erheblicher Bedeutung, ob die Markierung »gestört« in Selbstbeobachtung oder Fremdbeobachtung vorgenommen wird. Diese Unterscheidung wird noch virulenter, wenn es um mit diesem Begriff belegte Phänomene in Denken, Fühlen oder Verhalten geht. »Ich bin gestört« gestaltet eine andere Beziehung als »du bist gestört«. Wie wiederholt ausgeführt, macht es einen Unterschied, ob der Begriff als Beschreibung und Bewertung oder auch als Erklärung verwendet wird: »Der ist ja gestört« dient oft als Erklärung. Vom Autor wurde an anderer Stelle dargestellt, wie der Begriff der »Persönlichkeitsstörung« sowohl in seiner beschreibenden wie vor allem in seiner erklärenden Weise weniger Probleme löst als neue erschafft (vgl. Lieb 1998, 2009a). Wenn störungsspezifische Systemtherapeuten diesen Begriffen in der Selbst- oder Fremdbeschreibung von Personen oder

Zuständen begegnen, untersuchen sie, von wem in welchem Kontext das als Beschreibung, als Bewertung oder als Erklärung benutzt wird und wie das Beziehungen organisiert.

7.1.2 Störung als Markierung einer Abweichung

Störung: Abweichung vom erwarteten Normalzustand

Bisher wurde, wie häufig bei der Verwendung von psychotherapeutisch-psychiatrischen Diagnosen im Gesundheitswesen, nicht zwischen Störung und Krankheit unterschieden. Aus systemischer Sicht erscheint mir dies jedoch sinnvoll. Dabei erweist es sich als hilfreich, den Begriff »Störung« dem Feld der Beschreibung und »Krankheit« dem der Erklärung zuzuordnen. Verflüssigt man den ontologischen Begriff der Störung und rekonstruiert die zugehörigen Systemoperationen, geht es aufseiten der Aktivität um Stören und Verstören, aufseiten der Passivität um ein »Gestört-Sein« bzw. ein »Gestört-Werden«. Das kann sich auf systeminterne Operationen beziehen, die in Selbst- oder Fremdbeobachtungen als Störungen markiert werden, oder – was sich therapeutisch als wichtiger erweisen dürfte – es kann in Augenschein genommen werden, wie bei der Koppelung zweier Systeme die Aktivitäten des einen zu als Störung markierten Perturbationen auf der anderen Seite führen.

Aus systemtheoretischer Sicht gibt es drei Formen von Interaktionen zwischen Systemen: störende, nicht-störende oder zer-störende (Simon 1994, S. 63). Die Begriffe Krankheit und Störung verweisen auf vom »Normalzustand« abweichende Phänomene und liefern explizit oder implizit dafür ein Erklärungsmodell mit. Krankheit bezeichnet den Prozess, der zu Symptomen führt. Wenn Störungen als Abweichung vom erwarteten Normalzustand als Symptome bezeichnet werden, werden sie als durch eine Krankheit verursacht erklärt. Die Identifikation der Krankheit obliegt dafür zuständigen Professionen. In ihren Händen liegt es dann, diesen Begriff insofern zu verflüssigen, als sie die »kranken Operationen« des die Symptome produzierenden Systems identifizieren (im Körper oder in der Psyche). Traditionell geht man davon aus, dass diese Operationen im Krankheitsfall qualitativ andere sind als die im Normalzustand. Demgegenüber unterscheidet die Systemtheorie nicht zwischen kranken und gesunden Operationen. Sie geht davon aus, dass Operationen, die zu »Gesundheit«, und solche, die zu »Krankheit« führen, von gleicher Natur sind. In Kapitel 7 wird nun ein systemischer Blick auf den Begriff der Störung, in Kapitel 8 auf den der Krankheit geworfen.

Störungsrelevante Leitunterscheidungen

Auf die Rolle der Unterscheidung als Basisoperation aller lebenden Systeme wurde bereits in Kapitel 5 hingewiesen. Für die Organisation sozialen Lebens haben nicht alle Unterscheidungen die gleiche Bedeutung. Manche sind grundlegend für Denken und Handeln sozialer Funktionsbereiche. Luhmann nennt solche Unterscheidungen Leit-Unterscheidungen, weil sie den weiteren Fortgang von Denken und Handeln danach strukturieren, auf welcher Seite der Unterscheidung weitergemacht wird. Sie sind darin so fundamental, dass es dem Alltagsbewusstsein gewöhnlich entzogen ist, in welchem Ausmaß sie die Weltkonstruktion organisieren. Probleme, Konflikte und Verstrickungen daraufhin zu untersuchen, welche Leitunterscheidungen ihnen zugrunde liegen, gehört zu systemischen Therapien und Supervisionsprozessen. Leitunterscheidung der Medizin ist gesund – krank; Leitunterscheidung in der Schule ist richtig – falsch; Leitunterscheidung des Rechtssystems ist Schuld – Unschuld. Leitunterscheidungen im persönlichen Leben können je nach Lebensgeschichte schuldig – unschuldig, fleißig – faul, autonom – angepasst sein.

Für eine störungsspezifische Systemtherapie sind zwei Arten von Leitunterscheidungen relevant: zunächst die grundsätzliche gestört – nichtgestört, und dann innerhalb der Markierung »gestört« jeweils weitere störungstypische Unterscheidungen. Bei Angst ist das z. B. »gefährlich – nichtgefährlich«; bei hypochondrischer Angst »gesund – krank« und bei einer als dissozial markierten sozialen Störung »Freund – Feind«. In Kapitel 9 wird auf solche störungsspezifischen Leitunterscheidungen näher eingegangen. Ob die Verwendung einer

Unterscheidung als Leitunterscheidung eingeschätzt wird, ist die Entscheidung eines Beobachters. Ein System selbst kann sich bei der Verwendung einer Leitunterscheidung nicht zusehen – dann müsste es eine andere Unterscheidung benutzen, um die Verwendung zu beobachten.

Störung: Form und Medium

Zwischen Form und Medium einer Störung zu unterscheiden, geht auf einen Ansatz Fritz Heiders (2005) zurück. Das Medium ist das, woraus sich Formen bilden. Millionen Sandkörner sind das Medium, aus dem eine Sandburg (Form) gebaut wird. Wenn die Form sich auflöst, bleibt das Medium erhalten. Die Bezeichnung eines Phänomens als »Störung« ist in diesem Sinne eine Form. Das Medium ist das Medium Sinn mit den vielfältigen Möglichkeiten, Phänomene zu beschreiben und zu bewerten. Sie als Störung zu bezeichnen, ist eine von möglichen Formen (d. h., sie ist kontingent, weil es immer auch anders möglich wäre). Das Medium, aus dem sich das formen lässt, was im Phänomenbereich beobachtet und dann im Nachgang als Störung markiert wird, ist die Gesamtheit der permanenten Ereignisse oder Operationen im Körper, in der Psyche und in der Kommunikation.

Zur Formung einer Störung muss zu deren Wahrnehmung als Einheit eine weitere Form hinzukommen: aus dem Medium Sinn. Der Wahrnehmung muss Sinn zugeordnet werden. *Hier bekommt der Störungsbegriff seine spezielle Form/Bedeutung:* Er markiert, dass etwas beobachtet wird, das vom Erwarteten abweicht. Störung kann man als vorübergehend gedachte Form im Medium Sinn ansehen, im Zwischenbereich von bekannt – unbekannt – wieder bekannt. Insofern basiert der Begriff Störung auf der Unterscheidung erwartet – nichterwartet und auf der Bewertung des Nichterwarteten als negativ. Eine Störung »ist« nicht im ontologischen Sinne, sie wird konstruiert von einem Beobachter. Auch wenn das im Alltag notwendigerweise »vergessen« wird: Sie ist als Form stets Einheit der Differenz von »Störung – Nicht-Störung«, sonst wäre sie nicht zur Markierung von Zuständen tauglich.

Das kann man sich therapeutisch zunutze machen: Wer Störung sagt, hat ein Konzept von Ungestörtheit. Viele therapeutische Therapien laufen darauf hinaus, den als gestört bezeichneten Phänomenen eine neue Bedeutung, neuen Sinn zu geben (in der Regel positiven) und sie damit aus dem Zwischenbereich »Vertrautheit – Unvertrautheit (= gestört) – Rückkehr zu Vertrautheit« herauszuholen. Gegebenenfalls kann ihnen sogar auf Dauer ein positiver Sinn zugesprochen werden.

Störung als Eigenschaft oder Störung als Interaktion zwischen System und Umwelt

Logisch liegt ein Kategorienfehler vor, wenn Störung als Eigenschaft definiert wird. Dann kann eine Person oder ein Verhalten dunkelhäutig, friedlich und zusätzlich auch gestört sein. Wenn Störung als Eigenschaft einem biologischen System zugeschrieben wird (»der Blutkreislauf ist gestört«), hat das weniger Auswirkungen, als wenn sie auf Teilsysteme der Psyche (»deine Motivation ist gestört«) oder gar auf die ganze Person bezogen wird (»du bist als Person gestört«). Der Philosoph Robert Spaemann unterscheidet zwischen »etwas« und »jemand« bzw. Person und Prädikat: »Eine Person definitiv mit irgend einem ihrer Prädikate zu identifizieren, heißt, ihre Anerkennung als Person, das heißt als Wesen, das all seinen Prädikaten gegenüber frei ist, zu verweigern« (Spaemann 1996, S. 248). Folgt man dem, können Störung und Eigenschaft nicht von der gleichen Kategorie sein.

In einer systemtheoretischen Verwendung des Begriffes verweist zu dieser Ethik passend die Markierung »Störung« nicht auf eine Eigenschaft, sondern auf einen *operativen Prozess*. Im Mittelpunkt steht das Verhältnis von Medium und Form. Simon (2012a, S. 92 f.) betrachtet das »gestört reagierende System« als Medium. Ganz im Sinne seiner jeweiligen Eigenlogik reagiert ein System mit dem, was im Nachtrag als Störung bezeichnet wird, auf Veränderungen in seiner Umwelt, ggf. auch auf solche in sich selbst. Jede Störung ist demnach eine strukturdeterminiert angemessene Antwort auf eine vorausgehende Ver-Störung, die es zu bewältigen gilt. Wenn diese im Körper stattfindet, ist der Körper Beobachter seiner Umwelt (S. 93). Entscheidend ist dann also die Beziehung zwischen dem »gestörten System« und seiner Umwelt.

7.1.3 Störung aus funktionaler Sicht

Folgt man der systemtheoretischen Architektur, wonach Problemlösungen Probleme beschreiben und nicht auflösen, kann man in der Bezeichnung eines Zustandes als »Störung« die Beschreibung eines Problems mithilfe einer Routine eines mit Sinn operierenden autopoietischen Systems sehen. Der Begriff markiert dann einen Zustand, in dem die autopoietische Routine unterbrochen ist und nach Möglichkeiten gesucht wird, die Routine in alter Weise fortzusetzen (Änderung I. Ordnung) oder neue Routinen zu finden (Änderung II. Ordnung). In diesem Sinne verwenden Schweitzer und von Schlippe (2006) den Begriff und titulieren systemische störungsspezifische Interventionen als solche der »Entstörung«. Wenn diese Markierung das Ergebnis einer Unterscheidung zwischen erwartet – unerwartet mit negativer Bewertung des Unerwarteten ist, hat die Verwendung dieses Begriffes die Funktion, die Autopoiese auf vormalige Zustände zurückzuführen oder Operationen zu finden, die in neue zufriedenstellende Zustände führen. Die Unterscheidung erwartet – unerwartet setzt durch den Vergleich von Jetzigem (Unerwartetem) mit Früherem (Bekanntem = Erwartetem) auch auf der Zeitschiene an und setzt daher Gedächtnis voraus.

Klinisch gesehen hat diese Diagnose also die Funktion, Veränderungen einzuleiten. Wenn diese Rück- oder Überführung in alte oder neue Normalzustände nicht gelingt und der als gestört bezeichnete Zustand bleibt, wird das der Normalzustand. Dann müssen Prozesse der Chronifizierung vorliegen, die eigene Operationen benötigen, um die Störung auf Dauer zu erhalten. Diese bedürfen dann einer eigenen Erklärung, weil Chronifizierung nicht einfach stattfindet, sondern organisiert werden muss. Identifizierung, Markierung und Bewertung von Phänomenen als Störung haben daher die Funktion der Krisenbewältigung oder der Einleitung von Krisenbewältigungsmaßnahmen. Folgt man der systemtheoretischen Sichtweise, dass Störungen in einem System (z. B. im Körper) Resultat von Anpassungsprozessen dieses Systems an Umweltereignisse sind, spiegeln Störungen immer auch ein spezifisches Verhältnis eines Systems zu seiner Umwelt wider. In der Sprache der Heidelberger systemtherapeutischen Schule lassen sich dann die Umweltsysteme als »härter« und das System, das die Störung produziert, als »weicher« beschreiben. Das weichere System (mit Störung) lässt sich durch das härtere System »deformieren«. Im Mittelpunkt des Krisenmanagements steht daher entweder die Suche nach neuen Möglichkeiten, mit der perturbierenden Umwelt umzugehen, oder danach, in der Umwelt etwas zu verändern. Alle drei Systeme des sozialen Lebens kommen dabei in Betracht: Psyche, Körper oder soziale Kommunikation und Interaktion. Die Diagnose einer Störung leitet solche Prozesse ein. Wenn ein System bei sich selbst eine Störung diagnostiziert, registriert es aus dieser Sicht eine Störung seiner eigenen Autopoiese. Es kann dann Ursache und Lösung ausschließlich bei sich selbst suchen (psychisch gesprochen: »sich selbst die Schuld geben«), die Außenwelt als Verursacher identifizieren (»anderen die Schuld geben«) oder den Fokus auf die Interaktion System/Umwelt richten (»ich muss mit der Umwelt und/oder diese mit mir neue Wege gehen«). Diesen Suchprozess können Therapeuten unterstützen.

Störungen haben hier die gleiche Funktion wie aversive Gefühle in der und für die Psyche. Nach einem von Claparede als »Gesetz der Bewusstwerdung« bezeichneten Prinzip (1932, zitiert nach Simon 2004, S. 125) werden systemeigene oder systemfremde Operationen, die zu solchen Krisen führen, erst durch die Feststellung einer Störung als Abweichung von Routinen bewusst. Mit anderen Worten: Was funktioniert, wird nicht wahrgenommen. Dass es funktioniert hat, wird wahrgenommen, wenn es nicht mehr funktioniert. Wenn diese »Störungsdiagnose« (von wem auch immer) in das Kommunikationssystem bzw. in die soziale Interaktion eingespeist wird, kann diese den Fokus ihrer Aufmerksamkeit darauf richten. Das führt entweder zur Bewältigung der Krise oder in bestimmten Fällen zur Chronifizierung von Symptomatiken.

Eine aktive Verneinung der Verwendung des Störungsbegriffes wie in Position 2 (s. Charta Kap. 3: Kontra-Störungsbegriff) verkennt dessen positive Funktion als Markierung einer bedrohten Autopoiese.

Die Rolle des Beobachters

Störungen gibt es nicht ontologisch. Sie sind Konstruktionen eines Beobachters, geformt aus dem Medium Sinn. Akzeptiert man das, kann man die Beobachterperspektiven wechseln: Selbstbeobachtungen, Fremdbeobachtungen und Beobachtungen von Fremdbeobachtungen. Man kann dann z. B. die Frage stellen, welche »Störung« in der Routine eines beobachtenden Systems vorliegt, das *in einem anderen* System eine Störung feststellt.

> Ein Beispiel aus der Praxis des Autors: Eine Mutter diagnostiziert bei ihrem Kind, dass es entgegen der Familienmoral egoistisch, gegenüber anderen Kindern unempathisch und insofern »gestört« ist. Man kann das akzeptieren und mit der Mutter besprechen, wie dieses Kind zu beschreiben, zu bewerten und dessen Verhalten zu erklären ist. Aus dieser Sicht ließe sich rekonstruieren, dass das Kind in den Augen der Mutter und des Vaters eine Moral zum Ausdruck bringt, die die Eltern irritiert. Das von den Eltern als gestört empfundene Verhalten des Kindes könnte auch als autonom, auf eigene Interessen bedacht und insofern »ökonomisch« beschrieben werden, da es an eigene Interessen denkt und nur dann auf andere eingeht, wenn es ihm selbst nützt. In den das Kind »fremdbeobachtenden« Augen der Eltern hat das Kind eine Störung. Als Beobachter dieser Elternbeobachtungen kann man eine Störung im Familiensystem konstruieren, das noch keine Lösung dafür hat, wie man in das Familiengefüge ein solches als moralisch fremd empfundenes Element integriert. Man kann auch eine Störung im »Erziehungssystem« diagnostizieren angesichts von Eltern, denen es nicht gelingt, dem Kind eigene Moralvorstellungen zu vermitteln. Aus dieser Perspektive ist das Kind nicht gestört, sondern das Familien- oder Erziehungssystem. Als der Mutter diese alternativen Störungsdiagnosen angeboten wurden, öffneten sich für sie neue und hilfreichere Perspektiven. Die Eltern hatten ja nun statt eines »gestörten Kindes« ein selbst-

bewusst-kluges Kind, auf das sie anders als bisher ankoppeln konnten. Besonders hilfreich war es hier, weder das Kind noch die Eltern als problematisch zu definieren, sondern diese Auseinandersetzungen als »normalen gesunden Prozess einer normalen gesunden Familie« zu bewerten.

7.1.4 Klassifizieren und Katalogisieren von Störungen

Die *Bildung von Klassen* von Phänomenen ist das Produkt von Beobachtern. Dafür müssen sie die Elemente, die sie in verschiedene Klassen einteilen, beschreiben und dann nach Ähnlichkeiten zuordnen. Das ist bei der Bildung von Störungseinheiten nicht anders. Streng genommen sind Eigenschaften beobachtbare Phänomene, die nur beschrieben und noch nicht bewertet oder erklärt werden. Wenn ich alle Brillenträger einer Klasse und alle Nicht-Brillenträger einer anderen zuordne, muss ich dazu das Brillentragen nicht bewerten und schon gar nicht erklären.

Insofern Leiden anthropologisch zur Conditio humana gehört, gehören die Versuche, diese sprachlich zu erfassen, ebenfalls dazu, also auch Diagnosen. Die heute international gebräuchlichsten Klassifikationen sind ICD und DSM. Sie dienen u. a. dazu, die Komplexität möglicher Beschreibungen zu reduzieren. Das ist das Programm von ICD und DSM: empirische Beschreibung von Phänomenen und Bildung von Clustern als Klasse von Störungen – ohne Erklärung. Der Grund dafür, bei der Klassenbildung in ICD und DSM auf Erklärungen zu verzichten, war, dadurch therapieschulenübergreifende Dialoge und Forschungen möglich zu machen. Das ist einerseits weitgehend gelungen; gegen diese beabsichtigte Abstinenz von Erklärungen wird in ICD und DSM andererseits immer wieder verstoßen. Hinsichtlich Bewertungen sind die Texte von ICD und DSM, mit denen die Eigenschaften der Elemente der Klassen benannt und beschrieben werden, durchtränkt von kulturellen und sozialen Bewertungen.

Klassifikation im ICD

Hier soll kurz auf das ICD eingegangen werden, wobei das Folgende auch für das DSM gilt. Die ICD-10 gliedert sich in 10 Hauptbereiche. Hauptunterscheidungskriterien als Basis für die Gliederung sind vor allem die folgenden beiden Punkte: das System, in dem die Störung verortet wird, und das Leid, das damit verbunden ist. Störungen können im somatischen Bereich, im psychischen oder im Bereich der Interaktion und Kommunikation verortet werden. Leid als Empfinden und Erleben gibt es nur im System der Psyche und ihrer Koppelungen vor allem an den Körper. Im ICD werden organische Störungen (z. B. Demenz) von psychischen (z. B. Ängsten) und diese von Störungen in der Interaktion zwischen Personen unterschieden. Eine besondere Rolle spielen intrapsychische oder Verhaltensstörungen, die als von psychotropen Substanzen (Alkohol, Cannabis) verursacht angesehen werden (wobei hier entgegen der Absicht doch wieder Erklärungen einfließen: Substanzkonsum als Ursache). Die so genannten psychiatrischen Störungen bilden ein eigenes Kapitel und sind aus systemisch-konstruktivistischer Sicht dadurch gekennzeichnet, dass hier primär »Nicht-Verstehbares« kategorisiert wird. Affektive Störungen bezeichnen Probleme im Gefühlsbereich (Angst, Depression oder Manie). Eine Sonderform nimmt die Diagnose »somatoforme Störung« ein, insofern zur Vergabe dieser Diagnose das Fehlen einer passenden organmedizinischen Erklärung gehört: Weil man für eine körperliche Symptomatik keine organische Ursache findet, schreibt man diese dem Bereich der Psychosomatik zu.

Manche Störungen sind durch sogenannte Verhaltensauffälligkeiten markiert, z. B. Essstörungen oder sexuelle Funktionsstörungen. Ein problematisches Kapitel sind die sogenannten Persönlichkeitsstörungen (sogenannte Achse II) im ICD: Im Grunde werden hier interaktionelle Probleme beschrieben, die kausal einer Person zugesprochen oder zumindest dort verortet werden. Damit fließen indirekt auch Erklärungsmodelle ein, insofern Störungen in einem System (Kommunikation) durch solche in einem anderen System (Person) erklärt werden. Im Kinder- und Jugendbereich werden manche Phänomene als »Entwicklungsstörung« bezeichnet: Störung des Sprechens, Fertigkeiten wie Lesen oder Schreiben und Probleme in der Kommunikation (z. B. Autismus). Auch hier basiert die Klassifikation auf einer Entscheidung darüber, welchem System das Problem zugesprochen wird. Autismus wäre aus systemischer Sicht zuerst ein Problem in der Kommunikation, das im ICD phänomenologisch und ätiologisch einem Individuum zugesprochen wird. Gerade in Bezug auf Jugendliche wechseln System-Verortungen von Störungen im kommunikativen/sozialen System (»Verhaltens- und emotionale Störungen mit Beginn in der Kindheit und Jugend«) sich mit Verortungen in der Psyche oder im Körper des Kindes/Jugendlichen (hyperkinetische Symptome, Tic-Störungen etc.) ab. Man sieht hier schon allein daran, dass solche Klassifikationen keineswegs objektiv sind, sondern Konstruktionsprinzipien der Architekten dieser Katalogisierungen zum Ausdruck bringen.

Hinsichtlich in der Diagnose implizit enthaltener Erklärungen weisen die Diagnosen »Anpassungsstörung« und »posttraumatische Belastungsstörung« eine Besonderheit im ICD auf. Hier ist die Beziehung zwischen System und Umwelt Bestandteil der Diagnose. Das Auftreten von Störungen im psychischen oder somatischen System wird hier in einen ursächlichen Zusammenhang mit belastenden Ereignissen in der Umwelt des Systems in Zusammenhang gebracht. Auch wenn Strukturelemente der Systeme, in denen die Störung primär verortet wird (Psyche und zum Teil auch Körper), als mitursächlich für die Entwicklung der Störung angesehen werden, haben diese in einem sog. multifaktoriellen Ursachenmodell nur partiellen Erklärungswert. Der größere Teil fällt den diese Systeme belastenden Umweltereignissen zu, im Falle der posttraumatischen Belastungsstörung nach vielen Theorien sogar im monokausalen Sinne.

Für jede Therapieschule und vor allem für alle therapeutischen Behandlungskonzeptionen spielt es eine Rolle, in welchem Ausmaß hier die Umwelt und in welchem das System selbst in Augenschein genommen wird. Da diese Fragen unweigerlich mit solchen der »Schuldzuschreibung« verbunden sind – z. B. in Form von Opfer- und Täternarrationen –, folgen solchen expliziten oder impliziten Verursachungsmodellen spezifische soziale und emotionale Dynamiken.

Akut – chronisch

Fast alle Kriterien von ICD und DSM für die Vergabe einer Diagnose enthalten Zeit- und Häufigkeitsangaben. Eine Störung muss eine gewisse Zeit andauern und nicht vorübergehend sein, manche Störungen werden nur vergeben, wenn sie von begrenzter Dauer sind. Dies gilt z. B. für die akute Belastungsstörung (F43.0). Wenn eine Symptomatik im Kontext einer Belastung mehrere Wochen anhält, soll diese Diagnose nicht vergeben werden. Ob etwas als akut oder chronisch eingestuft wird, entscheidet immer ein Beobachter. In der Regel aber gilt: Akute Störungen sind solche, die entweder von alleine wieder vergehen oder durch therapeutische Maßnahmen (wenngleich von verschiedener Dauer) enden. Das System kehrt in einen altbekannten stabilen Zustand zurück oder findet einen neuen.

Chronische Störungen werden dann diagnostiziert, wenn eben diese Zustandsänderung nicht eintritt. Sie halten trotz Therapie oder wegen der Therapie an. Letzteres ist insofern bereits eine Erklärung, als dann zu untersuchen ist, wie Therapie oder therapeutische Beziehungen den Fortbestand einer Störung mitbewirken. Die Bezeichnung »chronische Störung« ist aus systemtheoretischer Sicht insofern paradox, als dieser Begriff einerseits auf einen vorübergehenden Zustand verweist (klassisches Definitionsmerkmal des Begriffes »Störung«, siehe oben) und andererseits diesen Übergangszustand auf Dauer stellt. Das hat große Auswirkungen auf therapeutische Konzeptionen. Wenn »chronische Störungen« wie »akute Störungen« beschrieben, bewertet und erklärt werden, obwohl schon vorher Therapien mit diesem Ansatz ohne Erfolg (hier definiert als Verschwinden einer Störung) stattgefunden haben, werden aus dieser Sicht akute und chronifizierte Prozesse verwechselt. Daher dürfte es nützlich sein, bei chronischen Prozessen von der *»Organisation einer Stabilität der Instabilität«* zu sprechen und jene Prozesse zu untersuchen, die diesen Zustand reproduzieren – im System des Körpers (vermutlich irrelevant), im System der Psyche und im System der Kommunikation, hier vor allem der Interaktion betroffener Systeme mit therapeutischen Systemen (vgl. Schweitzer u. Schumacher (1995) zur »unendlichen und endlichen Psychiatrie«).

Systemische Klassifikationen von Störungen

Man kann auch Überlegungen anstellen, zu welcher Art von Klassifikation man aus systemtheoretischer Sicht kommen kann. Da diese getränkt wäre von den ihr zugrunde liegenden Annahmen, wäre sie sicher nicht Grundlage für schulenübergreifende Dialoge und Forschungen. Man kann aber parallel zu ICD und DSM solche schulenspezifischen Klassifikationen entwickeln und erproben. Sie liegen in allen Therapieschulen auch vor. Die Einteilung in frühe und spätere neurotische Störung in der Psychoanalyse oder die verhaltenstherapeutische Einteilung in Störungen, die lerntheoretisch durch respondentes, und solche, die durch operantes Lernen erworben werden, sind Beispiele dafür. Das Erklärungskonzept der Gesprächstherapie bietet bewusst wenig Differenzierung zwischen Störungsbildern.

Die systemische Therapie hat aufgrund ihrer abstrakten Theoriearchitektur die Möglichkeit, viele Störungen mit den gleichen Grundprinzipien zu erklären. In der Verhaltenstherapie war das ursprünglich ebenso – für alle Störungen wurden die klassischen Lerntheorien als Erklärung benutzt. Hier sollen kurz einige Möglichkeiten einer systemischen Klassifikation von Störungen aufgezeigt werden. Zur Erläuterung: Es kann nur um die von Störungen und nicht um die von Krankheiten gehen, weil der Krankheitsbegriff bereits eine Erklärung beinhaltet, die mit systemtheoretischen Annahmen nicht kompatibel ist.

Systemtheoretische Klassifikation durch funktionale Symptom-Äquivalenzen: Äquifinalität – Multifinalität

Mit Schleiffer (2012, S. 220 f.) lässt sich die funktionale Analyse als Leitfaden zur Klassenbildung nutzen: »Welches theoretisch oder empirisch erst zu entdeckende Problem löst ein Problemverhalten oder ein als Störung markiertes Phänomen?« Nach dieser Logik könnten verschiedene Verhaltensweisen und Symptomatiken als äquivalente Varianten angesehen werden, das gleiche Problem zu lösen. Das ergäbe Klassen gleicher Funktionalitäten für bestimmte Systeme. Es ließen sich beispielsweise bestimmte Grundprobleme der Autopoiese der Systeme Psyche, Körper oder Kommunikation identifizieren und

Klassen danach bilden, welche Operationen oder Verhaltensweisen der Fortsetzung der Autopoiese dienen, die ein Beobachter als Störung bezeichnet. Die Aufgabe einer solchen Klassifikation bestünde darin, grundlegende Problemkonstellationen autopoietischer Systeme zu konstruieren und Klassen von Störungen danach zu bilden, für welche dieser Problemkonstellationen sie Lösungsansätze sind. Das wäre unter funktionaler Perspektive eine *Äquifinalität*: Verschiedene Pfade (»Symptome«) führen zum gleichen Ergebnis im Unterschied zur *Multifinalität*, bei der eine Symptomatik oder ein bestimmtes Verhalten der Lösung verschiedener Probleme dienen kann.

Wollte man Probleme autopoietischer Systeme mit hierzu äquifinaler Lösung verschiedener Symptome konstruieren, würde es sich anbieten, diese einzuteilen in Bedrohungen der Autopoiese der Psyche, des Körpers und der Kommunikation. Für die Psyche wäre das z. B. die Bedrohung ihrer Grenzbildung, etwa zwischen »ich« und »anderen«, oder ihrer Organisation intrapsychischer Konflikte. Für den Bereich der Kommunikation wäre das Nichtgelingen der *Einheit* von Selektion, Mitteilung und Verstehen eine Bedrohung. Man könnte auch an eine Klassifikation von Krisen sozialer Systeme denken, die in Phasen wichtiger Veränderungen oder labilen Phasen der Entwicklung die Fortsetzung ihrer Autopoiese unter den bisherigen Bedingungen nicht mehr möglich machen. Oder man könnte an spezifische Problemkonstellationen bei der Koppelung dieser Systeme denken – z. B. Veränderungen im Körper (Krankheiten, Behinderungen), die die Psyche oder das soziale Kommunikationssystem zu schwierigen Anpassungsprozessen an diese neue körperliche Umwelt herausfordern.

Systemische Klassifikation nach dem System, in dem das störende Phänomen beobachtet wird

Eine Möglichkeit, Klassen von Störungen zu bilden, wäre es, sie danach zu strukturieren, in welchem autopoietischen System das als Störung bewertete Phänomen auftritt oder welchem es zugesprochen werden kann. Symptome oder Störungen im System Körper (biologisches System) sind dann z. B. Demenz, Prozesse nach Schlaganfall oder angeborene Intelligenzminderungen. Dem Bereich der Kommunikation und der sozialen Interaktion ließen sich Störungen zuschreiben, die die Beziehungen zwischen Personen betreffen: Formen eskalierender Konflikte und andere für die Beteiligten problematische Interaktionen. Es ist klar, dass Letztere mit einem Krankenbehandlungssystem nicht kompatibel wären, das nur Individuen als Kranke kennt.

Innenseite oder Außenseite: Klassifikation und Katalogisierung von Nicht-Störungen

Diese befremdlichen Sprachwendungen verweisen auf eine im traditionellen medizinisch-therapeutischen Sektor ungewohnte Form der Klassifizierung. In Systemtherapien spielt sie jedoch eine herausragende Rolle. Bei Störungsdiagnosen wird das beschrieben, was unerwartet, unbekannt, unangenehm und irritierend ist. Solche Zustände werden als erklärungsbedürftig erfahren und leiten – je nach Erklärungsmodell – Handlungen ein, die die Störung beseitigen. Im »normalen Alltag« sind Zustände, die nicht stören, nicht erklärungsbedürftig. Aus systemtheoretischer Sicht ist das anders: Da lebende Systeme nicht adynamische Strukturen sind, sondern sich durch beständige Wiederholung von Operationen immer wieder reproduzieren, ist nicht nur das Instabile, sondern auch und gerade das Stabile erklärungsbedürftig. Dann ist die Frage, welche Operationen zur Produktion von Ängsten, Depressionen und Zwängen führen, ebenso bedeutsam, wie die, welche Operationen bei anderen Systemen (oder bei gestörtem System früher oder in einer besseren Zukunft) Stabilität bzw. »Nicht-Störungen« hervorbringen. Die Frage, wie es dazu kommt, dass Karl nicht zur Schule geht (»Schulverweigerung«), ist von ebenso großer Relevanz, wie die Frage, wie es seine Schwester Maria schafft, nie negativ in den Fokus der Familienaufmerksamkeit zu kommen. Die Frage, wie es ein Paar schafft, seit Jahren störungsfrei miteinander zu leben, ist von ebensolcher Relevanz, wie die, wie es ein anderes schafft, von einer Paarkrise zur nächsten zu driften. »Statik ist das Resultat von Dynamik, Beständigkeit ist das Ergebnis ständiger Veränderung« (Simon 1994, S. 60).

Aus dieser Sicht kann man Normalität, Zufriedenheit oder sogar Varianten des Glücks ebenso katalogisieren wie solche der Störung. Und man kann Prozesse der Produktion von Zufriedenheit und Glück katalogisieren. Das geschieht zum einen in zahlreichen Selbsthilfebüchern und zum anderen in therapeutischen Lehrbüchern, die nicht von Störungen ausgehen, sondern von Verbesserungs- und Optimierungsprozessen psychischer und sozialer Systeme. In zugespitzter Form katalogisieren danach ausgerichtete Therapeuten ihre Angebote a priori nach »Bausteinen der Zufriedenheit oder des Glücks«. Je nach Schule gehören dazu Lösungsorientierung, Selbstsicherheitstraining, Vermittlung von Kommunikationsregeln, Vermittlung von Genussstrategien, Körperübungen, Achtsamkeitsübungen usw. Aus differenzlogischer Sicht geht es dann nicht darum, vom markierten Unglück (Störung) in den Bereich der *unbekannten Nicht-Störung* zu kommen, sondern vom markierten bekannten Unglück, oder auch vom unklar markierten Unglück, zum *bekannten Glück* zu kommen.

Aus gesundheitspolitischer Perspektive ist klar, dass sich Krankenkassen damit nicht anfreunden werden, Therapien zu finanzieren, die auf die Definition von Störung/Krankheit verzichten und gleich das Glück anstreben. Dass solche Zufriedenheitsvisionen ihrerseits wieder Probleme erzeugen, hat Retzer (2012) kultursoziologisch beschrieben.[11]

Beobachtungs- und Beschreibungsebenen: Symptom und Symptomstress

Manche Therapeuten unterscheiden zwischen »Symptom« und »Symptomstress«. Z. B. kann jemand depressiv sein (Symptom) und sich das zum Vorwurf machen (Symptomstress) (vgl. zu dieser Unterscheidung Schuster 1999). Diese für die Konstruktion therapeutischer Prozesse oft nützliche Differenzierung lässt sich systemtheoretisch rekonstruieren als Beobachtung einer Beobachtung einer Beobachtung. In alltags-

11 Zum Problem positiver Zielkriterien siehe auch den entsprechenden Abschnitt in Kapitel 11.

tauglicherer Sprache: Ein System (der Körper mit seinen biochemischen Prozessen oder die Psyche mit ihren affektlogischen Prozessen) reagiert auf Ereignisse in ihrer Umwelt. Das kann bereits als Beobachtung und Unterscheidung bezeichnet werden, insofern das reagierende System damit auf die Umwelt reagiert und jede Reaktion eine Form der Beobachtung ist *(distinction)*.

In der Nomenklatur von Spencer-Brown folgt dieser ersten Unterscheidung eine zweite. Das bedeutet, dass nun zusätzlich intern auf diese erste Unterscheidung reagiert wird. Sie wird »registriert«, und dieses Registrieren kann als Zeichen der ersten Unterscheidung verstanden werden. Im System der Psyche »merkt« die Psyche z. B., dass etwas anders als sonst ist, und sie kann (kulturell vermittelte) Bezeichnungen dafür vornehmen. Je nachdem, ob oder wie diese zweite Unterscheidung stattfindet und vor allem welche Bezeichnungen (Worte/Symbole) dabei verwendet werden, wird sie Ausgangspunkt für weitere Prozesse. Wer auf dieser zweiten Unterscheidungsebene den intern erfahrenen Zustand, lieber im Bett bleiben zu wollen als aufzustehen, als »depressiv« bezeichnet, prozessiert anders weiter als der, der darin eine gesunde körperliche Überlebensstrategie sieht. Und auch diese zweite Unterscheidung wird vom System selbst oder von der Umwelt beobachtet und bezeichnet. Wer sich seiner Umwelt mit der Selbstbeschreibung »depressiv« präsentiert, erhält Reaktionen darauf inklusive Beschreibungen dieser Selbstbeschreibung. Und die Art, wie z. B. eine Familie auf die Selbstbeschreibung eines Klienten reagiert, kann von außen (z. B. vom Therapeuten) wiederum auf einer höheren Ebene beobachtet und beschrieben werden. So entstehen Beschreibungen von Beschreibungen von Beschreibungen von …

Unter Katalogisierungsgesichtspunkten kann man allgemein oder fallbezogen genau registrieren, auf welcher dieser Beobachtungsebenen sich ein Klient oder das Therapeutensystem gerade befindet, mit welchen jeweiligen Auswirkungen auf das System. Die Unterscheidung zwischen Symptom und Symptomstress gehört als ebenso einfache wie nützliche dazu.

7.1.5 Störung und Dauer

Sowohl die Psyche wie die Kommunikation operieren im Medium der Sprache und »verwenden« sie. Wenn die Psyche Phänomene, die sie als Störung erlebt, sprachlich codiert und die Kommunikation daran ankoppelt, kann dies als Form betrachtet werden, welche diesen Zustand mittels Sprache auf kürzere oder längere Dauer stellt. Wenn ein Phänomen einmal als »Angst«, »Depression«, … bezeichnet worden ist, organisiert dieses Zeichen deren Wiedererkennung und Wiederholung im Sinne einer erneut besuchbaren Abstraktion (Hoegl 2012). Nur über Sprache findet das, was damit bezeichnet wird (die als Störung markierten Phänomene), Eingang in therapeutische Kommunikationen. Werden komplexe Konstrukte – manchmal sprachliche Monster – verwendet, wie z. B. »Borderline«, können solche Begriffe zu Attraktoren der Kommunikation und der psychischen Selbstbeschreibung werden. Sprache ermöglicht »sachlichen Bezug auf Abwesendes« (Hoegl 2012, S. 397). So ist Angst in Therapien verhandelbar, obwohl sich keiner der Anwesenden in diesem Moment ängstlich fühlen muss. Es gehört aus systemischer Sicht zu den epistemologischen Irrtümern, Zeichen und Bezeichnetes (hier: den Namen der Störung mit dem, was damit beschrieben werden soll) zu verwechseln und z. B. daraus zu schließen, eine Störung liege solange nicht nur im Sprach-, sondern auch im Phänomenbereich vor, solange darüber gesprochen wird. Was fortbesteht, ist das Sprechen darüber. Wenn in der Therapie zwischen Land und Landkarte unterschieden wird, bieten sich Möglichkeiten der sprachlichen De- und Rekonstruktion. Nur ganz partiell hat Sprache privaten Charakter. Das ist der Fall, wenn Klienten ihre Erfahrungen mit eigenen und manchmal eigentümlichen Worten beschreiben. Das kann dazu verleiten, diese wiederum gesondert als Störung zu codieren (z. B. in der so genannten schizotypischen Störung).

Im Normalfall verwendet die Psyche diesbezüglich Kulturangebote. Teil dessen sind die Begriffe von ICD und DSM. Wer sich als Klient in seiner Selbstbeschreibung und als Therapeut in der Fremdbeschreibung von Klienten einmal in diesem Haus der Sprache eingerichtet hat, entkommt ihm nur schwer wieder. Reine Privatheit als Authentizität ist unmöglich: »Wäre Authentizität authentisch, wäre sie autistisch, d. h. unlesbar« (Hoegl, S. 398). Ohne Sprache wäre man dem eigenen Erleben zudem autistisch ausgeliefert, weil man es niemandem mitteilen könnte (außer vielleicht durch Gesten, die wiederum einer sozialen Grammatik bedürften, um verstanden zu werden). Zum Begriff der Störung gehört sozial-kulturell die Verständigung darüber, dass irgendjemand etwas tun soll, damit diese vorübergeht.

Wenn man systemisch-konstruktivistisch davon ausgeht, dass ein beobachtendes Subjekt und ein beobachtetes Objekt nicht unabhängig voneinander sind, ist klar, dass jede Form einer sprachlich verfassten »Störungsdiagnose« das beeinflusst und verändert, was damit bezeichnet wird. Im guten Falle trägt es dazu bei, in einen ungestörten Zustand zu kommen. Im ungünstigen Falle führt es durch Aufmerksamkeits- und Handlungssteuerung zur Konservierung. Insofern es für jede Unterscheidung I. Ordnung *(distinction)* und II. Ordnung *(indication)* ein Motiv gibt und dieses immer der Aufrechterhaltung der Autopoiese eines Systems gilt, würde die in der Charta störungsspezifischer Therapie »Position 2« genannte aktive Verneinung/Ablehnung der Verwendung des Störungsbegriffes Gefahr laufen, das Motiv derer zu verkennen, die mit dieser Unterscheidung sprachlich operieren.

7.1.6 Wen stört die Störung: die Rolle der sozialen Abweichung

Das mit dem Terminus Störung markierte Phänomen im Körper oder in der Psyche einer Person kann nur die Psyche selbst wahrnehmen. Für soziale Systeme wird das erst dann relevant, wenn es sich erstens auf das Handeln einer Person auswirkt, wenn dieses Handeln zweitens Relevanz in Beziehungen hat und wenn drittens das soziale System darauf reagiert. Psychiatrische Diagnosen sind ihrer Logik nach Versuche, das Leiden einzelner Personen mit sich oder anderen zu bezeichnen. Anlass zu solchen Bezeichnungen ist aber stets auch, dass die Verhaltensweisen einer Person den sozialen Ablauf stören. Es gibt zwei Arten solcher Störungen: Man tut etwas, was das Funktionieren eines

Systems (auf Dauer oder vorübergehend) verhindert: Leistungen werden nicht wie erwartet erbracht, jemand nimmt nicht wie erwartet an Kommunikation teil; Verhaltensweisen einzelner interferieren mit dem Funktionieren anderer (wenn die Sekretärin bei Arbeitsanweisungen durch den Chef weint, statt schreibt oder diese nach Kritik erblasst, statt weiterarbeitet).

Eine andere und für die Vergabe bestimmter psychiatrischer Diagnosen wie Schizophrenie relevantere Störung ist, dass das Sozialsystem Verhaltensweisen oder Äußerungen einzelner keinen Sinn zuschreiben kann – sie sind nicht verstehbar. Da Kommunikation und Psyche im Medium Sinn operieren, muss allen Wahrnehmungen irgendein Sinn zugeschrieben werden. Beide Systeme sind verstört, wenn das nicht möglich ist. Hier zeigt sich erneut der Unterschied zwischen den Begriffen Störung und Krankheit. Ein Phänomen als »Störung« zu bezeichnen, ist die Beschreibung einer Irritation, einer Übergangsphase, weil Störungen gewöhnlich aufhören. Wenn das nicht geschieht, kann die Person, die dieses Verhalten produziert, als krank bezeichnet werden. Dann liegt eine Erklärung vor. Beide Markierungen ergeben Sinn. Aus dem Krankheitskonzept leiten sich Handlungsweisen ab – z. B. die betroffene Person einem Krankheitsexperten zuzuführen.

Erklären versus Verstehen

Hier erweist sich für soziale Systeme die Unterscheidung zwischen Erklären und Verstehen als relevant (zu dieser Unterscheidung vgl. Hempel 1977; Simon 2012a, S. 28 f.). Sozialer Sinn entsteht u. a. dadurch, dass Dinge erklärbar sind – v. a. bedrohliche. Der scheinbar einfache Vorgang des Verstehens basiert auf einer komplexen Koppelung von psychischen Systemen miteinander durch Kommunikation. Verstehen heißt, dass der Verstehende sich ein Konzept vom Innenleben des Verstandenen macht. Da er in dieses keinen direkten Einblick hat, tut er das aufgrund der Auswertung eigener Erfahrungen und schließt daraus auf die des anderen. Der Austausch darüber zwischen zwei Personen findet in Sprache, also im Raum der Kommunikation statt. Ist aufgrund von Fremdheit oder Wechselhaftigkeit des Verhaltens diese

Art von Verstehen nicht möglich, sucht man nach anderen Formen des Verstehens. Hier hilft der Wechsel vom Verstehen zum Erklären:

> »Ein beobachtbares, nicht verstehbares Phänomen wird auf nicht beobachtbare, aber erklärbare Ereignisse oder Prozesse zurückgeführt. Über die so konstruierte Erklärung kann dann wieder kommuniziert werden. Die Frage, ob das zunächst nicht verstehbare Symptom eine kommunikative Bedeutung hat, wird verneint« (Simon 2012a, S. 31).

In der psychologischen Theorienbildung wird zwischen *Ereignis* (wozu auch »Verhalten« zu rechnen ist) und *Handlung* unterschieden. Handlungen sind verstehbare Produkte handelnder Subjekte. Ereignisse sind auftretende Phänomene, die nicht dem Einfluss oder der Kontrolle irgendeiner Person unterworfen sind. Symptome sind in diesem Sinne Ereignisse und nicht Handlungen. Aus verstehbaren Handlungen werden erklärbare Ereignisse. Das bizarre Verhalten eines Menschen wird zum Symptom (Ereignis), das auf andere, für Laien nicht beobachtbare Prozesse einer psychischen Krankheit hinweist. Man kann, wie der amerikanische Psychiatriekritiker Szasz (1972), bezweifeln, dass es solche psychischen Krankheiten wirklich »gibt«, und fragen, ob es sich um einen Mythos zum Zwecke der sozialen Organisation handelt. Die Bezeichnung eines sozial nicht verstehbaren Verhaltens als Krankheit hat die soziale Funktion, die Autopoiese der Kommunikation aufrechtzuerhalten und das soziale System wieder funktionsfähig zu machen. Goffmann (1967) hat beschrieben, wie das zulasten des Stigmatisierten vonstattengehen kann.

Plus-Symptomatik – Minus-Symptomatik

In psychiatrischen Beschreibungen von Krankheitsbildern ist diese Unterscheidung wichtig. Sie markiert die Art der Abweichung von sozialen Erwartungen. Im einen Fall ist etwas störend oder unverständlich, weil es getan wird; im andern, weil etwas, das getan werden sollte, nicht stattfindet oder unterlassen wird. Es geht also um ein Zuviel oder ein Zuwenig. Im Falle der Plus-Symptomatik »stört« jemand, indem er neue Verhaltenselemente in das soziale Spiel einbringt. Er hört Stimmen, die andere nicht hören; er spricht Worte, die andere nicht sprechen usw. Im Falle der Minus-Symptomatik wird die Person durch sich selbst oder das soziale System von dieser Person durch etwas gestört, das Simon »Losigkeiten« (2012a, S. 122) nennt: Antriebslosigkeit, Initiativlosigkeit, Mutlosigkeit, Libidolosigkeit und als logische Folge: Arbeitslosigkeit. Von erheblicher Relevanz ist, auf welches System dann der therapeutische Blick gerichtet wird – welches System als das »gestörte« und welches als das »störende« betrachtet wird. Werden bei Personen Störungen diagnostiziert, ist es immer ein Individuum, das »stört«, und das sozial-kommunikative System das, das gestört wird.

7.1.7 Störungsspezifische Veränderungen I. und II. Ordnung

Was Veränderungen von Symptomen oder Störungen betrifft, könnte man vereinfacht sagen: Veränderungen I. Ordnung sind solche, die sich innerhalb der durch den Störungsbegriff geschaffenen Weltkonstruktion im Sinne der »Behandlung der Diagnose XV (Störung oder Krankheit)« bewegen. Veränderungen II. Ordnung sind solche, die mit der Dekonstruktion von Diagnosen einhergehen und dabei die Prämissen von deren Weltkonstruktionen verstören. Die einen gehen vom »Unterschiedenen« aus (die Diagnose »existiert«), die anderen beleuchten die Unterscheidungsakte, die dieses Unterschiedene erst hervorbringen. Dazu gehört die Frage, wer durch welche Prämissen und mit welchen Konsequenzen zu welchen Konstruktionen im Phänomenbereich zu einer bestimmten Diagnose kommt (vgl. zu dieser Unterscheidung Lieb 2009b, S. 27 f.). Veränderungen I. Ordnung sind das Feld klassischer psychiatrischer Interventionen und traditioneller Psychotherapien. Das gilt v. a. für Therapien, die ihre Interventionen auf Diagnosen aufbauen oder aus diesen ableiten. Hier hat sich ein hohes Maß an störungsspezifischem Wissen und Interventionsmöglichkeiten angesammelt, das sich auch in eine störungsspezifische Systemtherapie integrieren lassen kann oder lassen muss.

Fraglos können therapeutische Prozesse zwischen beiden Positionen oszillieren, gleichzeitig (synchron) etwa in Form von paradoxen

Interventionen oder in Form des Splitting-Teams (eine Seite vertritt dies, die andere das), zeitlich nacheinander (diachron) in verschiedenen Phasen einer Therapiestunde bzw. des Behandlungsprozesses oder in Kliniken nacheinander in verschiedenen Abteilungen oder Therapiesettings. Hier soll die Logik der Dekonstruktion kurz näher beleuchtet werden. Die Operationen der Dekonstruktion haben nur selten etwas damit zu tun, dass der Patient oder dessen Zuweiser von Diagnosen oder vom Diagnostizieren Abstand nehmen. Viel bedeutsamer ist, ob und wie die Logiken einer Diagnose und ihrer Entscheidungsprämissen in Therapien verstört bzw. dekonstruiert werden. Zu Ersterem gehören sicher nicht erkenntnistheoretische oder gar missionarische Erklärungen von Therapeuten. Wichtiger sind dekonstruierende Fragen, Kommentare, Vorschläge, Verschreibungen. Der der Philosophie von Derrida (1972) entstammende Begriff der Dekonstruktion ist nach Wirth (2012, S. 64) eine Metamethode, die dazu dient, »als selbstverständlich hingenommene Wirklichkeiten, Gewohnheiten, Wahrheiten zu erschüttern bzw. aufzuweichen«. Sie »weiß« um die Rolle des Beobachters bei der Konstruktion von Wirklichkeiten und rekonstruiert z. B. die Geschichte einer Wirklichkeitskonstruktion im System.

Das »Objekt« von Dekonstruktionen sind nach Luhmann nicht Objekte, sondern beobachtende Systeme. Man beobachtet deren Beobachtungen, entdeckt deren blinde Flecken und zeigt alternative Perspektiven auf. Dekonstruktion heißt nicht, gegen bestehende Konstruktionen anzurennen oder neue anzubieten. Das wäre Lehren oder Predigen. Es bedeutet vielmehr, einen dekonstruierenden Dialog in Gang zu setzen. Das im Unterscheidungsakt I *(distinction)* und II *(indication)* Ausgeschlossene, von dem das Eingeschlossene unterschieden wird, wird z. B. in den Blick genommen bzw. die Prämissen dieser Unterscheidungen werden reflektiert. Das Ziel von Dekonstruktionen ist nicht a priori festlegbar – dann würde ihr Spektrum eingeengt. Dekonstruktionsprozesse sollten eigentlich kein Ziel haben, außer dem, die Dekonstruktion voranzubringen. Für eine störungsspezifische Systemtherapie könnte man sagen, das Ziel einer Dekonstruktion aus der Position der aktiven Verneinung von Diagnosen (Position 2) wäre die

Dekonstruktion der Diagnose, das Ziel von Dekonstruktionsprozessen aus der Sowohl-als-auch-Perspektive (Position 4) ist demgegenüber unbestimmt und könnte sogar die Rekonstruktion einer Diagnose nach ihrer Dekonstruktion beinhalten. Das Dekonstruieren als Metamethode ist mehr eine Kunst, denn eine Technik, weil sie jedes Mal neu an vorhandene Weltkonstruktionen (z. B. Diagnosen) ankoppeln muss. Entsprechende Interventionen müssen an die vorhandenen Konstruktionen und Sinnstrukturen eines Systems ankoppeln.

7.2 Symptom und Symptomerklärung aus systemtheoretischer Sicht

7.2.1 Symptom[12], Störung, Krankheit: latent – manifest

Es lohnt sich, begrifflich zwischen Störung und Symptom bzw. Störung und Krankheit zu unterscheiden. Begriffslogisch ist der Terminus Symptom mit Krankheit verbunden, insofern in der medizinischen Tradition ein Symptom Zeichen einer Krankheit ist. Störung hat eine passive und eine aktive Konnotation. Aus der Sicht von A: A stört B (stören: aktiv) oder A erlebt Aktionen von B als störend (gestört: passiv). In Kapitel 8 wird das Konzept der Krankheit aus systemischer Sicht beleuchtet. Hier soll es darum gehen, wie aus systemischer Sicht die störenden oder symptomatischen Phänomene beschrieben und v. a. erklärt werden können.

Vorab sei kurz wiederholt: *Störung* markiert einen als vorübergehend gedachten labilen Zustand eines Systems. *Symptom* markiert, dass der Zustand auf etwas anderes (Krankheit) verweist bzw. dort

12 An etlichen Stellen dieses Buches werden die eigentlich Unterschiedliches bezeichnenden Begriffe *Symptom* und *Störung* dann synonym verwendet, wenn es um Kontexte geht, in denen sie synonym gebraucht werden: wenn damit jeweils Phänomene markiert werden, unter denen Personen leiden, für die sie keine Lösung haben und für deren Lösung direkt oder indirekt Experten für zuständig erklärt werden mit dann explizitem oder implizitem Verständnis von Symptomen als Zeichen für eine Krankheit. An anderen Stellen wird klar zwischen beiden Begriffen unterschieden.

verursacht wird. Das so bezeichnete Phänomen selbst ist systemisch gesehen ein Produkt der Autopoiese eines Systems und damit Teil des Überlebens. Man kann im Symptom auch die Lösung für ein Problem sehen, das selbst in Therapien erst rekonstruiert werden kann. Im Kern ist jedes »Symptom« oder jede »Störung« Resultat einer Irritation des Systems infolge seiner Interaktionen mit der Umwelt – es wird von außen perturbiert und »weiß« noch nicht, ob oder wie es assimilieren (mit der Umwelt nach altem Muster umgehen) oder akkommodieren (sich selbst ändern, um sich der Umwelt anzupassen) soll. Das heißt nicht, es habe »noch keine Lösung«. Die Symptom-Störung *ist die Lösung für das Problem einer Übergangssituation.* Auf somatischer Ebene sind viele Symptome für die Psyche zwar unangenehm, hinsichtlich der Autopoiese des Körpers selbst aber bereits Lösungen. Fieber beispielsweise ist eine angeborene Immunreaktion und dient somatisch der Ausheilung von Infektionen – u. a. mithilfe einer Erhöhung der Körpertemperatur. Schmerz als Störung ist ein psychisches Phänomen und hat dort Überlebensfunktion – weil es z. B. Schonverhalten einleitet. Die Unterscheidung gesund – krank betrifft nicht das diese Störsymptome produzierende System, sondern wird im kommunikativ-sozialen System getroffen bzw. von der daran teilnehmenden Psyche.

Der Beobachter von Störungen und Symptomen

Der Begriff Symptom stammt vom Griechischen »sympíptein« und bedeutet dort »zusammentreffen«, »zusammenfallen«, »sich gleichzeitig ereignen« (näher bei Simon 2012a, S. 22 f.). Die Verwendung dieses Begriffes verweist darauf, dass ein Beobachter eines Phänomens, das jemanden belastet, die von ihm beobachteten Ereignisse mit etwas anderem (Latentem) in Zusammenhang bringt. Er schließt von einem beobachtbaren Ereignis auf ein nicht beobachtbares Ereignis. Dieser Schluss von »Manifestem« auf »Latentes« erfolgt, weil das beobachtete Phänomen nicht mit manifest-offenem, vorgegebenen Sinn belegt, nicht »verstanden« werden kann. Dieses Problem wird dadurch gelöst, dass es als Zeichen für etwas anderes gedeutet wird. In Therapie und Medizin kann das zwischen Körper/Soma und Psyche hin- und hergehen: Wenn Ärzte ein körperliches Phänomen nicht mit bekannten somatischen Konzepten und Krankheitsfiguren erklären können, wird auf etwas Latentes in der Psyche (»psychische Krankheit«) geschlossen.

Bei der Erklärung interaktioneller Probleme (manifest) durch etwas Latentes in einer der teilnehmenden Personen vermittels des Konstruktes einer »Persönlichkeitsstörung« stellt dieser Vorgang einerseits eine Lösung für das konfliktbeladene System dar, andererseits entstehen dadurch erhebliche Folgeprobleme (vgl. dazu Fiedler 1994; Lieb 1998). Nach Fiedler besteht hier für den Beobachter die Wahl, die Störung (eigentlich ist eine Krankheit gemeint) in einer Person oder im Sozialsystem zu verorten: Es gibt im sozialen System Irritationen, für die die gewöhnlichen Operationen dort keine zufriedenstellende Lösung mehr bieten. Im einen Fall ist der psychotherapeutische Interventionsbereich die Person, im anderen Fall das Kommunikationssystem.

Wenn psychische Phänomene nicht durch Gesetzmäßigkeiten dieser selbst erklärt werden können oder es dafür andere Gründe gibt – z. B. pharmakologisch-ökonomische –, können manifeste psychische Phänomene (wie Müdigkeit, Depression, Zwangsgedanken ...) auch auf latente körperliche Vorgänge zurückgeführt werden. Je mehr Ideenreichtum und v. a. je mehr Macht ein Beobachter hat, um so eher kann er seine Theorieversion darüber, welche latenten Instanzen und Prozesse er hinter manifesten Ereignissen vermutet, kommunikativ durchsetzen.

Abbildung 3 stellt diese Konstruktion einer Wirklichkeit hinter der Wirklichkeit dar.

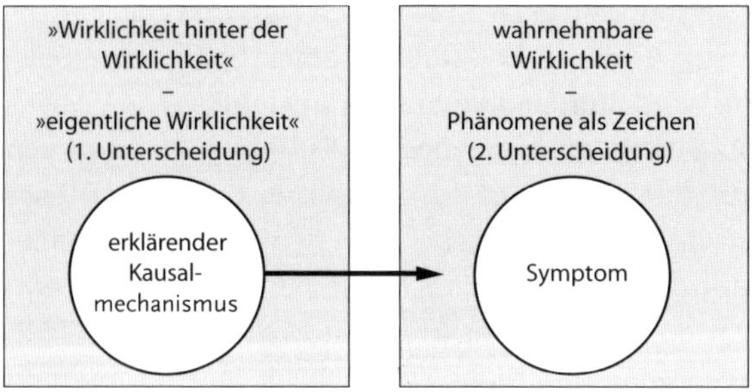

Abb. 3: Wirklichkeit hinter der Wirklichkeit (aus Simon 2012a, S. 24)

Von besonderer Brisanz ist es, wenn Phänomene aus dem Bereich der Kommunikation im Sinne manifester Symptome als verursachende Instanzen (Krankheiten) im Körper oder in der Psyche eines an Kommunikation Teilnehmenden gedeutet werden. Hier gibt es zwei Möglichkeiten: Ein privates System (Paar, Familie) oder ein öffentliches System (Team, Organisation) erklärt eines ihrer Mitglieder für krank oder ein Außenstehender (Arzt, Therapeut, Supervisor) tut das. Der Sinn solcher Erklärungen ist, nicht Verstehbares verstehbar und nach Möglichkeit kontrollierbar zu machen. Die Unterlegung des Krankheitskonzeptes ist dann Sinnstiftung und ermöglicht die Fortsetzung der Autopoiese: Jetzt weiß man, warum etwas in Unordnung geraten ist. An dieser Stelle wird Therapeuten soziale Macht zugeschrieben. Das Heilkundegesetz verbietet es Laien, solche Diagnosen zu vergeben und das Diagnostizierte zu heilen. Das dürfen nur dazu autorisierte Heilberufe. Mit dieser ihnen zugesprochenen Macht können sie dann nicht *nicht* umgehen. Es bleibt nur die Frage, *wie* sie mit dieser Macht umgehen.

Psychische Krankheit: ein Feld der Paradoxien

Kritiken am Konzept der psychischen Krankheit wurden in Abschnitt 6.1 dargestellt. Hier sei ergänzend auf sprachliche und logische Verwirrungen, Erklärungsnotstände und Paradoxien verwiesen, die immer dann entstehen, wenn von irgendwelchen manifesten Phänomen im kommunikativen, somatischen oder psychischen Bereich auf eine latent dahinterliegende »psychische Krankheit« geschlossen wird. Diese kann die betroffene Person per definitionem ja nicht selbst sehen – zumindest nicht den latenten, krankhaften Teil. Und sie kann diese auch per definitionem nicht selbst vermittels ihrer normalen Operationen verändern – dann wäre es ja keine Krankheit. Es gehört zu einer Grundparadoxie aller mit diesem Begriff operierenden Psychotherapien, ihren Patienten gleichzeitig zu vermitteln, sie seien für ihre Produkte (Denken, Fühlen, Verhalten) selbst verantwortlich (Handlungen), Teile ihrer Produkte seien aber Resultat einer Krankheit in ihnen (Ereignisse). Das bringt viele Vorteile (z. B. die Exkulpation des

»Kranken«) und erzeugt neue Probleme – z. B. für Therapeuten, die ja nun als Heiler eigentlich dafür verantwortlich sind, die Krankheit zu beseitigen.[13]

7.2.2 Erklärung von Symptomen in der Systemtheorie

Beschreiben, Erklären und die Selektion der Beobachterperspektive

Auf grundsätzlicherer Ebene bedeutet Erklären nach Maturana und Varela (1985, S. 34 f.), die Operationen zu beschreiben, die das hervorbringen, was erklärt werden soll. Sie nennen das die *Beschreibung der generierenden Mechanismen*. Demnach müssen wissenschaftliche Erklärungen vier Bedingungen erfüllen:

a) eine exakte Beschreibung des zu erklärenden Phänomens (z. B. des Verhaltens eines Patienten);
b) die Aufstellung eines theoretischen Konzeptes, das erklärt, welche Faktoren in welchem Zusammenwirken das zu erklärende Phänomen hervorbringen;
c) ausgehend von b) die Ableitung von weiteren aus b) vorhersagbaren Phänomenen, die in a) noch nicht enthalten sind, mit Beschreibung von deren Beobachtungsbedingungen;
d) die Beobachtung dieser abgeleiteten Phänomene.

Erst alle vier zusammen ergeben die wissenschaftliche Erklärung. Die Bestandteile a) bis d) sind nicht unabhängig voneinander. Diese Kriterien könnten ansatzweise und hypothetisch auch für die Phänomene gelten, die bei störungsbezogenen Therapien zumindest am Anfang im Vordergrund stehen. In Kapitel 9 werden einige Angaben dazu bezogen auf einzelne Störungsbilder gemacht. Man kann diese Kriterien aber auch »ideografisch«, d. h. auf einen Einzelfall bezogen anwenden bei der Betrachtung eines einmaligen Systems und seiner Umwelten.

Operationen, die Symptome hervorbringen, sind von gleicher Art wie solche, die »Gesundheit« hervorbringen. Im System selbst »gibt«

13 Auf weitere Ausformungen dieser Grundparadoxien und ihrer Bewältigungen auf dem Gebiet der Psychotherapie wird im Absatz »Noch mal: die Paradoxie der ›kranken Psyche‹« in Abschnitt 8.3 näher eingegangen.

es auch keine Symptome. Das ist eine von einem Außenbeobachter zugeschriebene Figur. Der Begriff Symptom ist nach Simon »ein Musterbeispiel für die Vermischung von Beschreibung, Erklärung und Bewertung« (2012a, S. 70). Es wird immer negativ bewertet. Die traditionelle medizinische Denkfigur, dass Symptome Zeichen für eine latente Krankheit sind, wird von der Systemtheorie nicht übernommen. Letztere hat nach Maturana vielmehr die Aufgabe, die Prozesse und Operationen zu beschreiben, die das Phänomen hervorbringen, das dann von einem Beobachter bewertet und ggf. als Zeichen einer Krankheit gedeutet wird.

Im Mittelpunkt systemischer Erklärungen können zwei Fragen stehen: (1) Wie kommt es in einem System zu dem Phänomen, das erst im Nachgang von irgendjemandem als Symptom bezeichnet wird? (2) Wie kommt es in sozialen Systemen dazu, dass diese Phänomene auf bestimmte Weise markiert werden, z. B. als Symptome einer Krankheit? Im zweiten Fall wird erklärt, wie Landkarten entstehen – und nicht das von ihnen beschriebene Land. Hier geht es um das System Kommunikation mit seinen Regeln. Damit darf sich eine störungsspezifische Systemtherapie nicht begnügen. Sie muss auch die mit den Landkarten (»Diagnose; Symptomatik«) bezeichneten Phänomene in Körper oder Psyche systemisch beschreiben und erklären und kann sich davor nicht mit dem Hinweis drücken: Da es keine objektiven Landkarten gebe, habe man dazu nichts zu sagen. Sie beschreibt dann aber nicht Symptome, sondern Varianten des Überlebens von Systemen.

Um die generierenden Mechanismen von als »Symptom« bezeichenbaren Phänomenen zu *beschreiben*, bieten sich zwei Möglichkeiten an (vgl. Simon 2012a):

1. Die Phänomene zu beschreiben als

> »Reaktionen auf Störungen der systeminternen Abläufe durch Ereignisse *außerhalb* der Grenzen der jeweiligen zusammengesetzten Einheit [damit ist der ›ganze Mensch‹ mit Psyche und Soma gemeint – H. L.]. Bezogen auf den menschlichen Körper könnten psychische Prozesse eine solche Wirkung haben (z. B. chronische Angstzustände) oder soziale Ereignisse

> (z. B. die Kommunikation mit einem ungerechten Vorgesetzten), aber auch die Interaktion mit anderen Lebewesen (z. B. der Biss eines Hundes, die Interaktion mit Viren). Körperliche Krankheit [...] ist dann die ganzheitliche, innengesteuerte Reaktion eines strukturell plastischen Systems auf äußere Störungen [...]« (S. 75).

2. Die Phänomene zu beschreiben als

> »Reaktionen auf Störungen der systeminternen Abläufe durch Ereignisse *innerhalb* der Grenzen der als nicht zusammengesetzt *betrachteten* Einheiten, d. h. innerhalb der Komponenten, deren Netzwerk an Interaktionen das System in seiner Struktur erschafft und erhält. Bezogen auf den Körper [...] wären dies z. B. intrazelluläre Veränderungen« (ebd.).

Letzteres kann auch auf die Psyche als nicht zusammengesetzte Einheit übertragen werden: Die sich selbst beobachtende Psyche kann auf Störungen in sich selbst reagieren, z. B. auf das Auftauchen aversiver Gefühle oder ungewöhnlicher Gedanken wie schmutziger Fantasien. An der jeweiligen Störung *in* einem System kann man nicht ablesen, ob das eine Reaktion auf Störungen ist, die Ereignissen in der Umwelt des Systems folgen, oder auf Störungen, die Ereignissen innerhalb des Systems folgen. Es verbietet sich aus systemischer Sicht daher auf dem Gebiet der Psychosomatik, von körperlichen Störungen auf eine psychische Verursachung zu schließen. Ebenso wenig lässt sich aus der Systemtheorie der Ausschluss solcher Kausalitätshypothesen ableiten. Solche Kausalitätsfragen sind aus dieser Sicht unentscheidbar. Das psychische Phänomen einer »Depression« kann sehr wohl auf Prozesse in der Leber zurückgeführt werden und manche psychischen Phänomene können als strukturelle Folge genetischer Faktoren (»genetisch bedingte Verhaltensdispositionen«) betrachtet werden.

Die Unentscheidbarkeit von Kausalitätsfragen gilt auch dann, wenn das korrelative Auftreten von Ereignissen in einem System und im anderen in Verbindung mit regelmäßiger zeitlicher Abfolge (zuerst im einen, dann im anderen) solche Monokausalitäten nahelegt. Die wohl bekanntesten empirischen Befunde, die solche Kausalhypothesen für »wahr« erscheinen lassen, sind die Experimente von Benjamin Libet (1985), der zeigte, dass bestimmte psychologische/somatische Prozesse den in der Psyche beobachtbaren Prozessen (»Wille«) zeitlich vorausgehen. Die Interpretation liegt dann nahe: »Der Körper hat definiert, was die Psyche will.« Auch bei solcher Datenlage gilt, dass man Kausalitäten nicht »sehen«, sondern nur hineininterpretieren kann.

Noch mal: Erklären versus Verstehen

Zwischen Verstehen und Erklären wurde bereits oben unterschieden. Nun gibt es in der Wissenschaftstheorie auch Ansätze, die bestimmte Varianten von Verstehen der wissenschaftlichen Erklärung zuordnen. Das gilt vor allem für den Bereich des Verhaltens, vorausgesetzt man sieht darin sinnvolle oder zweckorientierte Aktivitäten und nicht Ereignisse. Es gilt nicht für Naturereignisse aus dem Bereich der klassischen Naturwissenschaften, sondern für den der Sozial- und Geisteswissenschaften sowie für Teilbereiche der Biologie. Der Streit darüber, welchem Bereich die Psychologie zuzuordnen ist, gehört zu ihrer Geschichte. Verstehen heißt in üblicher und bisher auch in diesem Buch verwendeter Weise, beobachteten Phänomenen Sinn zuzuschreiben. Für den Bereich des Verhaltens bzw. der Handlungen wird in der Wissenschaftstheorie neuerdings auch die »Wozu-etwas-da-ist-Erklärung« akzeptiert. Das wiederum ist eine traditionelle Verstehensfigur: Wenn man eine Idee hat, wozu etwas gut ist, kann man es verstehen. Wenn einem erklärt wird, warum es für jemand gut ist, dass er fast nichts isst oder Kaufhäuser vermeidet, kann man es verstehen. Verstehen heißt dann: Gründe kennen oder ein Verhalten nachvollziehen.

Wir haben es wissenschaftstheoretisch mit zwei Arten wissenschaftlichen Erklärens zu tun: mit Kausalerklärungen und mit teleologisch-funktionalen Erklärungen. Letztere können dem Verstehen zugerechnet werden. Man spricht auch von *»Warum- versus Wozu-Erklärungen«* oder von *»deduktiv-nomologischen versus teleologisch-funktionalen Erklärungen«*. Die deduktiv-nomologischen sind in naturwissenschaftlicher Tradition die kausalen Erklärungen. (Zu diesen unterschiedlichen Erklärungsfiguren vergleiche näher Georg Henrik von Wright 1978, 1991; Beckermann 1978.) Die vor allem von Hempel

(1977) ausgearbeiteten kausalen Formen erklären, *warum* es zu etwas kommt, und werden auch »Covering-Law«-Erklärungen genannt: Ein störungsspezifisches Einzelphänomen (z. B. Angst oder Depression) wird dabei mit Bezug auf allgemeingültige Gesetze kausal erklärt – wie das Platzen einer einzelnen Seifenblase durch die dafür gültigen thermodynamischen Gesetze. Diese daher auch »subsumptionstheoretisch« genannten Erklärungen »subsumieren« Einzelfälle wie den einer bestimmten Blase unter Gesetzmäßigkeiten, die für alle gleichen Fälle, hier alle Seifenblasen, gelten.

Bei der teleologischen oder Wozu-Erklärung wird Verhalten nicht rückwärtsblickend durch vorausgehende Ursachen, sondern vorwärtsblickend mit dessen Zweck oder Ziel (griech. télos = Ziel) erklärt: »Er lief, weil er den Zug erreichen wollte.« Die zweckrationale Verbindung von Laufen und Zug-Erreichen gilt hier einem Beobachter als Erklärung, warum gelaufen wird. Auf biologischer Ebene wird z. B. der Vorgang des Atmens mit dessen Zweck erklärt, dem Körper Sauerstoff zuzufügen. Der selten verwendete Terminus der Teleologie lässt sich auch durch den in Systemtheorie und Systemtherapie häufig verwendeten gleichsinnigen Begriff der *Funktion* ersetzen. *Teleologische* oder *funktionale Erklärungen* gibt es in zwei Varianten: in der *individual-intentionalen bzw. intrapsychischen* und in der *interaktionellen oder systembezogenen*. In Ersterer geht es z. B. um die Funktion, die eine Symptomatik für die Person selbst hat, in Zweiterer um die, die ihr für ein soziales System zugesprochen wird. Systemtheoretisch ist hier wichtig: Verhaltensweisen und andere Phänomene »haben« keine Funktion an sich. Sie werden ihnen von Beobachtern zugesprochen – wie im Übrigen alle Kausalitäten in allen, auch naturwissenschaftlichen Erklärungen. Die grundlegende Funktion jedes Vorgangs in einem System ist aus systemtheoretischer Sicht immer die, zum Fortgang der Autopoiese des Systems beizutragen.

Funktionale Erklärungsfiguren in der Systemtherapie

Ob ihrer großen Bedeutung im systemischen Ansatz soll hier noch einmal auf diese Form der Erklärung eingegangen werden. Sie wird in der

Systemtherapie aus theoretischen ebenso wie aus pragmatisch-nützlichen Gründen besonders häufig verwendet. Wie angemerkt, kann man diese Erklärung auch als Überführung von Nichtverstehbarem in (wieder) Verstehbares ansehen, unabhängig davon, ob es sich als sinnvoll erweist, das auch einem Klienten als Sinnfigur anzubieten. Wenn man eine Idee darüber bekommt, wozu etwas bislang Unverständliches da ist, kann man es verstehen. Insofern diese Erklärungen als Interventionen in Therapien eingebracht werden, operieren sie in einem Bereich des Mediums Sinn, den auch Klienten für ihre Sinnkonstruktionen verwenden können. Daher wird Erklären hier – anders als in der Medizin – auch zur Therapie. Ein Symptom wird dann damit erklärt, dass es eine Funktion für eine Person (sog. sekundärer Krankheitsgewinn für die Person selbst) oder, was im Systemischen öfter verwandt wird, für ein Mehrpersonensystem (z. B. eine Familie) hat. Im Folgenden einige Varianten funktionaler Sinn-Figuren.

Symptome als Selbstreparatur

Morin (1977) hat in seinem Konzept des »systemischen Antagonismus« eine ebenfalls funktionale Variante von Erklärungen dargestellt. Mit diesem verfügen autopoietische Systeme zur Wahrung ihrer Identität und ihrer Stabilität über systeminterne Möglichkeiten, *quantitative* Abweichungen ihrer eigenen Operationen nach oben oder nach unten (unabhängig davon, worauf diese eine Reaktion darstellen) auszugleichen. Das ist ein alle autopoietischen Systeme kennzeichnender Prozess, den man Erhalt eines »Eigenwertes«, einer »Eigenstruktur« oder – auf psychischem Gebiet – eines »Selbstkonzeptes« nennen könnte. Im System werden dann gegensteuernde Regulationen initiiert. Zum Beispiel wird bei Müdigkeit oder anderen Formen des Absinkens »nach unten« (»Losigkeiten«) durch Aktivität gegengesteuert oder die Aktivität senkende Operationen werden durch Hemmungsprozesse reduziert. Bei Abweichungen nach oben, wie z. B. nervöser Aufgeregtheit, werden reduzierende Prozesse induziert, z. B. Entspannung.

Auf neurologischer Ebene stehen jeweils vier Möglichkeiten zur Verfügung: erregende Aktivität, hemmende Aktivität, Hemmung von

Erregung und Erregung von Hemmung. Das lässt sich auch auf die Psyche übertragen: Wer ein negatives Konzept von sich selbst hat (Schema), kann Verstörungen (Gefahr einer positiven Sicht auf sich selbst) z. B. durch eine Hemmung positiver Sichtweisen oder durch Förderung negativer Sichtweisen ausgleichen. Solche Selbsterhaltungsprozesse (»Reparaturprozesse«) können von einem Beobachter als Störung/Symptom/Krankheit eingeschätzt werden. Ein Beispiel ist selbstverletzendes Verhalten (sich selbst Schmerz zufügen). Das kann systemintern eine Regulation von aversiven Zuständen sein, weil die Zufügung von Schmerz andere Systemparameter reduziert. Diese Selbstheilung kann von einem Beobachter als Symptom oder Krankheit angesehen werden. In der Psychologie werden verschiedene Stress-Reaktionstypen unterschieden, z. B. katatoxische Reaktionen mit Kampf oder Flucht und syntoxische mit Passivität und Hemmung. Dissoziationen (von außen: Reduzierung der Interaktion mit der Umwelt) können als syntoxische Reaktion auf belastende Erfahrungen angesehen werden, was seinerseits als »Krankheit« (dissoziative Störung) markiert werden kann.

Symptomfunktionen in der Mehrgenerationenperspektive

Es gibt einen wichtigen und erfolgreichen systemischen Beschreibungs- und Erklärungsansatz, der in diesem Buch leider nur gestreift werden kann und eigentlich mehr Aufmerksamkeit verdient hätte. Gemeint ist die Mehrgenerationenperspektive und hinsichtlich des Settings von Interventionen das Gebiet der Systemaufstellungen bzw. der Systemkonstellationen. Diese Perspektive muss in einer störungsspezifischen Systemtherapie ihren angemessenen Platz haben und hat ihn realiter längst erlangt (vgl. Weber 1993; Weber et al. 2005; Sparrer 2006; Beiträge in der Zeitschrift »Praxis der Systemaufstellung« der Deutschen Gesellschaft für Systemaufstellung (DGfS)). Auf pragmatischer Ebene werden in therapeutischen Prozessen aktuelle und sich meistens über mehrere Generationen erstreckende Systemdynamiken erforscht und hinsichtlich therapeutischen Settings oft in Form von Aufstellungen im Raum sichtbar und nachfühlbar dargestellt.

Das beobachtete System ist in der Regel ein mehrgenerational-genealogisches (private Systeme) oder eine Organisation mit ihren Instanzen. Für genealogisch-familiäre Systeme wird von einigen Grundannahmen über die Verknüpfung der Elemente miteinander ausgegangen. Dazu gehören z. B. Konzepte der Delegation (eine Generation delegiert etwas an eine andere), der Loyalität (eine Form generationsübergreifender Treue) und der Identifikation eines späteren Systemmitgliedes mit einem früheren zum Zwecke einer mehrgenerationalen System-Homöostase – erlebt z. B. als Systemgerechtigkeit. Manche dieser Prinzipien lassen sich auf Organisationen übertragen. Diese haben aber auch ihre eigenen Operationslogiken und Verbindungen, z. B. was die Bewältigung von organisationstypischen Widersprüchen und Paradoxien betrifft (Abteilung X vertritt moralisch etwas ganz anderes als Abteilung Y, beide sind für die Gesamtorganisation wichtig). »Symptome/Krankheiten« können hier als »Zeichen« verstanden werden, die auf die Verletzung einer mehrgenerationalen oder organisationstypischen Regel verweisen oder in denen selbst sich eine besondere Verbindung zwischen Personen oder Instanzen ausdrückt. Diese Zeichen-Zuschreibung ist aber noch keine Erklärung. Diese erfolgt in diesem Bereich dann und nur dann, wenn im Sinne eines funktionalen Ansatzes dem Symptom eines Systemmitgliedes eine Funktion zugeschrieben wird, nämlich die, dadurch zur »Autopoiese des Gesamtsystems« beizutragen. Insofern wird mit Sinn operiert bzw. Sinn unterstellt, hier aus dem Sinn-Medium der von diesen Ansätzen zur Verfügung gestellten mehrgenerationalen oder systemübergreifenden Theorien.

Ein bestimmtes Symptom (z. B. Selbstschädigung durch exzessiven Alkoholkonsum) kann z. B. als Verbindung mit Mitgliedern einer früheren Generation gedeutet werden, die ihrerseits traumatische Ereignisse mit Alkohol bewältigt haben (vgl. Stachowske 2002). Diese sehr vereinfachenden und verkürzten Verweise auf diese Ansätze können und sollen hier nicht weiter ausgearbeitet werden. Es sei aber auf ihre Erklärungslogik aus systemtheoretischer Sicht verwiesen. Es wird hier mit der Unterscheidung latent/manifest gearbeitet (vgl. Abschnitte 7.2.1 und 7.3.2): Das Symptom gilt als Zeichen für einen verdeckten, zugrunde liegenden systemrelevanten Prozess. Bezug genommen wird dabei auf ein Gesamtsystem, dem sich die einzelnen Systemmitglieder nicht entziehen können. Diesem Gesamtsystem werden latent wirkende Strukturen und Bindungen zugesprochen mit einer eigenen gesamtsystemischen Homöostase. Dazu gehören z. B. die Konzepte von Systemgerechtigkeit, Systemordnungen (z. B. »Früheres hat Vorrang vor Späterem«) und einer Art Selbstreparatur im Gesamtsystem, das Verletzungen solcher Parameter z. B. durch Symptombildungen bei manchen Mitgliedern ausgleicht.

Wie immer, wenn mit der Unterscheidung latent - manifest operiert wird, besteht die Möglichkeit und die Gefahr, dass Experten die Deutungshoheit über latente Operationen beanspruchen. Ihre machtvollen Deutungen können hilfreich, irrelevant oder schädlich sein. Letzteres dürfte z. B. der Fall sein, wenn somatische Phänomene (Krebs) durch solche latenten Systemoperationen »erklärt« werden und dabei auch noch implizit Schuldzuweisungen stattfinden. Denn auch in diesen Ansätzen gilt, was in allen systemtherapeutischen wesentlich ist: Die Möglichkeit und die Verantwortung einzelner Personen, sich an Systemregeln zu halten oder davon abzuweichen, ist Bestandteil der Systemlogik (Kontingenzprinzip). Empirische Nachweise über die Wirksamkeit und die Reliabilität darauf gründender Aufstellungsarbeiten liegen vor (Weinhold et al. 2013; Reinhard 2012; Laireiter u. Mittelhuemer 2011; Mraz 2006; Schlötter 2005; Höppner 2001). Viele der Aufstellungsarbeit zugrunde liegenden Konzeptionen (z. B. Aspekte des Vermächtnisses, der Loyalität, der Identifikation) werden auch in »sprechenden Therapien« ohne Aufstellungen erfolgreich verwendet.

Symptom und Ambivalenz: Krankenrollen

Der sozial-kommunikative Vorgang, bestimmte Phänomene als Symptom einer Krankheit anzusehen, definiert den Möglichkeitsraum, damit umzugehen. Heilberufen bietet es die Möglichkeit, angerufen zu werden und auf den Plan zu treten. Sie brauchen Krankheiten und Symptome zur Legitimation ihres Berufes. Patienten wird geholfen, wenn Heiler vermittels ihrer Methode Symptome effektiv lindern. Diese Denkfigur kann aber auch helfen, im System Psyche oder in privaten Systemen (Paar, Familie) Ambivalenzen zu bewältigen. Ambivalenzen treten vor allem in Schwellenphasen des sozialen Lebens auf – in Übergangszeiten von einer Phase in eine andere. Das sind Zeiten der Ambivalenz: zu Hause bleiben oder ausziehen; zusammenbleiben oder trennen; den Job behalten oder kündigen. Diese Phasen sind mit Angst besetzt und anstehende Entscheidungen risikoträchtig. In der Ambivalenz-Organisation eines »Entweder-oder« muss man sich dann für eine Seite entscheiden. Daneben gibt es andere Möglichkeiten wie die, beide Seiten zu vertreten – ein Sowohl-als-auch.

Und hier können Symptome die Funktion haben, dieses Sowohl-als-auch zu ermöglichen. Die eine Seite wird explizit und bewusst, die andere Seite im Symptom vertreten. Man spricht dann von Trennung, aber das Symptom »Angst« macht das unmöglich. Man würde eigentlich arbeiten gehen (Pflichterfüllung), aber wegen des Symptoms muss man zu Hause bleiben (Wunscherfüllung). Man ist dafür, dass das mittlerweile 28-jährige Kind das Haus verlässt (Ablösung), aber angesichts seiner psychiatrischen Erkrankung ist das viel zu früh (Bindung). Eine störungsspezifische Systemtherapie, die diese Symptomfunktion in Betracht zieht, »erklärt« das Symptom als kluge Lösung solcher Ambivalenzen – nicht für Personen, sondern für das ganze soziale System. Ergebnis kann sein, dass empfohlen wird, das Symptom beizubehalten (Symptomverschreibung). Zeitlich kann ein Leben »nach dem Symptom« durchgespielt werden – »damit das Symptom in den Ruhestand gehen kann«. Solche von traditionellen Ansätzen oft befremdlich erlebte »Erklärungen« sind aus systemischer Sicht keine »Wahrheiten«, sondern vom Beobachter erzeugte, verstörende Beschreibungsformen. Wichtig ist nicht, ob sie stimmen, sondern ob sie nützlich sind zur Generation von Veränderungsoptionen.

Symptom und Kontext

Ob man den Blick auf das System richtet, in dem das als Symptom bezeichnete Phänomen verortet wird (in der Regel die Psyche oder

der Körper), oder auf das System, das sich das Phänomen dadurch erklärt, dass es Zeichen einer Krankheit sei: Aus systemischer Sicht ist immer der Kontext des jeweiligen Systems von Bedeutung. Schwellensituationen, Veränderungsphasen in der Entwicklung eines Systems sind solche Kontexte. Andere Kontexte sind besondere Belastungsfaktoren, denen eine Person, ein Paar, eine Familie oder ein Team ausgesetzt sind, – z. B. finanzielle Not, Arbeitslosigkeit, die körperliche Erkrankung einer Person als Herausforderung für deren Psyche oder die der Familie. Solche Kontextualisierungen sind Möglichkeiten für Therapeuten, sich selbst zu erklären, warum es in einem System zu einer bestimmten Zeit zur Symptomentwicklung kam. Sie können daraus Interventionen ableiten und einem System derartige Erklärungen anbieten, um Unverstandenes verständlich zu machen.

Monokultur oder Vielfalt: zur Rolle von Erklärungen in der Systemtherapie
Wissenschaftliche Erklärungen – naturwissenschaftliche, lerntheoretische, psychoanalytische, systemtheoretische – sind nur eine Form von Erklärung. Daneben gibt es andere: alltagspsychologische, religiöse, magische, esoterische. Aus systemisch-konstruktivistischer Sicht kann keine dieser Erklärungsformen beanspruchen, wahrer oder besser als andere zu sein. Das heißt im Umkehrschluss, dass keine als »falsch« bezeichnet werden kann. Man kann sie nur auf ihre Folgen und Nützlichkeit hin untersuchen. Diese multiperspektivische Sicht machen sich manche Therapieschulen explizit zunutze. Sie untersuchen die »Erklärungsmodelle« ihrer Klientel hinsichtlich ihrer Symptomatiken. In der Verhaltenstherapie gehört es zum Standard, das Erklärungsmodell von Patienten (»Krankheitskonzept«) zu erheben. In der Regel wird es dann allerdings abgeglichen mit dem für »wahrer« gehaltenen Konzept der Therapeuten. Dieses wird Patienten gelegentlich in Form einer »Psychoedukation« beigebracht.

Die Systemtherapie geht hier explizit einen anderen Weg: Die Erfassung der Erklärungskonzepte von Patienten dient nicht dazu, sie auf den Prüfstand zu stellen und sie durch eigene, bessere Theorien zu ersetzen. Vielmehr geht es im systemischen Ansatz um zwei andere Aspekte: 1. Um eine wertschätzende Kontextualisierung der klientenseitig vorhandenen Erklärungsansätze: Wann haben sie sich wie entwickelt, welcher Art von Überleben haben sie gedient, welche Auswirkungen hatten sie, welche unterschiedlichen Erklärungsansätze ringen innerhalb des Klientensystems miteinander (Omas Konzept, Vaters Konzept, Mutters Konzept, das Konzept der Kinder …). 2. Um die verstörende Dekonstruktion dieser Konzepte: Insofern diese ungünstige Auswirkungen auf einige oder alle im System haben (indem sie z. B. dazu beitragen, dass manche Systemmitglieder in ihrer Krankenrolle »feststecken«), werden diese Erklärungskonzepte bewusst »verstört« (zu diesem Vorgang der Dekonstruktion vgl. Abschnitt 7.1.7).

Erklärungskontexte

Es ist verführerisch anzunehmen, Erklärungskonzepte entstünden und lebten isoliert in den Köpfen von Klienten, Angehörigen und Therapeuten. Das widerspricht dem systemischen Grundgesetz, demzufolge zum Überleben jedes Systems dessen Koppelung an seine Umwelten bzw. an andere Systeme gehört. Überträgt man das auf den Vorgang »Erklärung von Symptomen«, muss der soziale Kontext berücksichtigt werden, der bestimmte Formen von Erklärung nahelegt oder vorschreibt und andere zurückweist oder verbietet. Ruf (2012, S. 60 f.) unterscheidet zur Markierung von und zum Umgang mit abweichendem Verhalten (Symptomatiken) auf dem Gebiet der Psychiatrie drei Kontexte: normativer Kontext – Krankheitskontext – Problemlösekontext. Im ersten geht es um die soziale Kontrolle abweichenden Verhaltens – z. B. bei so genannter »Selbst- oder Fremdgefährdung«. Im Krankheitskontext geht es um eine organmedizinisch-krankheitsorientierte psychiatrische Betrachtung. Im Problemlösekontext, dem klassischen Feld der Psychotherapie, geht es um Sinnfindung, Sinnzuschreibung und um die Veränderung psychischer oder sozialer Operationen durch Kommunikation.

Je nachdem, in welchem dieser Felder ein Arzt oder Therapeut primär tätig ist, wird er von diesen Kontexten zur Verfügung gestellte Erklärungsweisen verwenden und sein Handeln danach ausrichten.

Das betrifft sowohl Settings (Begutachtung – Diagnose – Pharmakotherapie – Psychotherapie), darin verwendete primäre Leitunterscheidungen (Recht – Unrecht oder gesund – krank oder nützlich – nicht nützlich) sowie die Vorselektion von Verhaltensweisen der Experten (begutachtend – kurativ unterstützend – fragend verstörend). Je nach Kontext, in dem ein Therapeut arbeitet, wird er den Erklärungs- und Handlungsansätzen folgen, die ihm dieses System zur Verfügung stellt. Tut er das nicht, läuft er Gefahr, aus dem System ausgesondert oder von diesem ignoriert zu werden. Manchmal wechseln Therapeuten in einer einzigen Sitzung von einem Kontext zum anderen. Dies ist z. B. der Fall, wenn ein Patient von Suizidgedanken berichtet, der Therapeut deshalb vom Problemlösekontext in den Kontrollkontext wechselt und sich zur »Einweisung eines Suizidgefährdeten« veranlasst sieht. Die Gleichzeitigkeit eines medizinisch-pharmakologischen Erklärungsansatzes mit einem Problemlöseansatz birgt Chancen und zahlreiche Paradoxie-Fallen. Wenn in einer psychosomatischen Klinik gleichzeitig (1) am Verstehen eines Symptoms im Bemühen darum gearbeitet wird, dass Patienten sich selbst neu verstehen und verhalten lernen können, und (2) vom Teamarzt Medikamente verschrieben werden, öffnet das Tür und Tor für potenzielle diesbezügliche intrapsychische oder interpersonale Konkurrenzen im Handeln und in den zugrunde liegenden Erklärungsansätzen.

7.3 Symptomerklärungen anderer Psychotherapieschulen

Dieses Kapitel ist eigentlich ein hermeneutisches, insofern Hermeneutik bedeutet, etwas aus einer bestimmten Sicht zu beschreiben und zu interpretieren. Die Erklärungsansätze anderer Schulen werden hier aus systemischer Sicht beschrieben. Die Auswahl dieser Schulen folgt hier ebenso wie deren systemische Einschätzung durch vom Autor zu verantwortende Selektionen. Andere Beobachter könnten zu ganz anderen Einschätzungen gelangen.

7.3.1 Funktionale Erklärungen in anderen Schulen

Die in Abschnitt 7.2.2 dargestellte Form der funktionalen Symptomerklärung ist keine originär systemtherapeutische Komponente. Einen Vorgang dadurch zu erklären, dass er eine Funktion für etwas hat, ist ein ubiquitärer Ansatz in allen Geisteswissenschaften (z. B. in der Geschichtsschreibung), in der Biologie und in der Psychologie. Sie ist insofern transtheoretisch und daher auch Bestandteil aller Therapieschulen.

Diese haben als gemeinsamen Gegenstandsbereich Denken, Fühlen und Verhalten in ihren jeweiligen Kontexten. Das Interesse der Psychologie gilt jeder Form von Verhalten, das der Psychotherapie dem vom Normalfall abweichenden bzw. solchem, unter dem Einzelne oder mehrere leiden. Über die Beschreibung und die Katalogisierung dieser Leidensphänomene lässt sich relativ leicht Konsens zwischen den Schulen bzw. zwischen Schulen und Wissenschaft herstellen. Das ist der Gewinn von ICD und DSM. Trotz dieses Konsenses gibt es dann doch in der konkreteren Beschreibung dieser Phänomene zwischen den Schulen Unterschiede in ihren Begrifflichkeiten. Noch größer ist der Unterschied, was die Erklärung dieser Phänomene betrifft. Jede Schule wählt auch ihren spezifischen Phänomenbereich heraus, den sie besonders beschreibt und erklärt. Jede schreibt dann bestimmten (Sub-)Systemen, Instanzen oder Interaktionskomponenten eine besondere Rolle bei der Generierung des zu erklärenden Phänomens (hier das Symptom) zu. Die Psychoanalyse zentriert sich auf intrapsychische Vorgänge und (er)findet hierin Instanzen (z. B. Unbewusstes, Triebe, Es, Über-Ich). Die Verhaltenstherapie hatte sich auf den Bereich des Verhaltens und seiner Co-Variationen mit Umweltbedingungen gewählt und für diese dann mit lerntheoretischen Gesetzmäßigkeiten erklärt. Später hat sie ihren Fokus zusätzlich auf Kognitionen gelegt, heute auch auf Emotionen. Die Gesprächspsychotherapie fokussiert v. a. die Beziehung zwischen der Psyche – genauer zwischen dem »Selbst« – und dem eigenen (Körper-)Erleben bzw. sich und anderen. Sie beschreibt das Selbst hinsichtlich seiner diesbezüglichen Erfahrungen im Hinblick auf Kongruenz und Echtheit.

Das ist hier alles äußerst vereinfacht dargestellt und lässt viele andere wichtige Therapieschulen außer Acht, z. B. Hypnotherapie, neurolinguistisches Programmieren, Logotherapie usw. Diese Vereinfachungen seien aber erlaubt, weil es hier nur um die Relevanz des funktionalen Ansatzes in anderen Schulen geht. Diese liegt darin, dass einem durch die jeweilige Theorie beschriebenen oder postulierten Phänomen eine Funktion zugesprochen wird für eine ebenfalls von der Theorie beschriebene oder postulierte Einheit oder Instanz. In der »funktionalen Verhaltensanalyse« der Verhaltenstherapie erhält ein bestimmtes Verhalten die Funktion, die Beziehung zur Umwelt so zu gestalten, dass das dem eigenen Vorteil bzw. dem Überleben dient – z. B. durch Vermeidung bestimmter Umwelten.

In der Gesprächstherapie wird Symptomen die Funktion zugesprochen, ein bestehendes Selbstkonzept zu bestätigen oder zumindest nicht zu bedrohen. In der Psychoanalyse haben Abwehrmechanismen eine Funktion für das Ich oder das Selbst in der Triade Über-Ich – Ich – Es. In der Systemtheorie wird als Symptom bezeichneten Vorgängen die Funktion zugesprochen, zur Autopoiese eines Systems beizutragen oder Koppelungsprozesse zwischen einem System (z. B. Psyche) und einem anderen System (Körper/soziale Welt) in überlebenssichernder Weise zu organisieren. Die transtheoretische Gemeinsamkeit aller Funktionsansätze liegt darin, dass einem prozeduralen Vorgang (nicht einem Ereignis!) eine Funktion für »etwas anderes« zugesprochen wird und dass mit dieser Beschreibung zugleich gesagt wird, dieses könnte auch durch alternative Prozesse erreicht werden.

Je nach wissenschaftlichem und historischem Hintergrund treten spezifische Funktionen oder Funktionsfiguren in den Vordergrund. Von der Psychoanalyse stammt eine der therapiegeschichtlich wichtigsten und in der Psychotherapie auch von anderen Schulen am häufigsten verwendeten Funktionsfiguren – der leider mit dem nicht ganz unproblematischen Begriff »Gewinn« bezeichnet wird: Demnach können Symptome einen primären, einen sekundären und einen tertiären »Gewinn« haben. Der primäre bedeutet, dass das Symptom selbst Entspannung und Erleichterung bringt – z. B. Spannungsabbau durch Ausagieren. Unter sekundärem Gewinn wird verstanden, dass die Instanz, die das Symptom »produziert«, selbst einen Gewinn davon hat. Z. B. können Berichte über Schuldgefühle helfen, sich vor Vorwürfen zu schützen. Der vom amerikanischen Psychiater Daniel A. Dansak (1973) geprägte Begriff des tertiären Gewinns bedeutet, dass das Symptom einer Person eine Funktion für andere hat bzw. für das System, zu dem sie gehört. Hypothesen über »sekundäre Krankheitsgewinne« sind weit verbreitet im Land der Psychotherapien. Hypothesen über tertiäre Gewinne werden vergleichsweise selten generiert und sind eines der Spezialgebiete der Systemtherapie. Sie sind auch in der Verhaltenstherapie bekannt, treten dort auf deren öffentlicher Bühne aber selten auf (vgl. Hand 2008; Lieb 2009a, 2010a). Diese kurzen Ausführungen sollen hier genügen. Auf den Funktionsbegriff in der Systemtheorie wird in Abschnitt 9.1.2 noch einmal spezifischer eingegangen.

7.3.2 Die psychoanalytische Erklärungslogik aus systemischer Sicht und ihre Rolle für die Therapie

Latent – manifest: das Unbewusste

Zu den wichtigsten Leitunterscheidungen der Psychoanalyse dürfte die zwischen manifest und latent gehören. Letzteres ist, was der Therapeut erkundet. Dass der Experte Letzteres erkennt und der Patient nicht, prägt die therapeutische Beziehung. Diese Unterscheidung dürfte für die Analyse von gleicher Bedeutung sein wie die Unterscheidung System – Umwelt für die Systemtherapie. Symptomen wird in der Psychoanalyse Sinn zugesprochen – funktionaler oder symbolisch-semantischer. Diesen Sinn spricht der Therapeut durch Deutungen aus. Er wählt diesen aus dem von der analytischen Theorie bereitgestellten Mediumspektrum. Zum Unterschied: Bei lerntheoretischen Konzepten der Verhaltenstherapie, die sich der Naturwissenschaft zuordnen und Verhalten durch allgemeine, auch für den Bereich tierischen Verhaltens geltende Lerngesetze erklären, wird eine Symptomatik ohne semantisch-symbolische Sinnzuschreibung als »Ereignis« verstanden.

Das passt zu den ursprünglichen (wenn auch später veränderten) wissenschaftlichen Traditionen: Die Verhaltenstherapie hatte sich – zumindest nach Ansicht einiger ihrer ersten prominenten Vertreter – den Naturwissenschaften zugeordnet, die Psychoanalyse war für Freud (1921, S. 73) »von Anfang an auch gleichzeitig Sozialpsychologie« (zitiert nach List 2009, S. 192).

Skinner und andere frühe Behavioristen haben bewusst darauf verzichtet, unbewusste Instanzen für die Erklärung von Verhaltensweisen zu nutzen. Demgegenüber ist »die Psychoanalyse die Wissenschaft vom Unbewussten« (List 2009, S. 14). Metaphorisch gesprochen sucht und findet der Analytiker im Patienten etwas, das dieser zumindest am Anfang der Therapie nicht sehen kann, so wie der Arzt mittels seiner Beobachtungsinstrumente Dinge im Körper des Patienten sieht, die dieser an sich selbst nicht beobachten kann. Dazu gehören Triebregungen, Motive, Abwehrvorgänge:

> »[...] der Kranke weiß von diesen Motiven nichts oder nur sehr Ungenügendes. Wir lehren ihn nun die Zusammensetzung dieser hoch komplizierten seelischen Bindungen verstehen, führen die Symptome auf die sie motivierenden Triebregungen zurück, weisen diese dem Kranken bisher unbekannten Triebmotive in den Symptomen nach, wie der Chemiker den Grundstoff, das chemische Element, aus dem Salz ausscheidet [...]« (Freud 1919, S. 184 f.; zitiert nach List 2009, S. 15).

Aus systemisch-konstruktivistischer Sicht beobachtet und erklärt der Analytiker hier nicht Realitäten, sondern mittels seiner Theorie konstruierte »Realitäten«. Grob und etwas überspitzt: Er beobachtet seine Landkarte über Patienten und vermittelt dem Klienten seine eigene, nicht dessen Landkarte. Ist der Analytiker gleichzeitig Beobachter II. Ordnung, ist er sich dessen bewusst und unterscheidet zwischen Landkarte und Land – hier zwischen seinen theoretischen Konstrukten und den Phänomenen im Körper, in der Psyche oder im Verhalten seines Patienten, die er sehen kann oder von denen ihm der Patient berichtet. Wenn über die Psychoanalyse gesagt wird, »ihr Erkenntnisgegenstand ist das Unbewusste« (List 2009, S. 16), würde man aus systemischer Sicht sagen, dass in dieser Formulierung zwischen erkennendem Subjekt und beobachtetem Objekt (hier dem Unbewussten) getrennt wird. Aus systemischer Sicht ist eine solche Trennung nicht mehr möglich.

Erklärungstheoretisch hält die Psychoanalyse Symptome für »Manifestationen des Unbewussten« (ebd., S. 17). In der Methodik geht es mit List metaphorisch gesprochen um eine »Methode des Spurenlesens«, wobei der Analytiker vielfältige »Indizien« (ebd.) nutzt. Den Phänomenen, die er beobachtet, wird ein »latenter Sinn« (List 2009, S. 18) zugesprochen. »Die Psychoanalyse […] hat diese Grundidee zum Paradigma genommen: Dass gänzlich unbedeutend erscheinende Phänomene, ähnlich den Spitzen der Eisberge, auf die tieferen Zusammenhänge hinweisen«, weshalb man die Psychoanalyse »im Großen und Ganzen eine Indizienwissenschaft« nennen könnte (List 2009, S. 18).

Bei der Beschreibung dieser Prozesse unterscheidet die Analyse nicht zwischen »gesunden« und »kranken« Prozessen. Beide sind qualitativ gleich. Man kann die analytische Logik auch anwenden, um Kunst oder pädagogische Prozesse zu beleuchten und zu deuten. Ohne damit eine Wertung zu verbinden, lässt sich sicher sagen, dass dieses ebenso erklärungstheoretische wie therapiepragmatische Paradigma die therapeutische Beziehung prägt. Während in manchen Therapieschulen, z. B. in manchen Varianten der Verhaltenstherapie, die »Transparenz« therapeutischen Denkens über Patienten für Patienten als wichtig erachtet wird, würde das in den Varianten der Psychoanalyse, für die diese Beschreibung passt, zu Paradoxien führen. Hier gehört es ja gerade dazu, dass der Analytiker nicht zu jeder Zeit transparent ist darüber, was er über den Patienten fachlich denkt. Es gehört hier vielmehr zur guten Therapie, zum »richtigen Zeitpunkt« zu deuten. Wie in der Systemtherapie Verstörungen, Perturbationen, Irritationen im mit Klienten geteilten Medium Sinn zur guten Therapie gehören, sind für Klienten unerwartete und sicher oft befremdliche Deutungen eines Analytikers für den guten Veränderungsprozess in der Psychoanalyse wesentlich. Auf Symptome bezogene Sinnzuschreibungen, die für Klienten a) neu und verstörend sind sowie b) dort zu weiteren Unterscheidungen führen, sind sicher Bestandteil aller Therapieschulen, dürften in Psychoanalyse und Systemtherapie aber eine besonders wichtige Rolle spielen. Psychotherapie bedeutet in der Analyse die Installation von »Phasen der Desorganisiertheit und Konfusion« als

> »Voraussetzung für den analytischen Erkenntnisprozess. Dekonstruktion und (Re-Konstruktion) bedingen einander. [...] Aufsteigende Mehrdeutigkeiten [...] zu ertragen, gehört zu den wichtigsten Fähigkeiten eines Psychoanalytikers und ist Bedingung jedes psychoanalytischen Verstehens. Wo das Nichtverstehen nicht ertragen wird [...], macht sich klischeehaftes Pseudoverstehen breit« (ebd., S. 19).

Vermittels seiner Theorie dekonstruiert also der Analytiker das Weltbild seiner Klienten bezüglich ihrer Probleme und Symptome und rekonstruiert neuen Sinngehalt. Dieser muss »auch mitgeteilt und verstanden werden« (ebd., S. 19). Symptome werden als Teil der alten Sinngestalt des Klienten verstanden. Zu deren Erzeugung gehören bestimmte Umgangsweisen mit »unbewusstem Material«, vorwiegend bestimmte Formen von Abwehrmechanismen. Hier erhalten Symptome Sinn und Bedeutung. Damit kann aus systemischer Sicht in vereinfachter Form eine Grundlogik der psychoanalytischen Theorie und Therapie so beschrieben werden: Der Analytiker rekonstruiert das Weltbild des Patienten, beschreibt die dort vorkommenden Elemente mit seiner Theorie neu und bietet diese Neukonstruktion dem Patienten in geeigneter Weise an mit dem Ergebnis einer produktiven wohlwollenden Verstörung.

Problematisch aus systemischer Sicht ist, wenn der Analytiker trotz Reflexion von Übertragung und Gegenübertragung (also der Eigenbeteiligung von Therapeuten bei dem von ihnen Beschriebenen) die eigene Theorie für eine »wahre« Beschreibung von Prozessen *innerhalb* des Klienten hält. Simon (1994) weist z. B. hinsichtlich des Begriffes »Übertragung« darauf hin, dass damit Beschreibung und Erklärung vermischt werden: Dann werden Phänomene zwischen Therapeut und Klient nicht nur mit diesem Begriff beschrieben, sondern das Bezeichnete zugleich durch die Bezeichnung erklärt – eine so genannte Konstrukterklärung. An die Stelle von »Wahrheit« könnte auch innerhalb der Psychoanalyse die der »Nützlichkeit, der Viabilität oder der Stimmigkeit« treten:

> »Auf einer allgemeineren Ebene könnte man sagen, die Psychoanalyse sei ein Vermittlungsprozess vom Unsagbaren zum Gedanken, und die Wahrheit des Gedankens liegt in der Stimmigkeit, mit der zwischen einer nicht bewussten Gefühlsregung bzw. Erinnerungsspur und der konkreten Situation eine Verbindung hergestellt werden kann – eine Verbindung, mit deren Hilfe das Unbenennbare in das Denken eintritt und verstanden wird« (List 2009, S. 20).

Systemtheoretisch interpretiert heißt das: Auf der Ebene der Beschreibung, Bezeichnung und Erklärung können oder müssen neue Beschreibungen von Phänomenen im Bereich der ersten Unterscheidung *(distinction)* gefunden werden, die zu neuer »Stimmigkeit« führen. Der »Ort« der Stimmigkeit kann sinnvollerweise nur der Klient selbst sein.

Was das »Wahrnehmungsinstrument« des Analytikers betrifft, muss er anders als der Mediziner, der von seinen Sinnesorganen unabhängige Apparate (z. B. Stethoskope) verwendet, sich selbst als Beobachtungsinstrument verwenden und in der Verwendung dieses Instrumentes durch lehranalytische Reflexionsprozesse geschult sein. Die Theorien über Bewusstes und Unbewusstes, Sinn und Funktion von Symptomen sind hier Theorien über das »Erkenntnisobjekt«. Eine Theorie darüber, wie der Analytiker sich selbst erlebt und seine privaten Reaktionen zur Erkenntnis über jemand anderen nutzt, ist eine Theorie über den Beobachter. Für ihn gilt die gleiche Theoriearchitektur wie für den Klienten, v. a. die Unterscheidung manifest – latent. Auch der Lehranalytiker sieht nun beim Analytiker etwas, was dieser nicht sieht. Zur Theorie der Analyse gehört demnach immer ein Subjekt, das *im* beobachteten Subjekt etwas erkennt, von dem dieses noch nichts weiß. Man mag das aus ethischen oder theoretischen Gründen negativ bewerten. Der systemische Kritiker sei aber gewarnt: Bei genauer Betrachtung operiert auch die Systemtherapie mit der Unterscheidung manifest – latent. Auch hier gehört es zum Ritual der Therapie, das Therapeuten auf Patienten anwenden – und nicht umgekehrt.

Psychoanalytische Krankheitslehre

Die Analyse unterscheidet zwar nicht zwischen »kranken« und »gesunden« Prozessen, wohl aber zwischen besser und schlechter gelingendem Zusammenwirken intrapsychischer Instanzen. Wertend gesprochen sind Symptome dann Zeichen einer noch nicht gut gelungenen Integration. Sie sind

> »[...] vorübergehende oder dauerhafte Kompromisse zwischen widerstreitenden psychischen Kräften [...] als Ersatzbildungen stellen sie zugleich den abgewehrten Inhalt ebenso wie die Kraft der Abwehr selbst dar« (List 2009, S. 206).

Z. B. dürfen zur Vermeidung innerer Konflikte infantile Triebwünsche dem Erwachsenen nicht bewusst werden und kommen dann in Form von Symptomen zum Ausdruck. Vereinfacht gesagt ringen Instanzen miteinander, weisen einander ab, drücken sich symbolisch versteckt aus. Sie zeigen nach dieser Theorie auch die Notwendigkeit einer Veränderung zu besseren, reiferen Zuständen an:

> »Für die Symptombildung ist die Signalangst, mit welcher das Ich auf eine evtl. drohende Gefahr reagiert, wichtig. Sie ›alarmiert‹ und führt [...] entweder zu Abwehroperationen mit Symptombildung oder zu depressiver Verstimmung, der dann auch Symptomcharakter zukommt« (List 2009, S. 206).

Das Symptom als Information

Manchen Analytikern (z. B. Lacan, dargestellt bei List 2009, S. 207) gilt das Symptom als »Signifikant«, d. h. als Element eines Sprachsystems, das auf etwas verweist. Den Sinn dieser Verweisung entschlüsselt der Therapeut. Symptome sind Formen, die Triebregungen signalisieren. Sie sind als Signifikant eine Art Ersatzvertretung. Aus systemischer Sicht erhält hier der Symptombegriff den Charakter einer Information. Die hier zugrunde liegende Informationstheorie enthält die »Information« als eigenes Element. Diese kann der Therapeut, zunächst aber nicht der Patient entziffern. Symptome »haben« in dieser Art der psychoanalytischen Theorie Bedeutung. Bei Verwendung der Leitunterscheidung latent – manifest trägt das manifeste Symptom Informationen über latente Ereignisse »an sich«:

> »Ein Symptom ist die manifeste Erscheinungsform einer latenten Verursachung, die nur erschlossen werden kann, [...] als Ersatzbildungen stellen sie zugleich den abgewehrten Inhalt ebenso wie die Kraft der Abwehr selbst dar« (List 2009, S. 206).

Die moderne Systemtheorie ist mit diesem Informationskonzept nicht mehr zu vereinbaren. Die Information als Einheit ist aus ihrer Theorie verschwunden. Hier sind Symptome nicht Informationen, sondern Formbildungen in der Psyche oder im Körper als Reaktion auf eine jeweils »härtere« Umwelt. Wenn diesen ein Informationsgehalt aus dem Medium Sinn zugesprochen wird, ist das eine (ggf. sehr nützliche) Konstruktion eines Beobachters.

Normal – pathologisch

In der psychoanalytischen Lehre werden normativ verschiedene Abweichungen von gesunden bzw. funktionalen Varianten psychischen Geschehens postuliert wie z. B. Aktualneurosen, Abwehrpsychoneurosen und narzisstische Neurosen (heute Psychosen genannt). Diesen Varianten werden jeweils typische ätiologische Konstellationen des psychischen »Apparates« zugeordnet. Der Unterschied zwischen Prozessen, die zu »Normalität«, und solchen, die zu Krankheiten und Symptomatiken führen, ist auch in der Psychoanalyse quantitativer und nicht qualitativer Natur. Jedes Symptom ist nach dieser Theorie mit einem Konflikt verbunden: intrapsychisch zwischen bewusst und unbewusst oder interpersonal zwischen innen und außen, Ich und »Realität«. Insofern hier Systeme und Systeminteraktionen *beschrieben* werden, wäre dies mit systemtheoretischen Annahmen vereinbar. Wenn dem Symptom selbst aber im Sinne der oben erwähnten Informationstheorie eine zu entschlüsselnde Bedeutung zugesprochen wird, wäre das eine ontologisierende Verwendung des Begriffes Information und Symptom (das Symptom »trägt« die Information). Die Funktion des Symptoms ist die Aufrechterhaltung eines psychischen Gleichgewichts (also der Autopoiese der Psyche) durch die »neurotische« Bewältigung eines Konfliktes. Die Denkfigur, dass die Generierung von Symptomen Teil der Organisation oder der Bewältigung von Konflikten ist, wird auch in der Systemtherapie häufig verwendet – in Deutschland vor allem von der Heidelberger Schule. Dass deren renommierte Vertreter selbst eine psychoanalytische Ausbildung haben, könnte vor diesem Hintergrund von therapieschulengeschichtlicher Bedeutung sein.

Körper, Psyche, soziale Welt in der Psychoanalyse

Auch in der Psychoanalyse spielt die Interaktion zwischen diesen drei Systemen eine wichtige Rolle in der Theoriebildung. Der für die Interaktion von *Psyche und Körper* zentrale Begriff des Triebes ist bei Freud ein »Grenz- und Vermittlungsphänomen zwischen Körper und Seele« (List 2009, S. 121). Entwicklungspsychologisch entscheidend für die Entwicklung von Symptomen ist, wie in der Psyche als Trieb erlebte Körpererfahrungen von ihr symbolisiert werden bzw. welcher Sinn oder welche Bedeutung diesem Phänomen durch die Psyche – vermittelt durch ihre Koppelung an das soziale System – gegeben wird. »Sinn und Sexualität sind nicht einfach Erregungsabfuhr, sondern *bedeutungsvolle* Luststrebungen, sie bilden die Grundlage der Wunschdynamik und vermitteln zwischen Körper und Geist« (ebd., S. 121). Wie diese Bedeutungsgebung vonstattengeht, hängt sehr vom primären Kontakt des Säuglings zu seiner sozialen Umwelt, v. a. der Mutter, ab. Das ist der »Übergang in die Welt der Bedeutungen« (ebd., S. 121). In der Psychoanalyse tritt der Körper über Lust, Trieb als »Erotisierung« in die Welt der Psyche ein.

> »Der versinnlichte und daher bedeutungsvolle Körper bildet die Grundlage aller Fantasien und Symbolisierungen; ›Sinn‹-Gebung verbindet Körper und Geist. Die Versinnlichung macht aus dem Körper eine psychische Größe. Die Integration der Partialtriebe und Befriedigungserfahrungen zu einem ganzen Körperschema bildet die Grundlage von Selbstgefühl und Denkstrukturen […] Mit der Wortsprache werden komplexe Mentalisierungsprozesse möglich und schließlich Verdrängung und Bewusstwerdung der Erinnerungsspuren, die letztlich immer auf Sinnlichkeit zurückgehen. Man kann das Verhältnis zum eigenen Körper daher als Referenz des Verhältnisses zur Welt verstehen, und entlang der langen Geschichte des Erwachsenwerdens können viele Störungen auftreten« (ebd., S. 122).

Das ist für die Logik der Erklärung von Symptomen in der Analyse zentral: die Art und Weise, wie die Psyche Körpervorgänge mentalisiert, determiniert, ob oder welche Symptome entstehen. Zum Beispiel mangele es bei

> »Psychosomatiken [...] allgemein an differenzierter Sinnlichkeit und Bedeutungsgebung, wodurch der Körper zum Bollwerk diffuser Erregungen wird. Die Konversion wiederum vermeidet die Wortsprache und den Schritt des Bewusstmachens und benutzt Körper und Sinne für eine geheime Individualsprache« (ebd., S. 123).

Was immer eine individuelle Psyche aus dieser Sicht an vorhandenen oder ermangelnden Möglichkeiten generiert – das entwickelt sich immer in enger Koppelung an die soziale Welt. Formen der Symbolisierung/Mentalisierung werden »im intimen Austausch mit primären Pflegepersonen erworben« (ebd., S. 123). Hierfür gibt es in der Psychoanalyse ein elaboriertes Theorien- und Begriffssystem. Sinngebung, Symbolbildung, Wortsprache und Hinentwicklung zu Mentalisierungsprozessen stehen dabei im Mittelpunkt. Es wird zwischen unbewusstem Primärprozess, vorbewusstem Prozess und bewusstem Sekundärprozess unterschieden. In Ersterem ist körperliche Energie »im Fluss ohne feste Form«, in Letzterem ist die Welt sprachlich und logisch geordnet, z. B. hinsichtlich Raum und Zeit.

Soziale Welt und historischer Kontext

Für die Entwicklung psychischen Geschehens spielen in der analytischen Theorie auch die realen gesellschaftlichen Verhältnisse eine wichtige Rolle. Freud selbst hat z. B. von »kollektiven Abwehrformationen« gesprochen. Diese sind nur durch den historischen Kontext geprägt denkbar. Der Psyche werden in deren Sozialisation durch ihre jeweiligen Kontexte von Kultur, Religion und gesellschaftlichen Institutionen Sinnfiguren und Konfliktlösestrategien angeboten. Auch realen belastenden Ereignissen und Verhältnissen wird im analytischen Modell ätiologische Bedeutung zugeschrieben, z. B. der Erfahrung von Traumata, Kriegen, politischen Krisen. Ob und wie frühe und spätere Bedürfnisse nach Fürsorge, Sicherheit und Befriedigung von Eltern bzw. einer Gesellschaft wahrgenommen und beantwortet werden können, hängt davon ab, in welchem Zustand sich eine erziehende Generation befindet. Wenn Eltern durch Flucht, Krieg und andere Traumata um ihr Überleben kämpfen, hat das Auswirkung auf die klein-dyadischen und interfamiliären Musterbildungen. Kollektive oder individualfamiliäre Traumata erzwingen bestimmte Lebensstile und damit einen bestimmten Umgang mit eigenen Bedürfnissen bzw. mit denen anderer. Diese Lebensbewältigungsstile können dann über Generationen hinweg tradiert werden. Die Nachwirkungen des NS-Regimes bis in die heutige Zeit sind ein beredtes Beispiel dafür. Die Aufmerksamkeit der Psychoanalyse richtet sich dabei immer auf die »Qualität der frühen Objektbeziehungen, die in jeder Gesellschaft ausreichendes Grundvertrauen und Symbolisierungsfähigkeit vermitteln müssen« (List 2009, S. 194).

7.3.3 Die Erklärungslogik der Gesprächspsychotherapie aus systemischer Sicht und ihre Rolle für die Therapie

Kongruenz und Inkongruenz

Die auf C. Rogers zurückgehende klientenzentrierte oder Gesprächspsychotherapie richtet ihr Augenmerk primär auf die Psyche. Diese steht hier ähnlich wie in der Psychoanalyse im Spannungsfeld zwischen »organistischen Erfahrungen« (also Wahrnehmungen des Körpers) und der sozialen Welt. Hier sollen das Theoriegebäude dieser Schule und die darin enthaltenen Erklärungslogiken von dem her rekonstruiert werden, was das Gegenteil einer Symptombildung ist: der gesunde Zustand einer *»fully functioning person«* oder eines später in Therapien angestrebten positiv-gesunden Zustandes der *»Kongruenz«*. In Kürze: Symptome sind in dieser Theorie Folgen von Inkongruenzen. Kongruenz ist die »vollständige Übereinstimmung von organismischer Erfahrung, Bewusstsein und Kommunikation – ein absolutes Ideal der ›Authentizität‹« (Zurhorst 2007, S. 88). Auch wenn man die Formulierung von Idealen und damit die Definition von Gesundheit kritisch bewerten kann (vgl. Kap. 10) und das wohl auch innerhalb der Gesprächstherapie geschieht (Waldenfels 1991), ist diese Konstruktion von Idealen eine gute Möglichkeit, die dazugehörenden Therapiebausteine zu rekonstruieren.

Nach Kriz ist Kongruenz, negativ definiert:

> »... sich nicht hinter Fassaden, Floskeln oder Rollen [zu] verstecken und keine neurotisch-ängstlichen Abwehrhaltungen [...] eigenen Gefühlen und Wahrnehmungen gegenüber [zu] haben« (Kriz 2007, S. 23).

Inkongruenz (als Bedingung der Möglichkeit zur Symptombildung) verweist demnach stets auf einen Widerspruch, eine Differenz, einen potenziellen intrapsychischen Konflikt. Die zentrale theoretisch postulierte Instanz, deren Entwicklung Voraussetzung ist, damit es zu Inkongruenzen überhaupt kommen kann, ist das »Selbstkonzept« – eine mehr oder weniger bewusste Vorstellung von sich selbst. Wenn man das einmal entwickelt hat, ist man insofern zu Inkongruenzen in der Lage, als es nun in einem selbst oder im Umgang mit anderen Vorgänge gibt, die dieses Konzept bestätigen oder bedrohen. Bei Bedrohung steht an, was Piaget mit Assimilation oder Akkomodation beschrieben hat: Man baut gemachte Erfahrungen in das eigene Konzept ein und ändert dieses nicht oder man ändert das eigene Konzept. Wenn beides nicht anhaltend gelingt, gibt es Probleme – es entstehen »Symptome«. Jede Nichtbestätigung oder Infragestellung des Selbstkonzeptes wird bedrohlich erlebt (siehe Biermann-Ratjen 2007, S. 54). Emotionen wie Angst, Scham oder Zweifel sind Ausdruck dieser Bedrohtheiten. Der Begriff Selbstkonzept ist eine aus systemtheoretischer Sicht gewichtige Nominalisierung – wie alle in der Psyche postulierten Instanzen, die dort irgendwie tätig sind und zu eigenständigen Subjekten werden.

Diese Instanzen sind aus systemischer Sicht Produkte der Kommunikation, die zur Alltagsorganisation handelnde Einheiten »ausflaggt«. Teil der in der Gesprächstherapie postulierten Instanzen ist ähnlich wie bei der Beschreibung der Psyche in der Psychoanalyse das Operieren mit Symbolisierung und Sprache. (Zur Theorie der Symbolisierung in der Gesprächspsychotherapie vgl. Heinerth 2007, S. 269 f.) Wie in der Psychoanalyse bedeutet Symbolisierung hier, dass Wahrnehmungen (v. a. solche des Organismus) Bedeutung und Sinn zugesprochen wird. Inkongruenz (lat. incongruentia = Nicht-Übereinstimmung) ist in operativer Hinsicht ein Vorgang, bei dem das Selbstkonzept sich seine Welt so konstruiert, dass es zu keinen größeren Widersprüchen kommt in sich selbst oder zwischen sich und der Umwelt – z. B. mit einer »organismischen« Körpererfahrung, einem zum Selbstbild nicht passenden Bedürfnis. Das Selbst muss nun zum einen den Widerspruch zur Kohärenz bisheriger Bedeutungsstrukturen erkennen können und in einem zeitlich nachrangigen Prozess diese Erfahrung »leugnen«, umdeuten, oder es muss sonst irgendwie so verfahren werden, dass das bisherige Selbstbild unbeschadet überlebt.

Die Paradoxie der Verleugnung und ihre therapeutischen Chancen

Wie in allen Theoriegebäuden, die mit Konstrukten von Verleugnung, Verdrängung und Abwehr operieren, muss hier eine spezifische Form der Paradoxie bewältigt werden: Eine Instanz verneint/verleugnet/wehrt etwas ab, was sie aufgrund ihrer Abwehr bereits identifiziert hat. Sie weiß etwas, das sie dann auf Nichtwissen zurückführt. Eine Form der Paradoxie-Bewältigung besteht darin, die Beobachtung der Differenz bzw. des Widerspruches einem Außenbeobachter zuzuschreiben. Hier tritt auch in der Theorie der Gesprächspsychotherapie der Therapeut auf den Plan: Dieser nimmt dann die Inkongruenzen (systeminterne Widersprüche) wahr, die dem System selbst (dem Klienten) nicht bewusst sind. Das entspricht der Erkenntnis von Psychoanalytikern über Klienten, die diese Erkenntnis (noch) nicht haben. In diesem Sinne haben Therapeuten ein Ziel, das der Klient gar nicht formulieren kann, ohne selbst in Paradoxien zu geraten. »Ich bin inkongruent« wäre ja eine kongruente Aussage. Wenn sie wahr ist, ist sie falsch. Wenn sie falsch ist, ist sie wahr. Die Gesprächstherapie hat therapeutische Regeln aufgestellt, die Therapeuten hier nutzen können. Es geht dabei um Arten der Außenbeobachtung und v. a. um die Außenbeschreibung eines Klienten bzw. um eine Interpretation und Wertung seiner psychischen Vorgänge, die gewährleisten, dass Patienten in der therapeutischen Beziehung nicht zusätzliche Konsistenz-Bedrohungen erleben. Mithilfe des Therapeuten können sie stattdessen ihr eigenes intrapsychisches Operieren wohlwollend beobachten, neu beschreiben und dadurch Veränderungen erwirken.

Inkonsistenz ist eine Beobachterkategorie und kann nur verwendet werden, wenn das Zusammenspiel eines Systems mit sich selbst oder einem anderen System von außen beobachtet wird. Ein System selbst kann aus systemtheoretischer Sicht weder inkonsistent sein noch sich als inkonsistent beschreiben. Als operational geschlossenes Etwas definiert es aus systemischer Sicht sich selbst und seine Umwelt permanent »kongruent« durch die Art, wie es darauf reagiert. Die Bewertung oder Beschreibung, ob das funktional oder dysfunktional, konsistent oder inkonsistent ist, nimmt der Beobachter vor. Wenn die Psyche des Klienten in der Therapie so an vom Therapeuten zur Verfügung gestellter therapeutischer Interaktion teilnimmt, dass es dort Empathie und Echtheit (gesprächstherapeutische Prinzipien für die Therapiegestaltung) wahrnimmt, und wenn dort auf der Inhaltsebene die Erfahrungen der Psyche mit anderen, sich selbst und dem eigenen Körper neu beschrieben und bezeichnet werden, kann die Psyche darin so perturbiert werden, dass sie fortan ihre Erfahrungen ebenfalls neu beschreibt und bewertet. Nach Piaget wäre das ein Vorgang der Akkommodation.

Das Innenleben der Psyche aus Sicht der Gesprächspsychotherapie und die Generierung von Symptomen

Rogers (1973) hat das Innenleben der Psyche im Rahmen seiner 19 Thesen zur Theorie der Persönlichkeit und des Verhaltens zusammengefasst (dargestellt z. B. bei Kriz 2007): Die Bestandteile sind der Organismus mit einer »Tendenz«, sich zu »aktualisieren«. Verhalten ist dessen zielgerichteter Versuch, seine Bedürfnisse zu befriedigen. Begleitet wird das Verhalten durch Emotionen, deren Intensität in Beziehung steht zur Bedeutung des Verhaltens für die »Erhaltung […] des Organismus« (Kriz 2007, S. 30). Das Selbst entsteht als Resultat der Interaktion mit der Umwelt und mit anderen. Das Selbst ist

> »eine organisierte, fließende, aber durchwegs begriffliche Struktur von Wahrnehmungen und von Charakteristika und Beziehungen des ›Selbst‹ zusammen mit zu diesen Konzepten gehörenden Werten« (ebd., S. 30).

Erfahrungen werden durch diese Theorie entweder symbolisiert (d. h. wahrgenommen und in eine Beziehung zum Selbst gesetzt) oder ignoriert (weil sie keine Relevanz haben) oder geleugnet bzw. verzerrt symbolisiert, weil sie mit der Struktur des Selbst nicht übereinstimmen. Es gibt Verhaltensweisen, die direkt durch organische Bedürfnisse verursacht werden, vom Selbst aber nicht symbolisiert werden – dann sind sie diesem »nicht zu eigen« (ebd., S. 31). *Psychische Spannung und infolgedessen Symptome* entstehen, wenn wichtige Körper- und Sinneserfahrungen geleugnet und demzufolge nicht symbolisiert bzw. in die Selbststruktur integriert werden. Wie ausgeführt, kann das aus systemtherapeutischer Sicht nur ein Außenbeobachter so beschreiben. Solche Erfahrungen sind bedrohlich. Unter der Bedingung des »völligen Fehlens jedweder Bedrohung für die Selbst-Struktur« (was bei Rogers eine Beschreibung einer angemessenen therapeutischen Situation ist), können Erfahrungen, die bisher bedrohlich waren bzw. geleugnet wurden, nun »wahrgenommen und überprüft und die Struktur des Selbst revidiert werden« (Kriz 2007, S. 31). Ein Therapeut kann nach dieser Theorie eine solche therapeutische Beziehung nur dann realisieren, wenn in ihm selbst während der Therapie nicht das stattfindet, was hier »Inkonsistenz« genannt wird.

Damit es von psychischer Spannung zur *Symptomentwicklung* kommt, sind nach Biermann-Ratjen (2007) folgende Faktoren notwendig: Das Bedrohliche bzw. die Erfahrung der Bedrohung wird von anderen nicht empathisch verstanden; die Wahrscheinlichkeit, dass die Erfahrung einer Bedrohung symbolisiert wird, ist gering; das Erleben von Inkongruenz selbst wird nicht oder nur selten als Problem bewusst; das führt zu einer wiederholten »Abwehr dieser Erfahrungen«; von außen erfahrene Beurteilungen werden zu Selbstbeurteilungen.

Zur Funktion von Symptomen in der Gesprächspsychotherapie

Die Entwicklung des Selbstkonzeptes entsteht im »Dreieck« aus organismischer Erfahrung, sozialer Umwelt und Selbst. Von der Umwelt werden Beschreibungs- und Bewertungsformen übernommen. In der Gesprächstherapie wird zwischen bedingungsfrei positiven und bedingungsorientiert negativen Bewertungen durch die soziale Umwelt unterschieden. In Anpassung an diese sozialen Werte lernt das Selbst, selbst bestimmte eigene Erfahrungen negativ zu bewerten und zu »leugnen«. Das ist die Quelle der symptomrelevanten Inkongruenzen. Hier erhalten *Symptome eine Funktion:* Sie »werden als generalisierte Verteidigungshaltung gegenüber Erfahrungen angesehen, die das Selbstkonzept bedrohen« (Biermann-Ratjen 2007, S. 61). Der Funktionsbegriff wird hier intrapsychisch verwendet: Die Symptome haben Funktionen für das Selbst. Die Rolle von Symptomen oder gar Symptomträgern für ein soziales System (in der psychoanalytischen Sprache: der tertiäre Krankheitsgewinn) ist offenbar weniger Thema in der Gesprächspsychotherapie.

7.3.4 Symptomerklärung der Verhaltenstherapie und ihre Rolle für die Therapie

Verhaltenstherapeutische Identitäten und ihre Erklärungslogiken

Es mag verwegen erscheinen, dieses Thema hier vergleichsweise kurz zu behandeln. Die Verhaltenstherapie hat wie keine andere Schule für jede Störung und ihre Symptomatiken spezifische Erklärungskonzepte vorgelegt (vgl. die jeweiligen störungsspezifischen Bände der Reihe »Fortschritte der Psychotherapie« im Verlag Hogrefe). Es gehört zum Konzept der modernen Verhaltenstherapie, für jede Störung spezifische Erklärungen zu präsentieren und Behandlungsprogramme daraus abzuleiten. Dabei wird stets Bezug genommen auf sehr verschiedene Erklärungslogiken und Erklärungsebenen, die in einem biopsycho-sozialen Weltmodell kombiniert werden. Das führt manchmal zur parallelen Verwendung verschiedener und sich eigentlich widersprechender Logiken – z. B. einer somatobio-logischen und einer psycho-logischen. Beleuchtet man die hier von der Verhaltenstherapie zur Verfügung gestellten störungsspezifischen Konzepte, kann und sollte man unterscheiden zwischen der Zusammenstellung von empirischen Befunden oder Wissensbeständen bzw. der evaluativen Hinweise, welche Methoden bei welchen Störungsbildern wie wirken, und der Verhaltenstherapie-theoretischen Erklärung von Symptomen.

In der Verhaltenstherapie finden sich sehr verschiedene Erklärungslogiken – v. a. dann, wenn sie sich als allgemeines und sogar schulenübergreifendes psychologisch-wissenschaftliches Verfahren definiert, das bei der Erklärung von Phänomenen auf alle relevant erscheinenden Wissenschaftszweige und Therapieschulen zugreift: neben Psychologie auch Medizin, Soziologie, Erziehungswissenschaft und gelegentlich auch Philosophie. Eine solche Verhaltenstherapie ist hinsichtlich traditioneller therapeutischer Identitäten nur noch schwer zu greifen – unabhängig davon, ob man das positiv als Integration oder negativ als Identitätsverlust wertet. Man könnte dann auch im Plural von mehreren Identitäten statt von einer einheitlichen Identität sprechen. Andererseits lassen sich doch vor allem in den Anfängen der Verhaltenstherapie bestimmte Erklärungslogiken identifizieren, die auch heute immer wieder auftauen und die man daher dem theoretischen Grundbestand dieser Richtung zuschreiben kann.

Drei Phasen der Verhaltenstherapie

Aus Sicht des Autors lassen sich historisch drei *Erklärungslogiken innerhalb der Verhaltenstherapie* identifizierten, die zu deren jeweiligen historischen Phasen gehören. In den Selbstdarstellungen der Verhaltenstherapie besteht Konsens, ihre Entwicklung in drei Phasen einzuteilen: eine frühe Phase mit Schwerpunkt auf den klassischen Lerntheorien, eine zweite Phase nach der so genannten kognitiven Wende in den 70er Jahren des letzten Jahrhunderts mit der Einführung kognitiver Theorien und jetzt eine als »3. Welle« der Verhaltenstherapie postulierte Phase mit zwei Untersträngen: die eine mit stärkerer Berücksichtigung von Emotionen und der therapeutischen Beziehung; die andere mit zunehmender Betonung von Aufmerksamkeitsprozessen und dem Konzept der »Achtsamkeit« sowie deutlicher Verwendung buddhistischer Philosophiebausteine. (Zur diesbezüglichen Darstellung der Verhaltenstherapie vgl. Reinecker 1987, 1999 zur »3. Welle« Hayes et al. 1999; Kabat-Zinn 1994; Sonntag 2004; Heidenreich u. Michalak 2004.)

Phase 1 war geprägt von einer explizit naturwissenschaftlichen Ausrichtung. Im Mittelpunkt stand die Interaktion zwischen Körper bzw. Organismus und Umwelt. Dass es auch psychische Phänomene gibt, wurde nicht geleugnet, aber explizit als »Back Box« aus der Theoriebildung ausgeschlossen. Eine moderne, an der Naturwissenschaft orientierte Psychotherapie sollte auf Spekulationen über das psychische Innenleben verzichten und stattdessen jene Naturgesetze erkunden, die das Verhalten von Lebewesen in ihren Interaktionen mit der Umwelt steuern. Diese Gesetze sind »Gesetze des Lernens« und lassen sich einteilen in respondentes und operantes Lernen, später ergänzt durch das Modelllernen. Respondente Gesetze zeigen, wie vorausgehende Umweltereignisse (»Stimuli«) auf einen Organismus einwirken bzw. wie dieser lernt, auf Umwelten konsistent zu reagieren – z. B. in Form einer »gelernten Angst« auf ursprünglich neutrale Stimuli. Beim operanten Lernen nimmt die Umwelt Einfluss auf den Organismus über Verstärkung oder Bestrafung bestimmter Reaktionsweisen. Oder anders herum beschrieben: Ein Organismus lernt nach diesem Gesetz jene Verhaltensweisen öfter zu zeigen, die verstärkt werden, und jene zu unterlassen, die in aversive Erfahrungen (Bestrafung) münden. Später wurde, ebenfalls als Lerngesetz im Sinne einer naturwissenschaftlichen Ausrichtung, das Modelllernen hinzugefügt: Hier nutzt der Organismus angeborene Lernbereitschaften, um ganze Verhaltenssequenzen von Modellen zu übernehmen, die bestimmten Voraussetzungen entsprechen müssen, damit sie als solche fungieren können.

Das Entscheidende an dieser Erklärungslogik ist zum einen der Verzicht auf all die bei der Psychoanalyse oder der Gesprächstherapie verwendeten oder sonst in der Psychologie postulierten psychischen Instanzen und Operationen. Zum anderen gilt, dass es auch in der Anwendung der Lerngesetze im Unterschied zum Gebiet der Medizin keinen Unterschied zwischen gesund und krank gibt. Der Begriff »Symptom« wird mithin überflüssig und als Relikt einer »medizinischen Orientierung« aus der Theorie verbannt (siehe Kap. 6). Das Leib-Seele-Problem bzw. das Geist-Materie-Problem wird dadurch gelöst, dass entweder psychische Phänomene aus der Erklärung ausgeschlossen werden oder dass psychische Ereignisse als Epiphänomen körperlicher Vorgänge rekonstruiert werden. Gefühle werden dann gleichgesetzt mit bestimmten physiologischen bzw. neurologisch-biochemischen Abläufen (sog. Identitätstheorie in der Leib-Seele-Debatte) (vgl. Lieb 1992b). Wichtig ist, dass hier gänzlich auf das verzichtet wird, was in der Psychoanalyse und der Gesprächstherapie im Mittelpunkt steht: auf Symbolisierung, Sinn und Bedeutung. Diese geistig-kulturellen Aspekte wurden von der frühen Verhaltenstherapie der Geisteswissenschaft zugeordnet, sie sollten ohne Relevanz für eine naturwissenschaftliche Lerntheorie sein. Entsprechend vehement und auch therapiekonzeptuell klar waren die damaligen Auseinandersetzungen zwischen Rogers und Skinner in den 50er Jahren (vgl. Rogers u. Skinner 1956). Den »Skinnerianern« wurde damals die gleiche »psychische Kälte« vorgeworfen wie später der Systemtherapie der Mailänder Schule, weil beide mehr auf soziale Interaktion denn auf intrapsychisches Geschehen achteten. Der Begriff *»Funktion«* fand hier insofern Verwendung, als in einem mathematischen Sinne Verhalten »errechnet« wird als Funktion der Beziehung von Organismus und Umwelt (als mathematische Gleichung: V = f (U/O) mit V = Verhalten, U= Umwelt und O = Organismus (oder Person)). Hier wird ein ganz anderer Funktionsbegriff verwendet als in der Psychoanalyse, der Gesprächstherapie oder der Systemtheorie, wo Symptome eine Funktion *für* ein System haben.

Abschied vom Symptom

Durch diese Theorie waren Therapeuten und Patienten in Phase 1 davon befreit, etwas »hinter« den Symptomen suchen zu müssen. Im Sinne der therapeutischen Transparenz sollten und konnten Therapeuten ihre Erklärungslogiken den Patienten daher offen präsentieren. Da hier die Unterscheidung latent – manifest nicht benutzt wird, gibt es auch nichts, was der Therapeut sieht, das der Klient nicht sieht.

Diese Phase der Therapie geriet mit der Umwelt und mit sich selbst in eine Krise, deren Lösung die »kognitive Wende« war (vgl. hierzu Lieb 1992a). Die Orientierung auf Umweltfaktoren als verhaltenssteuernde Elemente hatte nämlich die Nebenwirkung, dass »Verhaltenskontrolle = Fremdkontrolle« war und Therapien nun so aufgebaut wurden. Die Verhaltenstherapie geriet in Verruf als von der Gesellschaft nicht akzeptierbare Fremdkontrollmaßnahme, etwa bei Insassen von Gefängnissen oder bei Patienten in der Psychiatrie. Zum anderen konnte sie vor sich selbst Skinners Prophezeiung nicht einlösen, durch eine solchermaßen naturwissenschaftlich fundierte Psychotherapie weit über die Leistungen der Psychoanalyse hinauszukommen. Fremdkontrolle wurde in den 70er Jahren durch Selbstkontrolle ersetzt oder zumindest darum ergänzt. Nun hatte man aber genau das, wovor den frühen Behavioristen gegraut hatte und das sie aus den Theorien eliminiert hatten: »ein Selbst« und die damit verbundenen psychischen Konstrukte und Instanzen aus der Blackbox.

Wiederkehr des Inneren der Blackbox und der Unterscheidung manifest – latent

Daraus entwickelte sich eine bis heute andauernde Entwicklung dessen, was »kognitive Verhaltenstherapie« genannte wurde. Konzeptuell wird »zwischen« Umwelt und reagierendem Organismus bzw. zwischen Reiz und Reaktion die Art und Weise gestellt, wie eine Person *sich* den Stimulus, auf den sie reagiert, oder die Umwelt, die auf ihr Verhalten reagiert, *konstruiert*. Das reicht heute von so genannten »hot cognitions« (von einer Person bei sich selbst identifizierbaren Gedanken wie »der mag mich nicht!« –manifest) bis zu nicht bewussten Grundannahmen und Schemata (latent). Damit ist man wieder bei ähnlichen Konstrukten wie dem »Selbst« in der Gesprächspsychotherapie. Damit ist man konzeptuell auch näher an Systemtheorie und Konstruktivismus. Und damit landet man letztlich wieder bei der Verwendung der Unterscheidung manifest – latent. Nun erkennen oder spekulieren Therapeuten über latente Schemata, von deren Existenz der Klient nichts weiß, über die er aber vom Therapeuten erfahren kann. Stimuli sind dann ganz im Sinne der Systemtheorie nur insofern Stimuli, als sie als solche konstruiert werden und auf sie reagiert wird.

Diese kognitive Wende hatte enorme therapeutische Auswirkungen. In der kognitiven Verhaltenstherapie werden allgemein und dann störungsspezifisch zusammen mit dem Patienten typische Kognitionen und Annahmen identifiziert, die mit störungsbezogenen Emotionen oder Verhaltensweisen einhergehen. Es wurden zahlreiche Methoden entwickelt, wie Therapeuten Patienten dazu veranlassen (verführen) können, ihre Denkmuster zu identifizieren, »neu« zu denken und durch neue Kognitionen andere Gefühle zu »erzeugen« (vgl. Stavemann 2010). Insofern Symptome identisch sind mit solchermaßen »kognitiv erzeugten« Zuständen (vor allem im Affektbereich wie Angst, Zorn usw. mit den damit einhergehenden physiologischen oder interaktionellen Spektren), ist kognitive Therapie gleichzeitig Symptomtherapie. Dann liegt implizit auch eine *Erklärung für Symptomentwicklungen* vor: Bestimmtes Denken »erzeugt« systemintern (in der Psyche) bestimmte Emotionen und/oder Verhaltensweisen. Bei systemtheoretisch genauer Lesart wird natürlich deutlich, dass mit diesem Wort »erzeugen« nicht unproblematische Kausalannahmen verbunden werden (wie es oft in der kognitiven Psychologie geschieht, wenn kognitiven Instanzen Ursachen zugeschrieben werden). Die Trennung zwischen Emotion und Kognition ist zwar üblich, erweist sich aber bei genauer Betrachtung als Unterscheidung eines Beobachters, der hier zudem auch noch Kausalitäten unterstellt. Symptome sind in dieser kognitiven Therapie Beiprodukte von »dysfunktionalem« Denken. Sie haben allerdings anders als bei Psychoanalyse und Gesprächstherapie keinen Sinn und auch keine Bedeutung. Auch wenn manche kognitiven Verhaltenstherapeuten zur »Bewertung« von Gedanken das Kriterium der »Wahrheit« anlegen (»Ist es wahr, dass Sie denken, keiner mag Sie?«), geht es im Wesentlichen doch »nur« um Nützlichkeit: »Wozu führt dieses Denken/mit welchen Gedanken würde es Ihnen besser gehen?«

Bei wiederum genauer Lesart wird klar, dass mit dieser Konzeption indirekt eine Instanz in der Psyche postuliert wird, die sozusagen »Chef im Hause« ist. Es muss dort ja jemanden geben, *der* so denkt, dem Therapeuten zuhört und dann auch anders denken könnte. Um die aus systemtheoretischer Sicht nicht unproblematische, wenngleich in therapeutischen wie in Alltagskommunikationen unvermeidbare

Konstruktion eines Subjektes, das denkt und sein eigenes Denken beobachtet und verändert, kommt man in der kognitiven Verhaltenstherapie nicht herum. Die meisten kognitiven Therapeuten sind insofern Individualtherapeuten, als sie mit einzelnen Patienten deren Kognitionen beleuchten und »bearbeiten« (auch wenn in diesen Kognitionen andere Personen vorkommen). Es gibt einige wenige Versuche, das auf Familien- oder Paarsysteme anzuwenden: Im Gespräch mit dem ganzen System werden dann so genannte systemtypische Denkweisen und Grundannahmen identifiziert und die Mitglieder eingeladen, neue Denkweisen real oder spekulativ zu erproben (vgl. Schwebel u. Fine 1992).

Funktionale Symptomerklärungen in der Verhaltenstherapie

Wie bereits ausgeführt, war hinsichtlich funktionaler Erklärungen in Phase 1 der Verhaltenstherapie deren Verwendung analog einer mathematischen Gleichung kennzeichnend – Verhalten als Funktion von Organismus und Umwelt vermittels lerntheoretischer Gesetze. Der in Abschnitt 7.2.2 beschriebene teleologisch-funktionale Ansatz, wonach ein von einem System generiertes System einen Zweck für sich selbst oder für zu ihm gehörende Systeme erfüllt, hat heute ebenfalls längst Eingang in die Verhaltenstherapie gefunden. In so genannten Verhaltensanalysen werden durch konkrete Beobachtungen und Befragungen unterstützte Hypothesen darüber aufgestellt, ob ein Symptom[14] für die Person selbst einen Gewinn bietet. Dazu gibt es zwei Varianten: einen Vermeidungsgewinn (durch das Symptom fällt etwas Negatives

14 Der Begriff Symptom ist hier eigentlich nicht korrekt. Er kann sinnvoll nur innerhalb eines Erklärungskonzeptes Verwendung finden, das in einem Symptom *genannten* Phänomen das Zeichen oder den Ausdruck einer Krankheit sieht. Für den hier gemeinten funktionalen Ansatz angemessen wäre ein Handlungsbegriff, weil eine Einheit mit oder ohne Bewusstheit darüber etwas Zweckmäßiges tut. Dann müsste man wenigstens von Symptomverhalten sprechen, was aber ob der Vermischung verschiedener Logiken ein noch größeres Sprachungetüm darstellt. Daher wird hier im Wissen um diese Hintergründe aus sprachpragmatischen Gründen und wegen seiner Verbreitung in der klinischen Praxis der Begriff Symptom verwendet.

weg) oder einen Erreichungsgewinn (man bekommt etwas Positives, das man ohne Symptom nicht bekäme). Dieser in der Psychoanalyse sekundärer Gewinn genannte individuelle Funktionsbegriff wird hier vorrangig verwendet. Der soziale oder interpersonale Funktionsbegriff wird wohl auch gelehrt und in der Literatur beschrieben, im klinischen Alltag aber nach Erfahrungen des Autors selten verwendet (vgl. Hand 2008; Lieb 2002, 2009c, 2010a).

Auf Beschreibung und Analyse der Erklärungslogiken der »Verhaltenstherapie der 3. Welle« (s. oben) wird hier bewusst verzichtet. Diese Welle ist in sich sehr heterogen, verwendet sehr verschiedene erkenntnistheoretische Ausgangspositionen (die man alle erst einmal identifizieren müsste) und ist schließlich noch relativ jung. Der Leser möge Nachsicht haben, dass die Beleuchtung der Erklärungslogiken dieses Ansatzes anderen Händen überlassen wird.

8 Krankheit

8.1 *Krank – gesund* als Leitunterscheidung

Es ist von Bedeutung, zwischen Störung und Krankheit zu unterscheiden, auch wenn diese Begriffe häufig (und gelegentlich selbst in diesem Buch) gleichgesetzt werden. Abbildung 4 zeigt, welche Unterscheidungen jemand bereits getroffen hat, wenn er das Konzept »Krankheit« als Erklärung für ein Phänomen verwendet.

Etwas wird als unangenehm, nicht zum Alltag gehörend eingeordnet und bewertet (unbekannt, unerwartet); es kann nicht als sinnvolles Geschehen verstanden werden; man weiß oder glaubt, dass es zu dessen Erklärung und Beseitigung (Behandlung) Experten gibt, und auch diese halten das Etwas nicht für ein Geschehen innerhalb der Routine, sondern für ein Symptom, ein Zeichen einer Krankheit. Zur Benennung der Krankheit *(indication)* verwenden diese dann im Rahmen ihrer beruflichen Sozialisation zur Verfügung gestellte Klassifikationsschemata (ICD/DSM). Da zu Letzterem auch Laien Zugang haben, kann bei der Verwendung des Konzeptes »Krankheit« auch auf Experten verzichtet werden: Man diagnostiziert sich selbst oder andere als »krank« und sucht Experten, die das bestätigen. Nur selten werden Eigenschaften oder Verhaltensweisen, die einmal als Zeichen einer Krankheit galten, wieder aus diesem Katalog gestrichen – wie z. B. Homosexualität. Viel öfter werden Verhaltensweisen, die bislang dem Phänomenbereich »normal – gesund« zugeordnet waren, zu Symptomen von Krankheiten erklärt. Wer viel arbeitet, wird zum »Workaholic«, wer viel Geld verspielt zum »Spielsüchtigen«, und das Verhalten, Dinge lieber aufzuschieben, als sie gleich zu erledigen, wird zur »Prokrastination« (auch wenn das noch nicht Eingang in das ICD gefunden hat).

Über Nacht können Phänomene, die bislang nicht unter die Kategorie »Krankheit« fielen, zu Krankheiten werden. Was in Amerika noch in den Bereich eines normalen Blutdruckes gehört, gilt in Deutschland als krankhaft. Biologische Parameter (Blutdruck, bestimmte Laborwerte) werden von einem Gremium für krank erklärt und gelten dann als behandlungsbedürftige Abweichung vom Normalen – mit erheblichen Auswirkungen auf die Leistungspflicht von Krankenkassen. Damit soll gezeigt werden: Krankheit ist ein soziales Konstrukt des sozialen Kommunikationssystems. Es steuert nicht nur Therapien, sondern auch den Fluss von Geldern, Ansprüchen (auf Behandlung), Pflichten und Rechten (z. B. bei chronischer Krankheit auf Berentung). Wie wiederholt ausgeführt, empfiehlt es sich aus systemtheoretischer Sicht, zwischen den Begriffen Störung und Krankheit zu unterscheiden. Da die »Feststellung« oder die »Attestierung« einer Krankheit (man beachte die strukturgebende Komponente dieser Sprachfiguren!) erhebliche ökonomische und soziale Folgen hat, gibt der Gesetzgeber vor, dass nach dem Heilkundegesetz nur bestimmte Berufsgruppen dazu befugt sind. Einerseits geben Leitlinien vor, welche Kriterien sie dabei anzulegen haben. Andererseits weiß jeder, dass die »Krankschreibung« oft von anderen Kriterien geleitet wird. Die Redewendung »sich krankschreiben *lassen*« verweist darauf, dass zum Diagnostizieren Befugte auch aus anderen Gründen dazu veranlasst werden können (z. B. als Auszeit von bestimmten Belastungen). Das Heilen von Krankheiten ist Nichtbefugten verboten, selbst wenn sie es nachweislich können. Wer seinem Nachbarn ein Medikament reicht, macht sich eigentlich schon strafbar.

Die Leitunterscheidung gesund – krank hat auf etlichen Gebieten, wo es um vom Normalfall abweichendes Verhalten geht, andere Leitunterscheidungen abgelöst. Dazu gehört die Unterscheidung Schuld – Unschuld im Modell, Krankheit sei eine göttliche Strafe für sündhaftes Verhalten. Wer allzu viel Alkohol trinkt, galt einmal als moralisch schlecht und disziplinlos. Seit der Zuordnung dieses Verhaltens unter die Rubrik »Krankheit«, wird der Trinker nicht mehr moralisch dafür verantwortlich gemacht, sondern er wird als hilfsbedürftig eingeschätzt mit Anspruch auf »Behandlung«. Wer unter dem »aggressiven, exzentrischen, anhänglichen, zwanghaften ...« Verhalten seines Partners leidet und sich an zahlreichen Versuchen, das zu verändern,

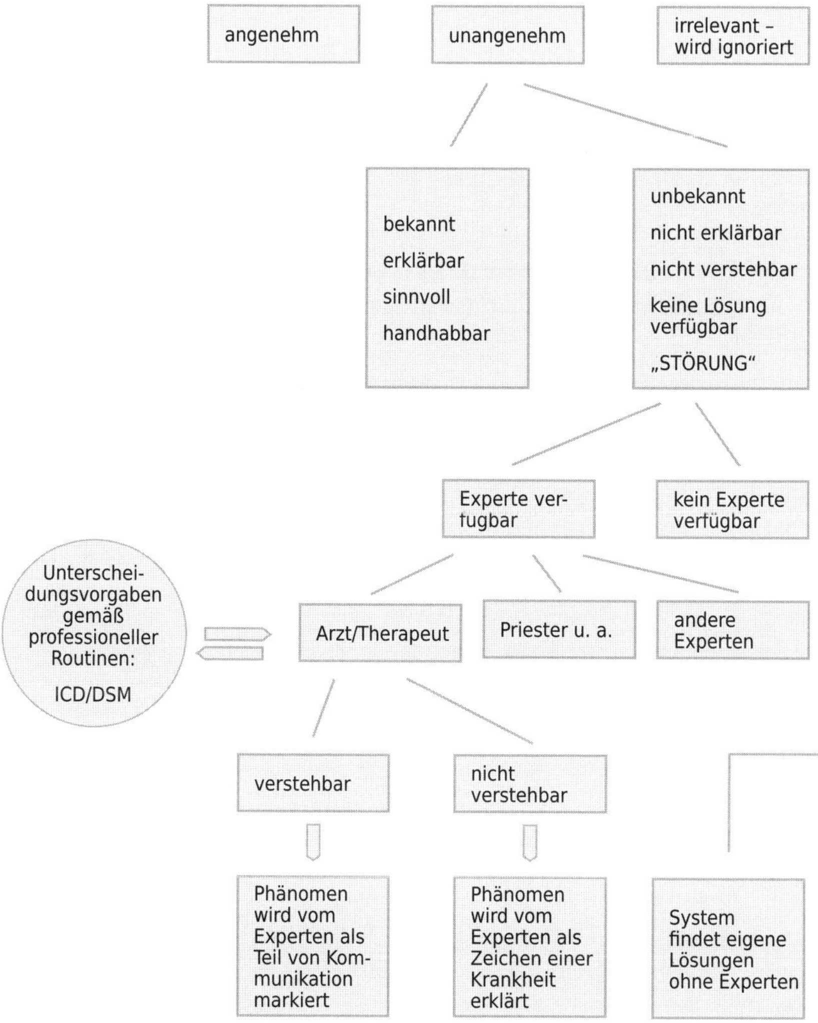

Abb. 4: Unterscheidungen, die zur Konstruktion von »Krankheit« und zur Therapie führen

abgearbeitet hat, kann erleichternd davon Abstand nehmen, wenn ihm ein Experte erklärt, das sei Ausdruck einer Krankheit namens »Persönlichkeitsstörung«. Gleiches gilt für die Selbstanwendung dieses Konzeptes: Wofür man sich schuldig oder schlecht fühlte, wird nun Produkt eines Geschehens (»Krankheit«), für das man nicht oder nur noch begrenzt verantwortlich ist.

8.2 Die Heimat des Krankheitsbegriffes und seine Übertragung auf andere Gebiete

Zwei zum Krankheitsbegriff gehörende Unterscheidungen entstammen dem Gebiet der Medizin: gesund – krank und Symptom (= manifest) – Krankheit (= latent). Die Übertragung dieses somatischen Konzeptes auf den Bereich der Psyche war und ist ein folgeträchtiger Vorgang. Dazu gehört zum einen, dass nun zur Psyche gehörende Phänomene (Denken, Fühlen und in gewisser Weise auch Verhalten) als Symptome bezeichnet werden und im gleichen Atemzug dort etwas nicht Beobachtbares postuliert wird: eine psychische Krankheit. Zugleich wird aus der Existenz eines Konstruktes (»psychische Krankheit«) geschlossen, dass es dieses auch »wirklich« gibt. Von der Landkarte wird hier im Sinne eines epistemologischen Irrtums auf das Land geschlossen oder »vergessen«, zwischen Land und Landkarte zu unterscheiden: Erst mit diesem Vergessen erlangt das Konstrukt der »psychischen Krankheit« Macht über die, die damit operieren. Szasz hat dies so beschrieben:

> »Manche Menschen verwechseln ein Wort zu kennen damit, etwas über die Welt zu kennen. Der große Arzt Richard Fineman hat gesagt: Man kann den Namen eines Vogels in allen Sprachen der Welt kennen, und wenn man dieses Studium beendet hat, weiß man gar nichts über den Vogel selber. Man weiß etwas über Menschen an verschiedenen Orten und wie die den Vogel nennen. Deshalb sollte man auf den Vogel selbst blicken und sehen, was er tut. Das ist das Einzige, was zählt. Ich habe sehr früh den Unterschied verstanden zwischen ›den Namen von etwas kennen‹ und ›etwas kennen‹. Die Verwechslung einer Bezeichnung von etwas und das

> Etwas selbst. Der Fehler, den Namen und das damit Bezeichnete zu verwechseln, ist verhängnisvoll im Journalismus, in Politik und Psychiatrie.«[15]

Beschreibung versus Bewertung

Die Übertragung des Krankheitsbegriffes auf die Erklärung von Verhalten findet nach Simon seit Mitte des 19. Jahrhunderts statt (Simon 2012b, S. 231). Die Beschreibung der Prozesse und der Paradoxien, die mit der Verwendung des Krankheitskonzeptes als Erklärung von Verhalten oder intrapsychischen Vorgängen einhergehen, ist eine Sache. Sie zu bewerten, eine andere. Aus der Systemtheorie lässt sich keine Bewertung ableiten. Sie würde mit einer solchen parteiischen Positionierung selbst in eine paradoxe Situation geraten – was radikale Vertreter der Kontra-Störungsorientierung bzw. hier der »Kontra-Krankheitsorientierung« (vgl. Position 2 in der Charta störungsorientierter Systemtherapie) in der Regel verkennen. Der Begriff Krankheit ist zunächst nur eine übliche Übertragung eines Begriffes aus einem Kontext in einen anderen (wie z. B. die Verwendung des Begriffes »Spiel« in der Beschreibung familiärer Muster in der Systemtherapie). Und er ist eine »dichte« sprachliche Konstruktion (vgl. Geertz 1983), mit der zur gleichzeitigen Beschreibung, Bewertung und Erklärung eines Phänomens ein einziger Begriff verwendet wird.

Ereignis versus Handlung – soziale Rollen

Aus handlungstheoretischer Perspektive gehört zur Unterscheidung gesund – krank auch die zwischen Handlung und Ereignis. Wenn ein intrapsychisches oder interaktionelles Phänomen (Ereignis) als unerwartet, unangenehm und störend eingeschätzt wird, kann es als verstehbares/sinnvolles Produkt des externen oder internen *Handelns* einer Person gedeutet werden. Der Produzent ist dann das dafür verantwortliche Subjekt. Oder es kann als Ereignis angesehen werden (z. B. im Sinne eines Symptoms), das das Resultat einer Krankheit ist. Dafür gibt es dann kein handelndes Subjekt. Für die Beseitigung

15 Aus: Szasz, T. (2010): »Psychiatry« (Hörbuch). Übersetzung vom Autor.

von »Ereignissen« als Zeichen einer Krankheit sind Experten (Ärzte/ Psychotherapeuten) zuständig. Die Rollen von Patient (von lat. *pati* = erdulden, leiden) und Arzt sind vordefiniert: Der eine ist aktiv Handelnder, der andere passiver Rezipient. Wer krank ist, erhält (gewollt oder ungewollt) einen sozialen Sonderstatus mit der Entbindung von Pflichten und dem Anspruch auf Nachsicht, Fürsorge und Therapie. Vor Gericht markiert die Unterscheidung krank – gesund bzw. Ereignis – Handlung den zwischen schuldfähig und schuldunfähig. Das ist der Grund, warum zahlreiche Gutachter eingeschaltet werden, und je nachdem, von welcher Seite sie bezahlt werden, plädieren sie für »gesund« oder »krank«. Aus kommunikationstheoretischer Sicht verbindet die Unterscheidung krank – gesund oder Ereignis – Handlung die Möglichkeit zur Kommunikation oder Nicht-Kommunikation.

Handlungen können die Funktion haben, in ihnen Mitteilungen für andere zu sehen. Über Gründe von Handlungen kann und muss kommuniziert werden. Deutet man eine Handlung als Kommunikation, d. h. als Mitteilung, werden mit ihr folgende Operationen verbunden (aus der Sicht des Senders): Es besteht die (bewusste oder nicht bewusste) Absicht, etwas mitzuteilen. Etwas wird ausgewählt, um mitgeteilt zu werden. Ein »Empfänger« versteht (oder ein potenzieller Empfänger sollte verstehen), dass etwas mitgeteilt wird, und nach Möglichkeit auch, was im Sinne des handelnden Senders mitgeteilt wird. Die zweite Seite (aus der Außensicht): Handelnde wie die Handlungen Wahrnehmende können über deren Gründe und Absichten kommunizieren oder die Kommunikation darüber einfordern (Rechtfertigungsdialoge).

Sowohl Sender wie auch Empfänger können bei Anlegung des Krankheitskonzeptes in beiden Fällen den Handelnden »exkommunizieren« – dann gibt es weder Botschaften noch Begründungsdialoge (vgl. die Systemtherapie der Heidelberger Schule in Simon 1990; Retzer). Dieser Zustand wird gestört, wenn Psychotherapeuten (z. B. aus Heidelberg) die Idee ins therapeutische Gespräch einbringen, Krankheit sei eine Botschaft, über deren Beweggründe spekuliert werden könne. Unter Macht-Gesichtspunkten wird bei Zuordnung eines Phänomens als Handlung unter die Kategorie »gesund und verstehbar« dem Handelnden die »Macht« zugesprochen, das damit bezeichnete Verhalten zu zeigen oder zu unterlassen. Wird es als »Krankheit« angesehen, verschiebt sich die Macht auf Ärzte, Therapeuten oder andere »Heiler«.

8.3 Die Definition von Krankheit: WHO, Psychotherapie-Richtlinien und die Rolle des Beobachters

Beleuchtet man sozialrechtlich relevante Definitionen von Krankheit, vor allem von »seelischer Krankheit«, fällt auf, dass diese nicht gelingen, ohne in den Definitionen selbst immer auf einen *menschlichen* Beobachter zu verweisen, der über die Passung dieses Konstruktes auf einen Einzelfall entscheidet. Z. B. wird in den Psychotherapie-Richtlinien definiert:

> »In dieser Richtlinie wird seelische Krankheit verstanden als krankhafte Störung der Wahrnehmung, des Verhaltens, der Erlebnisverarbeitung, der sozialen Beziehung und der Körperfunktionen. Es gehört zum Wesen dieser Störung, dass sie der willentlichen Steuerung durch den Patienten nicht mehr oder nur zum Teil zugänglich sind. Krankhafte Störungen können durch seelische oder körperliche Faktoren verursacht werden; sie werden in seelischen und körperlichen Symptomen und in krankhaften Verhaltensweisen erkennbar [...] Auch Beziehungsstörungen können Ausdruck von Krankheit sein; sie sind für sich allein nicht schon Krankheit im Sinne dieser Richtlinie, sondern können nur dann als seelische Krankheit gelten, wenn ihre ursächliche Verknüpfung mit einer krankhaften Veränderung des seelischen oder körperlichen Zustandes eines Menschen nachgewiesen wurde« (Psychotherapie-Richtlinien § 2).

Bei genauer Betrachtung ist schon hier die Rolle eines Experten enthalten, der »nachweist«, ob interaktionelle Probleme Ausdruck einer seelischen Krankheit sind. In tautologischer Weise wird seelische Krankheit dadurch definiert, dass krankhafte Phänomene vorliegen. Da das Krankhafte an krankhaften Störungen selbst nicht definiert wird, obliegt es notgedrungen einem dazu befugten Beobachter (Heil beruf), zu befinden, was krankhaft und was nicht krankhaft, was ein Ereignis und was eine Handlung ist.

Als Erklärung wird dann in § 3 unter »Ätiologische Orientierung der Psychotherapie« ausgeführt,

> »Psychotherapie, als Behandlung seelischer Krankheiten im Sinne dieser Richtlinie, setzt voraus, dass das Krankheitsgeschehen als ein ursächlich bestimmter Prozess verstanden wird, der mit wissenschaftlich begründeten Methoden untersucht und in einem Theoriesystem mit einer Krankheitslehre definitorisch erfasst ist«.

Erst bei genauer Betrachtung wird der Verweis auf einen Beobachter deutlich: Wer definiert, welches Geschehen schon krankhaft und welches noch gesund ist? Wessen Theoriesystem wird angelegt und wer bestimmt, welche Theorien hierzu zugelassen und welche ausgeschlossen sind? Wenn Psychotherapie als Hilfe für Menschen, die leiden, von Krankenkassen finanziert wird, sind diese gezwungen, befugte Beobachter damit zu beauftragen, Krankheit von Gesundheit zu unterscheiden. Anderenfalls hätte jeder, der irgendein Problem hat, das Recht, sich diesbezüglich Hilfe von Kassen bezahlen zu lassen. Das Gesundheitssystem kann deshalb auf diese Leitunterscheidung nicht verzichten und auch nicht darauf, zu definieren, wer sie treffen darf und wer nicht. Das zu erkennen und anzuerkennen ist etwas anderes, als die Rolle des Beobachters und derer zu verkennen, die hier zuständige Beobachter definieren.

An anderer Stelle wurde vom Autor (Lieb 1998) dargelegt, dass und wie die subjektiven Bewertungen eines Beobachters maßgeblich dafür sind, ob das Konstrukt »Persönlichkeitsstörung« als Erklärung für das Verhalten einer Person oder sogar als Markierung der Person selbst verwendet wird. Der Grund dafür ist, dass in jeder Definition von »Persönlichkeitsstörungen« Werturteile enthalten sind. Solche beobachterabhängigen Bewertungen sind auch im Bereich der somatischen Medizin üblich. Ob ein Blutdruck als normal oder krankhaft eingeschätzt wird, hängt auch davon ab, zu welchem Arzt man geht. Dennoch ist hier das Spektrum an Reliabilität und Objektivität größer, weil Verfahren und Kriterien bei der Feststellung und Bewertung von Laborwerten, Röntgenaufnahmen etc. leichter intersubjektiv zu vereinbaren sind als die genannten Konstrukte im Bereich des Psychischen und des Verhaltens. Außerdem sind die »Beobachtungsmedien«, vermittels derer ein Arzt mit dem von ihm beobachteten Körper verbunden ist (z. B. Stethoskop, Laborbefunde etc.), von subjektiven Urteilen weit weniger beeinflusst als die Einschätzung von Psyche und Verhalten durch einen Psychotherapeuten. Noch stärker gilt dies für die Einschätzung eines Klienten von sich selbst beim Ausfüllen eines Fragebogens, der dann zur Unterscheidung krank – gesund verwendet wird. Das schließt nicht aus, dass gerade die Entwicklung von psychiatrischen Klassifikationsschemata wie ICD und DSM sich durchaus mit Erfolg zum Ziel gemacht hat, möglichst operational zu definieren, was jemand sagen, fühlen, denken und tun muss, um einer bestimmten Kategorie zugesprochen zu werden. Während in der Medizin der Patient selbst weniger Einfluss darauf hat, welche Daten ein Arzt an ihm erhebt und vor allem wie er sie interpretiert, hat der Psychotherapeut Einblick in die Psyche nur vermittels der Auskünfte des Patienten darüber – außer er deutet dessen Umwelten, wie z. B. Körperhaltungen, und zieht daraus Rückschlüsse auf das psychische Innenleben.

All dieses Auskunftgeben findet im System der Kommunikation und der sozialen Interaktion statt, mit im Vergleich zum Geschehen rund um einen Laborbefund uneindeutigen Regeln. Alle psychopathologischen Befunde sind Produkt von Kommunikation.

> »Insofern ist die stillschweigende Gleichsetzung zwischenmenschlicher Kommunikationsmethoden (z. B. des diagnostischen Interviews, des Tests etc.) mit naturwissenschaftlichen Untersuchungsmethoden (z. B. dem Blutdruckmessgerät) nicht sinnvoll, da das Medium Kommunikation nicht gleichermaßen dem Input-Output-Modell trivialer Maschinen entsprechend funktioniert« (Simon 2012a, S. 121).

Das Problem, dass im Bereich der Psychotherapie die Beziehung zwischen Subjekt und Objekt (Therapeut – Patient) nicht einem naturwissenschaftlichen Verständnis der Beziehung von erkennendem Subjekt und beobachtetem Objekt folgt (und schon hier der Einfluss des Beobachters auf das Beobachtete erkannt ist – vgl. die »Heisenberg'sche

Unschärfe«), ist in der Psychologie längst erkannt und reflektiert (z. B. Groeben 1986).

Noch mal: die Paradoxie der »kranken Psyche«
Dieser Aspekt wird nicht ohne Grund in einem Buch über die störungsspezifische Systemtherapie immer wieder gestreift. Im somatischen Bereich kann man – obwohl man auch hier auf erhebliche Schwierigkeiten stößt – vergleichsweise problemlos von sichtbaren Phänomenen (manifest: Symptom) auf körperliche Prozesse (latent: Krankheiten) schließen, ohne damit Paradoxien zu erzeugen. Hier verortet ein Beobachter (z. B. der Arzt) die jeweilige Krankheit im System Körper. Wenn man demgegenüber eine Krankheit im System Psyche verortet, muss man die Psyche aufteilen in einen gesunden und einen kranken Teil, d. h., man grenzt einen Teil der Psyche gegen einen anderen ab. Das führt sofort zu logischen Problemen und zu Aporien (erkenntnistheoretischen Widersprüchen). Welches Verhältnis z. B. soll die gesunde Psyche zu einem kranken Teil von ihr haben? Kennt sie den? In extremer Variante führt das zur Konzeption von »multiplen Persönlichkeiten«, bei denen die Persönlichkeitsteile jeweils ein Eigenleben führen und sich untereinander nicht kennen oder aus dem Weg gehen. Das ergibt einerseits logische Widersprüche, das kann andererseits auch ein hilfreiches Sprachspiel sein. Wissenschaftliche Erklärungslogik und Nützlichkeit müssen nicht das Gleiche sein.

8.4 Krankheit als Produkt der sozialen Welt

Krankheit als Produkt von Kommunikation – Konsequenzen für die Ausbildung
In Psyche und Körper gibt es keine Krankheit. Dort gibt es nur Überleben oder Nichtüberleben. Krankheit ist ein Erklärungskonzept für vom Normalfall abweichende Zustände und in diesem Sinne Produkt von Kommunikation einer dafür befugten Profession. Diese Profession folgt eigenen Regeln – wissenschaftlichen, gesetzlichen und ökonomischen. Fachlich/wissenschaftlich arbeitet diese mit mehr oder weniger

verbindlichen Leitlinien: Klassifikationssystemen (ICD/DSM), Krankheitslehren, Nosologie sowie härteren oder oft weicheren Kriterien zur Unterscheidung von Krankheit und Gesundheit. Letztere haben oft hohe Relevanz für die Organisation der Psychotherapie als Kassenleistung, insbesondere bei der Unterscheidung zwischen »Problemen normaler Lebensläufe« und »Problemen/Symptomen von Krankheitswert«. Spätestens seit den 60er Jahren des letzten Jahrhunderts gibt es Untersuchungen über die Auswirkungen dieser »Krankheitslehre«, sowohl in Bezug auf in diesen Professionen Tätige, auf ihre Klientel als auch ganz allgemein auf die Bevölkerung. Diese sind vor allem bedeutsam, wenn der Krankheitsbegriff mit allen seinen Folgen auf den Phänomenbereich der Psyche oder gar der Interaktion übertragen wird. Ivan Illich (1981) hat »iatrogene Krankheiten« identifiziert: durch Krankenbehandlungen erzeugte Krankheiten. Szasz und Keupp sowie Goffman haben die Folgen des Konstruktes »psychische Krankheit« aufgezeigt.

Wenn die Ausbildung von Psychotherapeuten sich am Krankheitsbegriff orientiert, lässt sich aus soziologischer Perspektive gut studieren, wie das Denken von Psychotherapeuten über ihre Klientel durch den Krankheitsbegriff geprägt wird. »Ist das jetzt eine Borderline-Störung oder nicht?« ist dann nicht nur eine Frage, ob oder wie ein Problem kategorisiert und vielleicht aus Abrechnungsgründen klassifiziert werden soll. Je nach Antwort steuert die nosologische Zuordnung allein die Auswahl therapeutischer Interventionen und oft auch die therapeutische Beziehung. Das ist ein hervorragendes Feld zu Studien darüber, wie der Beobachter mit seinen Beobachtungskategorien Einfluss nimmt auf das, was er beobachtet. Wenn man systemtheoretisch 1. davon ausgeht, dass das Konstrukt Krankheit ein Produkt von Kommunikation ist und 2. im Hinblick auf die vier möglichen Positionen einer störungsspezifischen Systemtherapie nicht Position 2 (Kontra-Störungsorientierung) besetzt, sondern Position 4 (Sowohl-als-auch), eröffnen sich Erkenntniswege und therapeutische Perspektiven mit Konsequenzen für die Curricula der Ausbildung von Psychotherapeuten. Wenn junge Therapeuten in der Ausbildung in die Lage versetzt werden, den Vorgang des Diagnostizierens nicht im Sinne der Beobachtung I. Ordnung als »Erkenntnis einer Wahrheit« zu verstehen, sondern als Produkt von Beobachtungen, lernen sie auch die Möglichkeiten und therapeutischen Chancen der Beobachtung II. Ordnung kennen. Sie sind dann epistemologisch nicht »Gefangene« bestimmter Krankheitskonzepte, sondern lernen, diese flexibel zu handhaben.

Krankheit, Adressierung und soziale Rollen

Der Begriff der Adressierung oder »Adressabilität« spielt in der Systemtheorie, speziell in der *Allgemeinen Theorie der Sinnsysteme* von Peter Fuchs (2004b), eine wichtige Rolle. Das soll für das Konstrukt Krankheit ausgeleuchtet werden.

Wir haben es hier mit *sozialen Adressen* und Prozessen kommunikativer Adressierungen zu tun. »Adressen sind soziale Strukturen, mithin: Strukturen der Kommunikation und nicht: Strukturen psychischer Systeme« (Fuchs 2011, S. 74). Es lässt sich zeigen, dass immer dann, wenn mit dem Krankheitsbegriff operiert wird, Adressierungen vorbestimmt werden. Fuchs unterscheidet zwei Formen sozialer Adressen: *Rolle* und *Person*. Rollen sind schematische Strukturen der Kommunikation, unabhängig von der Individualität von Personen. Wenn Adressen, oder genauer: adressierte Rollen, klar sind, ist schnelle Orientierung möglich. Mit Adressierungen sind Erwartungen verbunden, hier weniger an Personen, sondern an die Rolle des Patienten, des Arztes oder des Psychotherapeuten. Fuchs spricht von »standardisierten Erwartbarkeiten« (ebd., S. 74).

Sind Personen adressiert, ist das weit weniger schematisiert. Dann bezieht sich die Erwartung auf individuelle Hoffnungen oder Möglichkeiten: »Bei einer Person geht es um ein Kompendium individualisierter Verhaltenszurechnungen, um Zurechnungen, die nicht als Rolle verallgemeinerbar sind« (ebd., S. 75). Im medizinischen Bereich sind die Rollen klar definiert: Der Arzt ist wissend und aktiv, seine Person ist dabei nicht von besonderer Relevanz – außer er ist unausgeschlafen, betrunken oder gerade ziemlich aggressiv. Die Rolle des Patienten ist ebenso definiert: Er ist aktiv bei der Bereitstellung von

Informationen über sich; was die Therapie betrifft, ist er eher passiv. Die Person des Patienten mit ihren sonstigen Wünschen, Hoffnungen und Interessen spielt keine große Rolle und stört eher den Arzt bei seiner Tätigkeit.

Innerhalb privater Systeme werden als krank bezeichnete Personen an entsprechende Adressen verwiesen: »Du solltest zum Arzt gehen« (was auch bedeutet: Dafür bin nicht ich zuständig). Das ist relativ klar, wenn es um einen Muskelriss oder ein geschwollenes Bein geht. Das wird schwieriger, wenn die Unzufriedenheit des einen mit dem anderen für den Ausdruck einer Krankheit gehalten und dieser an einen Arzt verwiesen wird: »Du bist ein Fall für den Psychiater!« Hier sieht man, wie sich Adressabilitäten anders organisieren je nachdem, ob zur Bewältigung problematischer Situationen der Krankheitsbegriff verwendet wird oder z. B. eine psychologische Konflikttheorie – dann müssen diese Personen den Konflikt »privat« lösen.

Rollen sind öffentliche Adressaten, Personen private. Sitzen sich in der Psychotherapie aufgrund der Diagnostizierung einer »krankhaften Störung« ein Psychotherapeut (rollenanalog einem Arzt) und ein Patient (Kranker) gegenüber, gelten die traditionellen medizinischen Rollenlogiken mit inhärenten Erwartungen und Erwartungs-Erwartungen (was erwartet der Patient, was der Therapeut von ihm erwartet, und vice versa). Nun gehört es aber zum Kerngeschäft der Psychotherapie, Patienten nicht in dieser passiven Rolle zu belassen, sondern in ihnen aktiv handelnde Personen zu sehen, die ihre Probleme selbst erzeugen und lösen müssen. Das gilt nicht nur für die Gestaltung der therapeutischen Beziehung oder des therapeutischen Kontraktes, sondern auch dafür, wer für die »Produkte« dieser Personen verantwortlich ist – für ihr Denken, Fühlen, Handeln. Hier gilt im Krankheitssystem eine andere Logik als im Problemlösesystem. Eine störungsspezifische Systemtherapie, die sich im Gesundheitswesen etabliert, muss also die Probleme lösen, die durch das Aufeinandertreffen dieser Logiken entstehen. Andere, schon etablierte Schulen haben das auch getan und man kann untersuchen, was davon aus systemischer Sicht nützlich ist und was nicht. Eine Möglichkeit wäre, eine dieser Logiken aus der Therapie zu verbannen. Das geht gut, wenn sich beide Seiten auf diese Verbannung einigen. Das geht nicht, wenn eine Seite dem widerspricht. Deshalb müssen störungsspezifische Systemtherapeuten es beherrschen, mit dieser Ambivalenz umzugehen im Sinne eines »Sowohl-als-auch«.

Fuchs (2011) zeigt, dass man es in der Psychotherapie in der Regel – oder zumindest dann, wenn mit der Unterscheidung manifest – latent operiert wird –, noch mit einer weiteren Adressierung zu tun hat. Er nennt das mit Bezug auf Luhmann die »Unperson«. Das ist jene Instanz im Patienten, die dieser nicht öffentlich macht oder machen kann, die aber in therapeutischen Prozessen beleuchtet wird – manchmal könnte man auch sagen: vom Therapeuten dingfest gemacht werden soll. Die Unperson ist für die soziale Welt latent. Ein Teil dieser Unperson, die »Darin-Unperson«, ist auch für die Person selbst latent – sie ist vor ihr selbst verborgen. Das alles ist theoretisch in der Psychologie erfasst und bekannt, v. a. in psychoanalytischen Überlegungen – mit all den hier wiederholt beschriebenen Paradoxien. Es wird aber auf neue Weise brisant, wenn diese Adressierungen in einem sozialen Kontext stattfinden, der primär mit dem Krankheitsbegriff operiert.

Da jeder Teilnehmer einer Kultur »weiß«, welche Rolle er als Patient normalerweise einem Arzt gegenüber hat, »weiß« er auch, dass hier seine Person und v. a. seine ihm bekannte oder unbekannte Unperson eigentlich keine Rolle spielt. Folgt der Patient dieser Logik, ist er verwundert, wenn ein Arzt (z. B. ein psychosomatisch orientierter) nach seinen Gefühlen oder seinen geheimen Wünschen fragt oder ihm sogar eine wünschende Unperson unterstellt, die er selbst gar nicht kennt. Oder er ist erstaunt, wenn ihm direkt oder indirekt vermittelt wird, er sei irgendwie selbst verantwortlich für die Produktion seiner Symptomatiken und hätte womöglich auch noch einen Gewinn davon. Es liegt auf der Hand, dass es zur Lösung solcher Konflikte zwischen verschiedenen Adressierungslogiken dienlich ist, wenn hierzu geschulte Therapeuten beide Logiken beherrschen und akzeptieren. In möglichst transparenter Weise sollten sie mit ihren Patienten klären, welche Adressierungen diese bevorzugen und welche der Therapeut, um mit dem Patienten als Rollenträger, als Person und als Unperson so zu kooperieren, dass Erfolge erzielt werden können.

Wenngleich vermutlich seltener, kann es auch zu Adressierungskonflikten hinsichtlich Person versus Rolle des Arztes/Psychotherapeuten kommen. Im medizinischen Geschehen ist die persönliche Beziehung zwischen Arzt und Patient von keiner großen Relevanz; beide dürften in vergleichsweise selteneren Fällen »persönlich« aufeinander reagieren. Da in Psychotherapien die Kommunikation zwischen beiden länger dauert, häufiger stattfindet, ohne distanzierende Symbolik vonstattengeht (keine weißen Kittel; kein Stethoskop) und Therapeuten viel seltener als Ärzte »verheimlichen« können, dass und wie sie emotional auf ihre Patienten reagieren, können auch Patienten auf die Idee kommen, die Person des Therapeuten zu adressieren. Von besonderer Brisanz wird es, wenn sie auch die Unperson des Therapeuten adressieren oder eine solche hineindeuten (»Ich glaube, Sie mögen mich in Ihrem Innersten nicht« – »Was bedeutet es, dass Sie gerade den Kopf geschüttelt haben?«). Könnte der Arzt in einem solchen Fall noch sagen: »Das hat nichts mit der Untersuchung zu tun«, dürfte es Psychotherapeuten schwererfallen, sich solchen personalen oder gar unpersonalen Adressierungen zu entziehen.

Adressierungen: komplementäre und symmetrische Beziehungen

Das latente Aufeinandertreffen verschiedener Adressierungslogiken kann sich manifest auch in unterschiedlichen Beziehungsmustern zwischen Arzt/Psychotherapeut und Patient zeigen. In der Adressierung auf dem Gebiet von Krankheit ist diese Beziehung streng und klar komplementär. Der eine fragt, der andere gibt Antwort; der eine verkündet eine Diagnose, der andere nimmt das hin. Auch wenn das in Arztpraxen manchmal anders läuft, zeigen sich in Psychotherapien häufiger Varianten einer symmetrischen Beziehung: Der Therapeut schlägt vor oder deutet, der Patient verwirft das – und kann eigentlich auch seinerseits dem Therapeuten etwas vorschlagen oder zumindest deutlich widersprechen. Identifizieren sich Therapeuten mit der Rolle des Behandlers einer Krankheit, können sie diesen Widerspruch mehr oder weniger eloquent zurückweisen oder selbst als Beleg ihrer Deutung oder Diagnose ansehen. Dieser Ausgang ist ihnen verwehrt, wenn akzeptiert wird, dass sich in einer Psychotherapie Rollen oder gelegentlich auch private Personen gegenseitig adressieren können.

Es sei hier angemerkt, dass die Systemtheorie bei genauer Lesart zu anderen Konsequenzen kommt als der »gesunde Menschenverstand« und unsere auch in Psychotherapien dominante Alltagssprache. Letztere kann gar nicht anders, als jede Form der Adressierung automatisch einem adressierten oder adressierenden Subjekt zuzuschreiben. Das ist notwendig als »Möglichkeitsbedingung für einen robusten Alltag, der in einem fort ›Handelnde‹ konstruieren muss, damit so etwas wie Zurechnung auf jemanden erschwingbar wird« (Fuchs 2011, S. 78). Anders die Logik der Systemtheorie: Hier kann nur Kommunikation kommunizieren. Rollen- oder Person-Adressierungen sind selbst Produkte von Kommunikation. Sie entstehen in Kommunikation. Wenn Adressierungskonflikte wie die genannten auftreten, ist das demnach gerade nicht die »Schuld« irgendwelcher falsch Adressierender oder Adressierungen verweigernder Adressaten, sondern Teil jeder psychotherapeutischen Kommunikation, die sich im Krankenbehandlungssystem etabliert – mal mehr, mal weniger. Man kann das nicht abstellen, wohl aber auf verschiedene Weise damit umgehen.

In einem weiteren Schritt kann eine störungsspezifische Perspektive speziell in Augenschein nehmen, wie sich diese Vorgänge »störungsspezifisch« gestalten. Es lassen sich nämlich je nach »Störungsbild« durchaus spezifische Muster von Selbst- und Fremdadressierungen identifizieren. Schleiffer (2012) beschreibt das z. B. für das Störungsbild der Depression. Zur Selbsterzeugung der Depression gehört z. B. ein Vorrang von Selbstadressierung vor Fremdadressierung (etwa beim Thema Verantwortung und Schuld). Andere »Störungen« adressieren ihren eigenen Körper, wieder andere die soziale Umwelt. So genannte »Borderline«-Patienten (besser: Personen in der Rolle einer »Borderline-Persönlichkeit«) adressieren rasch und vehement den Therapeuten abwechselnd positiv oder negativ. Wer einen Blick auf Adressierungsvorgänge hat, kann somit nicht nur diesbezügliche

Prozesse in der psychotherapeutischen Beziehung beschreiben. Es bietet auch Möglichkeiten, die Selbstorganisation von Störungen mit Blick auf dazugehörige Adressierungsvorgänge zu rekonstruieren.

Adressierungen im Kunden-Dienstleister-Verhältnis

Von verschiedener Seite und mit unterschiedlicher Gewichtung je nach Therapieschule wird das Therapeut-Klient-Verhältnis als eines von Dienstleister und Kunden konzipiert. Unter Adressierungsgesichtspunkten »bestellt« ein Kunde und der Dienstleister »liefert«. Übertragen auf Therapieprozesse bedeutet es, dass am Anfang der Therapie Anliegen und Auftrag geklärt werden und auf dieser Basis erst ein Kontrakt darüber gebildet wird, was Therapeuten tun (»liefern«) können und was nicht. Diese Klärungsprozesse haben enorme Vorteile, wenn Erwartungen geklärt werden und Therapieprozesse auf der Grundlage geklärter Erwartungen stattfinden. Aber auch diese Form der Adressierung kann und muss gelegentlich in Konflikt kommen mit im Krankheitssystem beheimateten anderen Adressierungslogiken und oft auch mit manchen Logiken von Therapie als Problemlöseprozess.

Mit bestimmten »Krankheitsbildern« ist z. B. verbunden, dass Klienten keine Aufträge – oder zumindest keine ihre Probleme lösenden Aufträge – geben können. Wenn jemand, der sich vom Geheimdienst verfolgt fühlt (was andere als Zeichen einer Krankheit [Psychose] sehen), den Auftrag gibt, ihn vor dem Geheimdienst zu schützen, käme eine daran orientierte Auftragserledigung in erhebliche Konflikte mit der Idee, der Auftrag selbst sei Ausdruck einer Krankheit. Wenn bei Adressierung im Problemlösesystem die Art der Auftragsdarstellung aus der Sicht des Therapeuten Teil der Problemerzeugung ist (die gewählte Problemlösung ist das Problem oder Teil des Problems), kann er nicht guten Gewissens liefern, was bestellt wird. Es bieten sich in der Kunden-Dienstleister-Logik allerdings kommunikative Möglichkeiten an, darüber zu verhandeln. Schließlich liefert und montiert kein Installateur, der seinen Beruf ernst nimmt und am Ende zufriedene Kunden haben will, eine bestellte Heizanlage, von der er weiß, dass sie für die Größe des Hauses eine zu geringe Leistung bringt. Therapeutischen Beziehungen die aus der Wirtschaft stammende Logik einer Kunden-Lieferanten-Adressierung zu unterlegen, wird kontrovers diskutiert und birgt natürlich selbst Beziehungsfallen. Sie ermöglicht aber Verhandlungsoptionen, um den sonstigen Fallen der Adressierungslogik in der Krankenbehandlung zu entgehen.

Gesund – krank: Spielregeln

Eine weitere Möglichkeit, die soziale Welt zu untersuchen, in der mit der Leitunterscheidung »gesund – krank« operiert wird, besteht darin, die Spielregeln zu beschreiben, die damit verbunden sind. Dabei geht es natürlich wieder um entsprechende Rollen. Hier soll die Beschreibung mit Blick auf die Spielregeln in privaten Systemen erfolgen, wenn Beziehungen vermittels dieser Leitunterscheidung organisiert werden. Jede Kultur hat Regeln, wie Kranke mit Gesunden und Gesunde mit Kranken umgehen[16]. Die Frage, ab wann diese Regeln gelten, hängt davon ab, wer die Definitionsmacht hat, ein störendes Phänomen (Verhalten, Fühlen, Denken) als Zeichen einer Krankheit zu bewerten. Auch wenn das offiziell n ur H eilberufe dürfen, müssen es im Vorfeld ja auch »Laien« tun. Therapeuten – v. a. Kinderpsychotherapeuten – tun gut daran, sich dessen bewusst zu sein, welche Spielregeln unvermeidlich Gültigkeit erlangen, sobald eine Person in einem System für krank oder gar für psychisch krank erklärt wird.

Hier zeigt sich ein Vorteil der systemtheoretischen Perspektive: Sie reflektiert sui generis, welche Regeln damit in Gang gesetzt werden, welche Auswirkungen dies auf das ganze System und auf dessen Beziehung zur Umwelt hat sowie was sich änderte, wenn man den Krankheitsbegriff dekonstruieren würde. Eine Dekonstruktion könnte darin bestehen, hypothetisch zu beleuchten, welchen Unterschied es in einer Familie oder für ein Paar macht, ob die Nichterfüllung bestimmter Pflichten bzw. Erwartungen als Resultat einer Depression ge-

16 Zur bibliotherapeutischen Beschreibung dieser Rollen – gezielt ohne systemtheoretische Fremdwörter – auf dem Gebiet der Psychosomatik siehe Lieb und von Pein 2009.

wertet wird oder eine wodurch auch immer motivierte Entscheidung einer gesunden Person zum Ausdruck bringt.

Macht und Ohnmacht

Von Relevanz für ein soziales Funktionssystem wie das Gesundheitswesen, das gesellschaftlich vordefinierte Rollen und Regeln hat, ist die Perspektive von Macht und Ohnmacht als einem symbolisch generalisierten Kommunikationsmedium (vgl. Luhmann 1975). Auf dem Gebiet der Krankenbehandlung bedeutet das, dass beide Seiten bereits vor der Gestaltung einer *bestimmten* Arzt-Patient-Beziehung gesellschaftlich vordefinierte Formen von Macht und damit korrelierend von Ohn-Macht haben. Augenfällig und im Bewusstsein der Beteiligten ist dann stets die Macht des Arztes oder des Psychotherapeuten. Weniger sichtbar sind seine Ohnmacht und die Macht des Patienten. In störungsspezifisch orientierten Psychotherapien sollte aber gerade beides gesehen werden. Mit der Rolle des Patienten verbinden sich nämlich Ansprüche und Erwartungen an den Arzt/Psychotherapeuten. Dazu gehört die Erwartung an die Einlösung eines mit dieser Rolle verbundenen Versprechens: die Heilung.

Haben Schulmediziner auf somatischem Gebiet nur begrenzt Macht, im Körper das zu erwirken, was Patienten erwarten, ist das auf dem Gebiet der Psychotherapie gänzlich unmöglich. Hier ist das Resultat einer Therapie stets das Ergebnis eines kommunikativ-interaktionellen Prozesses, an dem beide Seiten teilhaben. Das Ergebnis hängt nicht lediglich von einer Seite ab. Einer Seite kann aber bei Verwendung der Krankheitslogik diese Macht und damit die Verantwortung zugesprochen werden. Auch hier müssen Therapeuten daher in der Lage sein, die Erwartungen und Erwartungs-Erwartungen (der Therapeut glaubt, der Patient erwarte von ihm ...) zu bewältigen – sprich: Sie müssen ebenso mit ihrer Macht wie mit ihrer Ohnmacht umzugehen wissen. Letztere haben sie nicht nur mangels bestimmter fachlicher Kompetenzen (was ja auch erlaubt sein sollte), sondern realiter in Form der Nichtinstruierbarkeit des autopoietischen Systems eines Patienten von außen. Es gehört zur Grundposition jedes

Therapeuten, das nicht ändern zu können, was nur der Patient ändern kann.

Ökonomie: Problembewältigung als Krankenbehandlung

Es kann auch finanzielle Gründe geben, ein Problem mit dem Label »Krankheit« zu belegen. Das ist z. B. der Fall, wenn eine Person oder ein Mehrpersonensystem ein erhebliches Problem aus eigener Kraft und mithilfe von Freunden nicht lösen kann und dann an die »Adresse« eines Psychotherapeuten gerät, der mit seinen Möglichkeiten tatsächlich zu helfen bereit ist. Dies allerdings nicht ehrenamtlich, sondern als bezahlte Leistung. Diese ließe sich finanzieren wie der Friseur, das Taxi und der Masseur.

Angesichts realer und relationaler Armut müssten dann allerdings viele Klienten passen. Können ihre Probleme und Leidenszustände problemlos im Klassifikationssystem von ICD und DSM erfasst und damit eine Krankheit bestätigt werden, ist das ökonomische Problem gelöst: Der Patient ist krank, die Kasse leistungspflichtig und der Therapeut, sofern er einen Therapieplatz frei hat, bekommt sein Geld. Handelt es sich bei entsprechender Auslegung der ICD-Kriterien und der diesbezüglichen Hinweise der Psychotherapie-Richtlinien (Abschnitt D, § 22, Absatz 3.1 und 3.2) nicht um eine »Krankheit im Sinne der Psychotherapie-Richtlinien«, fehlen die Grundlagen für die Abrechnung eigentlich passender professioneller Angebote als Krankenbehandlung. Würde ein dazu befugter Therapeut hier dennoch eine Krankheit im Sinne des ICD oder der Richtlinien diagnostizieren und Leistungen abrechnen, könnte das zu erheblichen Konflikten mit der zuständigen Krankenkasse oder anderen dafür zuständigen Instanzen im Gesundheitssystem führen. Nun gibt es aber aufgrund der Weichheit aller ICD-Kriterien (sie enthalten nahezu immer Aspekte, die der Bewertung und Auslegung durch einen Beobachter bedürfen) Leidenszustände, die sowohl als Zeichen einer Krankheit wie auch als Aspekte »normaler Lebensläufe« (vgl. Faber, Haarstrick u. Rüger 2012, S. 16) angesehen werden können. Aufgrund ihrer Rolle im Gesundheitssystem dazu Befugte mögen dann vor dem Hintergrund ihrer persönlichen und rechtlich vorgegebenen Prämissen zu verschiedenen Entscheidungen gelangen. Nicht zu verkennen ist, dass es aus der Perspektive des ggf. als »krank« bezeichneten Individuums hier auch finanzielle Vorteile haben kann, die Krankenrolle zugesprochen zu bekommen.

8.5 Das Ziel der Krankenbehandlung

Die Frage nach dem hier bewusst im Singular formulierten Ziel einer Krankenbehandlung kann zweifach beantwortet werden: als »weg von« und als »hin zu«. Legt man die Leitunterscheidung gesund – krank zugrunde, bedeutet Ersteres: »weg von Krankheit« (Verschwinden der Symptome, wenn möglich durch Heilung der dahinterliegenden Krankheit). Differenztheoretisch bedeutet das, vom markierten Bereich der Krankheit in den unmarkierten Bereich der Gesundheit zu kreuzen. Dafür haben verschiedene Arten von Behandlern verschiedene Angebote: Physiotherapeuten, Psychotherapeuten, Chirurgen, Psychiater, Familientherapeuten usw. Die Hin-zu-Definition des Zieles erscheint einerseits klarer und einfacher (man weiß dann, wo es hingehen soll) und andererseits hoch problematisch, wenn sie nicht vom Klienten selbst je nach seiner Lebenssituation vorgenommen wird. Das hieße nämlich, Gesundheit zu definieren. Das ist etwas anderes, als verschiedene positive Zustände zu bestimmen (Selbstsicherheit, Genuss, Liebesfähigkeit, Leistungsfähigkeit – mit jeweiligen Operationalisierungen dieser Konstrukte). Das Problem ist, dass mit jeder dieser Definitionen und Markierungen all das, was im Sinne der Differenz nicht in diesen Raum fällt, als Krankheit mitdefiniert würde. Außerdem kann sehr darüber gestritten werden, was gesund ist und was nicht. Ist z. B. das frohe Leben eines Menschen, zu dessen Fröhlichkeit deutlich mehr Alkohol gehört, als andere für gesund halten, nun gesund oder krank oder irgendetwas dazwischen? Es gibt zahlreiche kulturell und subkulturell definierte Perspektiven auf das, was ein »gutes, sinnvolles, selbstbestimmtes« usw. Leben ist. Es gibt also gute Gründe, im Bereich der Krankenbehandlung die Zieldefinition »weg von« zu bevorzugen. Dann ist

> »der Heilungsprozess [...] das Kreuzen der Grenze vom markierten zum nicht markierten Raum, Zustand oder Inhalt (von ›krank‹ zu ›nicht krank‹ bzw. von ›dysfunktionell‹ zu ›funktionell‹)« (Simon 2012a, S. 96).

Das schließt nicht aus und eher ein, zu Beginn einer Behandlung vom Klientensystem markieren zu lassen, woran dieses erkennen würde, dass es »weg von« ist (vgl. dazu auch Kapitel 10).

9 Die störungsspezifische Systemtherapie

9.1 Störungsspezifische Systemtherapie im System professioneller Hilfen

9.1.1 Gesellschaftliche Funktionssysteme: Krankenbehandlung. Politik. Wirtschaft.

Das Gesundheitswesen als gesellschaftlicher Funktionsbereich

Funktionssysteme

Um pointiert zu starten: Aus Sicht der Systemtheorie gehören Patienten, Ärzte und Psychotherapeuten als jeweilige Personen nicht zum Funktionsbereich Gesundheitssystem. Sie sind dort Umwelten. Allerdings ist es eine der zentralen Fragen, wie die Koppelung dieser »ganzen Menschen« (bestehend jeweils aus Psyche und Soma) an dieses System gelingt und wann Exklusions- bzw. Entkoppelungsrisiken bestehen. Etwas platt ausgedrückt: Wann fliegt ein bestimmter Therapeut oder Arzt aus dem System? Wie kommt Herr Huber als ganzer Mensch an dieses System heran und wird dort zum Patienten? Wann ist es soweit, dass Herr Huber als Patient vom Krankenbehandlungssystem wieder entkoppelt, d. h. wieder für gesund erklärt oder im klinischen Jargon »entlassen« wird? Luhmann (1997) beschreibt die »Gesellschaft der Gesellschaft« als Interaktion und Kooperation von gesellschaftlichen Teilsystemen bzw. ausdifferenzierten Funktionssystemen, wovon das Gesundheitssystem eines ist. Diese Ausdifferenzierung in verschiedene Funktionssysteme ist zentrales Merkmal einer modernen Gesellschaft: Wirtschaft, Recht, Politik, Erziehung, Wissenschaft, Medizin, Gesundheitswesen, Religion, Massenmedien und Kunst. Diese Systeme haben ihre eigenen Logiken und operieren mit jeweiligen primären Leitunterscheidungen (gesund – krank, Schuld – Unschuld, wahr – falsch usw.).

Die Theorie Luhmanns stimmt insofern mit kritischen soziologischen Theorien und dem Marxismus überein, als sie davon ausgeht, »dass sich die gesellschaftlichen Verhältnisse gegenüber dem Willen und Bewusstsein der Individuen verselbstständigt haben« (Scherr 2012, S. 137). Jedes dieser Funktionssysteme erbringt eine bestimmte Leistung. Um das zu tun, muss es systemintern spezifische Leitunterscheidungen verwenden und systemextern mit den anderen Funktionssystemen als Umwelten interagieren. Diese Funktionssysteme brauchen also einander als Umwelten, um ihre Leistungen zu erbringen. Es gibt in dieser Theorie keine übergeordnete Instanz, keinen Willen, keinen Zeitgeist, kein Gesamtziel, keine übergeordnete Ordnung. Das schließt nicht aus, dass einzelne Personen oder Instanzen nach solchen Ordnungen rufen – z. B. danach, dass die Politik ordnend in die Wirtschaft oder in das Gesundheitssystem eingreift. Die Geschichte der letzten 20 Jahre zeigt sehr deutlich, dass die Politik das weder im Finanzwesen noch im Gesundheitswesen leisten kann. Sie zeigt aber auch, wie relevant ein System (z. B. das politische) v. a. dann wird, wenn ein System in eine Krise gerät. Die Systeme haben jeweils eigene Werte. Will ein System auf ein anderes Einfluss nehmen, kann es das nur vermittels der »Übersetzung« von Werten des einen Bereiches in Werte des anderen. Ein Beispiel ist der umwelt*politische* Versuch, die Wirtschaft zu natur- und umweltverträglichen Entscheidungen zu bewegen. Das geht nicht über moralische Appelle, sondern nur über eine politische Kontextgestaltung, bei der man Geld verliert, wenn man die Umwelt verschmutzt, und gewinnt, wenn man sie schont. Wenden wir uns nun dem Gesundheitswesen als Funktionssystem zu.

Das Gesundheitssystem operiert mit der *Leitunterscheidung gesund – krank*. Dass Krankenkassen zum Wirtschaftssystem gehören, kann man schon am zweiten Teil dieses Wortes (Kasse) erkennen. Die permanenten Verhandlungen zwischen Kassen und Vertretern von Ärzte- und Psychotherapeutenkammern ist systemtheoretisch eine Koppelung von Wirtschaft und Gesundheitswesen. Finanziert werden Tätigkeiten, die aus Kranken (Arbeitsunfähigen) Gesunde (Arbeitsfähige) machen. Will man Kassen zur Finanzierung von Leistungen gewinnen, benötigt man daher den Nachweis einer Krankheit vermittels der Leitunterscheidung krank – gesund. Gleiche Begriffe haben in verschiedenen Funktionssystemen unterschiedliche Bedeutungen. Die in diesem Buch behandelten Begriffe Störung/Krankheit können innerhalb des Bereiches der therapeutischen Tätigkeiten ein nützliche oder eine schädliche Funktion haben. In der Koppelung mit dem Wirtschaftssystem dienen sie dort der Unterscheidung »Leistung bezahlen – Leistung nicht bezahlen«. Diagnosen haben im Wirtschaftssystem eine andere Bedeutung als im Gesundheitssystem. Der Dritte im Bunde ist der Funktionsbereich Politik. Er gibt als hoch relevanter Kontext für das Gesundheitswesen Rahmenbedingungen dafür vor. Welcher Mensch z. B. im Gesundheitswesen in die Rolle eines Heiltätigen schlüpfen darf und wann er aus dieser Rolle wieder hinausfliegt, bestimmt die Politik.

In Gesetzen wie dem Heilpraktikergesetz oder dem Psychotherapeutengesetz wird festgelegt, wer in einem Heilberuf tätig werden und ohne Strafe heilen darf. Die Kammern von Ärzten und Psychotherapeuten sind politische Institutionen und regeln ihrerseits Bedingungen der Mitgliedschaft und des Rauswurfs. Die Rechte von Patienten werden vonseiten der Politik geregelt. Am 2.2.1013 trat das vom Deutschen Bundestag verabschiedete Patientenrechtegesetz in Kraft, das die Rechte von Patienten in vielerlei Hinsicht gegenüber Behandlern und Krankenkassen stärkt. Zur Regelung, wer heilkundlich tätig werden darf, gehört auch, welche Heilmethoden die Zugelassenen anwenden dürfen und wer sie bezahlt. Gerade an der Systemtherapie zeigt sich derzeit, wie diese drei Funktionsbereiche ineinander wirken. Nach langen Auseinandersetzungen wurde 2008 politisch entschieden, dass die Systemtherapie als Methode wissenschaftlich anerkannt sei. Also dürfen und müssen sich nun nichtärztliche Professionen, die als Systemtherapeuten zugelassen werden wollen, diese Methode im Rahmen einer Ausbildung und nicht lediglich als Fort- oder Weiterbildung aneignen. Am Ende der Ausbildung, die nun mit einer staatlichen Prüfung abgeschlossen wird, sind die Teilnehmenden »approbiert«, was bedeutet, dass sie nun heilberuflich tätig werden können (ohne dafür bestraft zu werden). Die Wirtschaft als eigener Funktionsbereich – hier in Form des Subsystems Krankenkassen – kann aufgrund ihrer innewohnenden Logik diese Entscheidungen der Politik nicht einfach 1:1 übernehmen. Täte sie das, hätte sie 2008 umgehend Systemtherapie als Krankenbehandlung finanzieren müssen. Das tut sie aber auch zu Beginn des Jahres 2014 (noch) nicht.

Es gibt nun eine Instanz, die in geradezu klassischer Weise die Koppelung von drei Systemen (Politik, Krankenbehandlung, Wirtschaft) organisiert: der »Gemeinsame Bundesausschuss (G-BA)«. Er ist vom Gesetzgeber gemäß Sozialgesetzbuch (SGB) V installiert worden und mit Entscheidungskompetenzen befugt durch das seit 1.1.2004 geltende »Gesundheitsmodernisierungsgesetz« (GMG). Er ist das höchste Organ der so genannten »Selbstverwaltung« von Ärzten/Psychotherapeuten/Krankenhäusern und Krankenkassen. Der G-BA beschließt Richtlinien für die ambulante und stationäre Krankenbehandlung, die in der legislativen Rangfolge unterhalb von Gesetzen stehen (untergesetzlicher Normencharakter). Er ist als »juristisch eigenständige Person« dem Bundesministerium für Gesundheit (BMG) unterstellt, dem alle seine Entscheidungen vorgelegt werden müssen. Das darf dann aber nicht über solche Inhalte der Richtlinien befinden, die rein ärztlich-therapeutische Aspekte betreffen. Der G-BA entscheidet, welche Methoden und Verfahren als Therapien zulasten der Kassen anerkannt werden. Zu den Mitgliedern des 13-köpfigen G-BA gehören fünf therapeutische Leistungserbringer, fünf Vertreter der Krankenkassen und drei neutrale Personen, von denen eine den Vorsitz hat. Bis zu fünf Patientenvertreter sind beobachtend oder beratend dabei, aber nicht stimmberechtigt. Man sieht dieser Konstruktion an, wie hier versucht wird, die drei genannten gesellschaftlichen Funktionsbereiche zu koppeln. Entsprechend schwierig und zeitraubend sind auch die Entscheidungsprozesse. Die übergeordneten politischen Rahmenbedingungen der *Krankenbehandlung*, an die sich der G-BA bei seinen Entscheidungen halten muss, sind im Sozialgesetzbuch (SGB) V niedergeschrieben.

Im Sozialgesetzbuch (SGB) VI ist festgeschrieben, wann und wie Leistungen des Gesundheitswesens in der *medizinischen Rehabili-*

tation bezahlt werden. Auch wenn Therapeuten in beiden Bereichen (Krankenbehandlung – Rehabilitation) oft das Gleiche tun oder ein bestimmter Patient mit seiner Problematik sowohl im einen wie im anderen Bereich behandelt werden könnte, sind Krankenbehandlung und Rehabilitation verschiedenen Bereichen zugeordnet mit verschiedenen Kostenträgern und Entscheidern. Bei der Rehabilitation wird mit der Leitunterscheidung »arbeitsfähig – arbeitsunfähig« bzw. »erwerbsfähig – erwerbsunfähig« operiert. Hier gelten die Richtlinien des G-BA nicht. Leistungen werden von Kostenträgern (in der Regel die Rentenversicherungen) finanziert, wenn damit die Aussicht besteht, aus Arbeitsunfähigen Arbeitsfähige zu machen oder eine gefährdete Arbeitsfähigkeit zu erhalten. Das ist eine deutlich andere Leitunterscheidung als die von »gesund – krank«, auch wenn es Überschneidungen gibt.

Dies hat enorme Auswirkungen auf die Therapien, die im rehabilitativen Bereich durchgeführt werden. Das bekommt jeder Psychotherapeut zu spüren, der z. B. in einer psychosomatischen Klinik tätig ist und dort aus »Kranken Gesunde machen will«, von Kostenträgern und in Anpassung daran von klinikinternen Instanzen aber »nur« daraufhin geprüft und gefragt wird, ob er es schafft, den arbeitsunfähig aufgenommenen Patienten arbeitsfähig zu entlassen.

Man kann die beiden Leitunterscheidungen (krank – gesund und erwerbsfähig – erwerbsunfähig) als maßgebliche für eine Psychotherapie kritisieren und dagegen argumentieren. Möglicherweise appelliert man dann an eine übergeordnete moralische Instanz. Die gibt es aus systemtheoretischer Sicht aber nicht, zumindest keine, die die Autopoiese der genannten Funktionssysteme aushebeln könnte. Es empfiehlt sich daher systemtheoretisch eher, zu akzeptieren und zu reflektieren, dass und wie hier verschiedene Funktionsbereiche mit ihren Leitoperationen tätig sind, die sie nicht verlassen können ohne Bedrohung der Autopoiese eben dieser gesellschaftlichen Funktionsbereiche. Dann gehört es zum Kompetenzprofil in diesen Bereichen tätiger Psychotherapeuten, mit verschiedenen Leitunterscheidungen verbundene Konflikte und Ambivalenzen zu verstehen und damit umzugehen. Auch hier gilt: Wer an ein System ankoppeln oder Teil eines

Systems werden will, sollte seine Interessen und Perspektiven in der Interaktion mit diesem System so gestalten, dass es von diesem als relevante Umwelt erkannt wird und eine Anschlussfähigkeit zu dessen Operationen besteht. Therapeuten müssen hier also mit widersprüchlichen Logiken und Leitoperationen umgehen können. Das heißt gerade nicht, sie unreflektiert zu übernehmen. Es empfiehlt sich aber auch nicht, bestimmte Leitunterscheidungen oder Begriffe nicht zu verwenden, weil sie in einem anderen Funktionsbereich Bedeutungen haben, die man auf das eigene Feld nicht transferieren will.

Welchen Einfluss in einem Funktionssystem verwendete Unterscheidungen und Begriffe auf ein anderes System haben – z. B. auf das System »Systemtherapie« –, bestimmt nicht das System, an das Letzteres ankoppelt, sondern das ankoppelnde System durch die Definition seiner Grenzen. Die Definition von Grenzen ist immer Teil der Autopoiese eines Systems und wird von diesem selbst vorgenommen. Besonders deutlich wird dieser Vorgang der Abgrenzung eines Systems gegenüber anderen Systemen durch *eigene* Operationen bei der Frage, welche Bedeutung den Aufträgen gegeben wird, die ein Funktionssystem einem anderen gibt. Aus systemischer Sicht bestimmen Therapeuten selbst, wie sehr sie sich in ihrem Therapieraum (metaphorisch ebenso wie im Sinne des Wortes) in ihren therapeutischen Operationen z. B. vom Auftrag, einen Patienten arbeitsfähig zu machen, leiten lassen. Ein Sozialarbeiter in der sozialpädagogischen Familienhilfe und eine Mitarbeiterin im Kinderschutzdienst eines Bundeslandes bestimmen selbst, in welcher Weise und in welchem Umfang sie ihr Handeln nach Aufträgen vom Jugendamt ausrichten bzw. ob und wie die Leitunterscheidungen, die mit den von dort kommenden Aufträgen verbunden sind (z. B. »Prüfe, ob den Eltern das Kind genommen werden muss«), das eigene therapeutische, beraterische oder betreuende Handeln beeinflussen. Wenn die Systemtherapie also eines Tages nicht nur berufsrechtlich (Approbation), sondern auch sozialrechtlich anerkannt sein wird, wird die Aufrechterhaltung ihrer systemischen Identität davon beeinflusst werden, wie sie ihre Grenze gegenüber anderen sozialen Funktionsbereichen definiert.

Handlungen, die gleichzeitig zu verschiedenen Funktionsbereichen gehören

Jeder gesellschaftliche Funktionsbereich hat und braucht andere gesellschaftliche Kontextbereiche als Umwelten. Deshalb kann das, was Klienten tun und nicht tun, und ebenso das, was Ärzte und Psychotherapeuten tun und nicht tun, Gegenstand verschiedener Funktionsbereiche sein. Was die Handlungen des Arztes betrifft, ist seine Krankenbe*handlung* zunächst ein Vorgang in seinem Behandlungszimmer und an seinen Patienten adressiert. Was hier geschieht, ist aber auch für andere Funktionsbereiche relevant: Für die Wirtschaft (hier ist die Tätigkeit des Arztes ein verkauftes Produkt), für das Recht (wenn ihm z. B. ein Behandlungsfehler vorgeworfen wird), für die Politik (wenn es z. B. darum geht, wer sich Arzt mit welchen Untertiteln nennen darf), für die Wissenschaft (wenn es um die Entwicklung von Leitlinien geht) sowie für die Ausbildung (wenn z. B. die Tätigkeit als Assistenzarzt eine Stufe seiner Karriere ist). Jeder dieser Bereiche hat seine eigene Logik mit einer eigenen Leitunterscheidung und eigenen Bewertungsmaßstäben.

Was im Arztzimmer geschieht, kann also von diesen Umwelten verschieden beschrieben und bewertet werden. Nimmt der Arzt sich lange Zeit für seine Patienten, mag das gut für die Krankenbehandlung sein, aber schlecht für seinen Geldbeutel, weil ihm die Gesprächsziffern wenig einbringen. Hier haben Krankenhäuser wie alle Organisationen den Vorteil, Widersprüche und Paradoxien (d. h. die Gleichzeitigkeit von gut und falsch, bezogen auf einen bestimmten Vorgang) leichter zu bewältigen. In der Ärztekonferenz wird dann etwas diskutiert und beschlossen, was der Geschäftsführer aus wirtschaftlichen Gründen nicht umsetzt. Diese Kontexte gibt es natürlich auch für ambulant Tätige. Es sind umso weniger, je weniger »Mitgliedschaften« beispielsweise ein Psychotherapeut in solchen Funktionsbereichen hat. Ein Psychotherapeut in eigener ambulanter Praxis muss ein Geschick entwickeln im Umgang mit Kassen, Zuweisern, Abrechnungen und sozialpolitischen Vorschriften. Wer anderen Menschen einfach »Hilfe« anbietet, die sich rechtlich nicht Psychotherapie nennt, wer nicht mit Kostenträgern abrechnet, zur Legitimation seiner Tätigkeit auf keinen Titel verweisen muss und auch noch vermögend ist und kein Geld für seine Leistungen verlangt, hat mangels Mitgliedschaften mehr Optionsräume. Da es diesen Wundervogel aber selten gibt und zum Überleben jeder helfenden Profession die Mitgliedschaft in verschiedenen Funktionsbereichen notwendig ist, gehören Widersprüche, Dilemmata und Paradoxien zum Alltag wohl aller Psychotherapeuten.

Auch das Handeln und Nichthandeln des Klienten kann für mehrere Funktionsbereiche relevant sein. Insofern zum Gegenstand von Psychotherapie/Psychiatrie Verhaltensweisen von Klienten gehören, die nicht den üblichen sozialen Erwartungen entsprechen und zudem oft nicht verstehbar sind, beschäftigen sich auch andere Funktionsbereiche damit. Das Rechtssystem legt an solche Handlungen die Leitunterscheidung »Recht/Unrecht« mit der Zweit-Codierung »erlaubt/verboten« an (vgl. Luhmann 1984). Das Erziehungswesen operiert bei Kindern und Jugendlichen mit der Leitunterscheidung »pädagogisch beeinflussbar/unbeeinflussbar (weil z. B. angeboren)«.

Krankheitsstatus als kulturelle Sicherheit

Vogd (2011) hält es für eine Eigenart jeder Krankenbehandlung, dass sie Ängste und Unsicherheiten mit Bezug auf körperliches oder psychisches Leid kommunikativ überführt *in eine Form kultureller Sicherheit*. Das kann man an sich selbst oder der eigenen Familie erleben: Jemand fühlt sich nicht wohl, hat seltsame Zustände und irgendwie sind alle involviert. Dann entscheidet jemand: Du gehst zum Arzt. Ab jetzt ist alles organisiert. Das ist ein kultureller Vorgang, weil dieser Übergang nur möglich ist, wenn es organisierte Krankenbehandlung gibt mit symbolisch generalisierter Kommunikation: Jeder weiß, wie es nun abläuft. Alle Teilnehmer im Funktionsbereich »Krankenbehandlung« sind entsprechend sozialisiert und wissen, wer was zu tun und was zu lassen hat. Im Arztzimmer sind z. B. die Rollen klar verteilt. Das Ausmaß solchermaßen erzeugter Sicherheiten durch die Einfügung des Krankheitskonzeptes korreliert mit dem Ausmaß der dadurch beseitigten Unsicherheit. Da Unsicherheit und Ungewissheit in Bezug auf Denken, Fühlen und Verhalten manchmal größer sind als in Bezug auf Körpervorgänge, hat hier die Einführung des Konzeptes »psychische Krankheit« eine besondere sicherheitsstiftende Funktion. Wenn irgendjemand innerhalb der Familie oder von außen dem seltsamen Verhalten eines Familienmitgliedes den Status einer Krankheit gibt, ändert sich die Situation. »Das ist eine Krankheit – ihr solltet zum Arzt (Psychiater, Psychotherapeut …) gehen!«: Diese Aussage markiert den Übergang von Unsicherheit in strukturelle Sicherheit. Umgekehrt wird Krankheit und Krankenbehandlung nun relevanter Teil der Umwelt der Familie, manchmal (bei chronifizierten Verläufen) für immer.

Systemische Behandler im Funktionsbereich der Krankenbehandlung

Multilogiken

Wenn die Systemtherapie sozialrechtlich anerkannt wird, wird sie ein Subsystem auf diesem Feld. Zu diesem gehören dann bestimmte Berufsgruppen – nicht als Personen, sondern in Rollen. Daneben gibt es jetzt schon das System *aller* sich als systemisch definierender Psychotherapeuten, Berater, Lehrer, Seelsorger, Erzieher, Familienhelfer, Supervisoren, Organisationsberater, Coaches usw. Einige davon sind Mitglieder in systemischen Dachverbänden. Gemeinsam ist diesen »Systemikern« insgesamt der durch die Systemtheorie unterlegte Versuch, Menschen oder Organisationen in Problemlagen zu helfen. Das findet in unterschiedlichen Settings statt – z. B. in therapeutischen Praxen, Beratungsstellen, vor Ort in Familien, in Firmen, in Schulen und sicher bald auch verstärkt im Internet. Da die Systemtheorie auf sehr abstrakter Ebene formuliert werden kann, ist sie in der Lage, diese verschiedenen Settings und die dort verhandelten Inhalte zu beschreiben und systemtheoretisch zu erklären. Daran wird sich nichts ändern, wenn ein Teil dieser »Systemiker« Mitglied therapeutischer Heilberufe auf dem Gebiet der Krankenbehandlung wird und an die dort geltenden Logiken ankoppelt.

Teile der systemischen Welt sind vermittels ihrer Rollen oder ihrer Tätigkeiten immer schon Mitglied anderer Funktionsbereiche.

Wer beispielsweise im Jugendamt oder in der sozialpädagogischen Familienhilfe arbeitet, begibt sich auf das Feld der gesetzlich geregelten Jugendhilfe. Man könnte auch sagen: auf ein Minenfeld, in dem man immer etwas falsch machen kann. Im KJHG (Kinder-Jugendhilfegesetz) gibt es z. B. den mittlerweile berüchtigten § 8a. Dieser zwingt professionelle Fachkräfte dazu, tätig zu werden, wenn der Verdacht (!) besteht, dass ein Kind gefährdet ist. Therapeutische Logiken (was tut einer Familie gut) und politisch-gesetzliche Logiken (wann findet so etwas wie unterlassene Hilfeleistung statt) geraten hier schnell in Widerspruch zueinander und eine Intervention kann je nach Logik gleichzeitig gut und schlecht sein (vgl. Lieb et al. 2008). Insofern sind bereits viele systemisch denkende Rollenträger in Funktionsbereichen tätig, deren Leitunterscheidungen potenziell in Konflikte mit einigen systemischen oder systemtherapeutischen Logiken geraten. Das ist aber der Normalzustand, wenn verschiedene Funktionsbereiche und Logiken aufeinandertreffen.

Subgruppen

Wenn die Systemtherapie als Krankenbehandlung sozialrechtlich anerkannt und als Leistung von Krankenkassen bezahlt werden wird, wird das eine erhebliche Veränderung im Binnensystem der »Systemiker« zur Folge haben. Dann wird sich hier eine Subgruppe herausbilden, deren Tätigkeitskontext sich von anderen in wichtigen Punkten unterscheidet: Ihre Leistungen werden von Kassen bezahlt werden; sie müssen mit der Leitunterscheidung gesund – krank operieren und sie können berufsrechtlich »Fehler« begehen, die anderen nicht unterlaufen können: »Fehldiagnosen«, »Behandlungsfehler« oder »Abrechnungsfehler«.

Selbstbeschreibung

Die Theoriearchitektur des systemischen Ansatzes bietet sehr gute Möglichkeiten einer *Selbstbeschreibung der Systemtherapie im Gesundheitswesen*. Wer sich bewusst bleibt, dass und welche Leitunterscheidungen in welchem Kontext verwendet werden, ist in einer anderen Beobachtungs- und Selbstbeobachtungsposition, als wer die Markierung »gesund – krank« und daraus folgende weitere Unterscheidungen für etwas ontologisch Gegebenes hält. Metatheoretisch sollte dann unterschieden werden zwischen allgemeiner Systemtheorie, Systemtherapie als Sonderform der Anwendung systemtheoretisch begründeter Konzepte und hierin wiederum Systemtherapie als Krankenbehandlung im Gesundheitswesen. Vor diesem Hintergrund ist der Zukunft der »systemischen Welt« zweierlei zu wünschen:

1) trotz weiter bestehenden und möglicherweise größeren Übereinstimmungen den Unterschied nicht zu verkennen zwischen einer »Systemtherapie als Krankenbehandlung im Bereich der Krankenbehandlung nach SGB V« und systemischen Therapien und Beratungen auf anderen Gebieten, wie z. B. auf dem freien Markt mit Selbstzahlern, in Beratungsstellen, im Coaching und in der Organisationsberatung, in Schulen, in der Sozialarbeit usw.
2) dass diese Unterschiede die binnensystemischen Dialoge und Kooperationen bis hin zu Ausbildungsgängen nicht dominieren und zu verlustträchtigen Separationen dieser Bereiche voneinander führen.

Beschreibungsebenen: Systemtherapie im Gesundheitswesen versus systemtheoretische Beschreibung der Systemtherapie im Gesundheitswesen

Diese Unterscheidung dürfte sich für die weitere Entwicklung des systemischen Ansatzes als wichtig erweisen. Für eine »Systemtherapie im Gesundheitswesen« geht es um deren dortige Positionierung – berufsrechtlich und sozialrechtlich. Im anderen Fall geht es um die Selbstbeschreibung dieser Systemtherapie im Gesundheitswesen vermittels der allgemeinen Systemtheorie. Theoretisch ist das ein Re-Entry: Man beschreibt sich selbst in Beziehung zu seiner Umwelt. Die Unterscheidung zwischen System (Systemtherapie) und Umwelt (Gesundheitswesen) wird selbst wieder in das System eingeführt. Um dieser Unterscheidung Rechnung zu tragen, wird im folgenden Abschnitt 9.1.2 die Rolle des systemtherapeutischen Experten im Gesundheitssystem beschrieben und dann in Abschnitt 9.1.3 eine Selbstbeschreibung der Systemtherapie im Gesundheitswesen aus Sicht der Systemtheorie vorgenommen.

9.1.2 Systemtherapie im Gesundheitswesen

Therapeuten: Adressaten als Heilkundige und als potenziell Schuldige
Wie an den Arzt sind auch an Psychotherapeuten im Gesundheitswesen beheimatete Erwartungen gerichtet: Diagnosen stellen; differenzialdiagnostische Erwägungen vornehmen; aus Diagnosen angemessene Therapien ableiten; Interventionen unterlassen, die Patienten schaden; Patienten weiterverweisen an andere »Fachärzte«, wenn man selbst nicht zuständig ist; prüfen, ob die eingeschlagene Therapie wirksam ist (Nützlichkeitsgebot). Wenn sie nicht nützlich ist, wird erwartet, dass man etwas anderes tut oder den Patienten weiterverweist bzw. zumindest aufhört. Für all diese Erwartungen an Tun und Unterlassen werden den Therapeuten im Sinne der Theorie des symbolisch generalisierten Kommunikationsmediums Titel, Symbole und Rechte zugesprochen. Dazu gehören z. B. die Verwendung bestimmter Formulare, ein Praxisstempel, eine Identitäts-Nummer, die zur Abrechnung mit Kassen verwendet wird. Wer mit diesen Adressaten kommuniziert (z. B. Patienten und Angehörige), weiß das und orientiert sich daran. Wenn ein Patient nach einer »Untersuchung« fragt: »Was habe ich?«, sind die Rollen klar definiert: Der eine »hat was« und der andere »weiß was«. Damit sind auch die Machtverhältnisse definiert.

Das System »Systemtherapie im Gesundheitswesen« mit Regeln und Rollen hat Auswirkungen auf dessen Umwelt, wozu aus systemischer Sicht auch die Person des Arztes/Therapeuten gehört. Sie kann sich in dieser Rolle wohl, mächtig und erfolgreich fühlen. Sie kann sich auch schlecht fühlen angesichts der mit diesen Rollen verbundenen Erwartungen. Da das »Heilen« dazugehört, wird erwartet, dass der Heiler (Arzt/Therapeut) etwas tut, was beim »Objekt Patient« etwas bewirkt. Der Patient stellt sich oder seinen Körper dafür zur Verfügung und wartet, ob und wie die Heilmethode wirkt. In der Psychotherapie geht es um Veränderungen von Denken, Fühlen und Verhalten. Das sind »Produkte«, die das »System Patient« (genauer: seine Psyche, sein Körper und das Kommunikationssystem, in dem er lebt) selbst erzeugt. Das kann kein Therapeut instruktiv beeinflussen. Vom Therapeuten wird also etwas erwartet, was gar nicht in seiner Hand liegt. Er muss die »Heilung« dadurch bewirken, dass er seine Klienten zu Veränderungen »verführt«, deren Endprodukt die Heilung wäre. Das weiß jeder Psychotherapeut jeder Therapieschule, und dieses Wissen ändert nichts daran, dass im Gesundheitswesen die oben genannten Erwartungen an Therapeuten gestellt werden.

> Hierzu ein kleines Beispiel aus der Praxis des Autors. Vor einem Familiengespräch mailen die Eltern dem Therapeuten kurz und knapp: »Unserem Sohn geht es gerade nicht gut; er hat Stimmungsschwankungen. Da die Zeit für das Therapiegespräch begrenzt ist, überlegen Sie sich bitte schon im Vorfeld etwas dazu. Unser Sohn vermutet, dass er an einer bipolaren Störung leidet.«

Auf professioneller Ebene gehört es zur erlernbaren Kompetenz, mit dieser Paradoxie im Gesundheitswesen umgehen zu können: »Ändere etwas, was nur der andere ändern kann!« In der Person eines Therapeuten als Umwelt dieses Systems kann das erhebliche Probleme erzeugen – z. B. ein Gefühl von Ohnmacht oder ein Gefühl, Erwartungen nicht zu entsprechen und zu »versagen«. Als Adressat für Heilungsprozesse sind Therapeuten gemäß der Logik ihrer Rolle in der Position von Wissenden und Patienten in der von Nichtwissenden. Im traditionellen systemischen Ansatz gilt umgekehrt: Die Klienten und ihre Systeme (Paare, Familien) sind wissend, Therapeuten sind in ihrer Außenperspektive auf diese Systeme nicht wissend. Klienten und ihre Systeme haben ihre Spielregeln und »wissen« davon (nicht unbedingt bewusst, wohl aber in dem Sinne, dass sie sie befolgen). Aus systemischer Sicht erforschen Therapeuten diese Spielregeln wie Ethnologen einen Stamm (diese Metapher verwendet Simon 2012a, S. 160). So können sie aus der Außenperspektive Dinge beobachten, die aus der Innenperspektive nicht beobachtbar sind. Dazu gehören aus systemischer Sicht auf dem Gebiet störungsspezifischer Therapien vor allem Erkundungen, welche Prozesse, Spielregeln und soziale Konstruktionen zur Verwendung der Kategorie »Störung« und später der Kategorie »Krankheit« geführt haben. In diesen Erkundungen sind sie wieder Experten. Insofern gehört es zum Kompetenzprofil störungsspezifischer Systemtherapeuten im Gesundheitswesen, dass sie die dort geltenden Spielregeln kennen und mitspielen, sich und andere gleichzeitig bei diesem Spiel beobachten und sich so auf einer Metaebene dem Spiel entziehen.

Selektion von Interventionsadressaten

Geht man davon aus, dass Veränderungen auf dem Gebiet der Psyche, der Kommunikation und des Körpers das Ziel von Psychotherapien sind, gibt es verschiedene Adressaten, die man diesbezüglich für zuständig halten kann – unabhängig von der Frage, ob diese Adressierungen von Klienten, Angehörigen von Klienten, Zuweisern, Kostenträgern, Ärzten/Therapeuten oder deren Ausbildern, Supervisoren, Kollegen oder Leitungen vorgenommen werden. Es bieten sich drei Möglichkeiten an:

1) die Psyche des Klienten
2) Kommunikationssysteme des Klienten
3) der Körper des Klienten bei körperbezogenen Interventionen[17]

Die Wahl der Adressaten hängt sehr von der jeweiligen Therapieschule ab. Aus systemtheoretischer Sicht sollten Interventionen die Systeme adressieren, deren Verstörung mit hoher Wahrscheinlichkeit dort Unterschiede erzeugen kann, die therapeutisch intendierte Unterschiede hervorbringen. Zur Entscheidung, welche Adressen eher und welche weniger in Frage kommen, sollte man berücksichtigen, welche Adressierungen ggf. schon von Experten bei vorherigen Behandlun-

17 Die Frage der Adressierung wird gelegentlich als Argument benutzt, um die Systemtherapie sozialrechtlich nicht als Krankenbehandlung zuzulassen, weil doch schon andere Therapieschulen jenes System mit ihren Interventionen adressieren würden, von dem man glaubt, es sei das Spezialgebiet der Systemtherapie: die Kommunikation und soziale Interaktion. Dieses sei z. B. beim Adressaten Familie durch die fälschlich einseitig der Verhaltenstherapie zugeordnete »funktionale Familientherapie« abgedeckt.

gen mit welchen Effekten stattgefunden haben. Vielleicht lohnt es sich ja, einen neuen Adressaten zu suchen, um nicht »mehr desselben« zu betreiben. Aus der Systemtheorie lässt sich nicht, wie gelegentlich vermutet wird, ableiten, das kommunikative System sei der Hauptadressat. Vielmehr kann man jedes System adressieren – vorausgesetzt es scheint »weich« genug, um Interventionen aus der Umwelt durch eine eigene Perturbation zu beantworten. Wenn aus störungsspezifischer Sicht das Erfolgskriterium der Therapie Veränderungen im Symptombereich sind, hängt der Erfolg von etwas ab, was man zum Zeitpunkt der Intervention vermuten, aber nicht wissen kann: dass Perturbationen im adressierten System mit solchen im System einhergehen, deren Autopoiese das Symptom hervorbringt. Das kann das Adressierte selbst sein oder ein anderes. Wenn man Gefühle einer Person ändern will, kann man die Psyche adressieren. Man kann auch die Kommunikation adressieren und es wird sich zeigen, ob die Psyche einer Person so an die Kommunikation ankoppelt, dass es hier im Bereich der Gefühle zu den erhofften Veränderungen kommt.

Die meisten Therapieschulen haben bevorzugte Adressaten, in der Gesprächspsychotherapie z. B. fast ausschließlich die Psyche. Wenn man die diesbezüglichen Veröffentlichungen im störungsspezifischen Bereich betrachtet, adressieren die meisten Interventionen der Verhaltenstherapie die Einzelperson und deren Psyche. Dieser Adressenlogik widerspricht es nicht, wenn der Inhalt der dorthin lancierten Interventionen Vorschläge betrifft, wie diese Person in ihrem kommunikativen System Veränderungen vornehmen könne.

Wenn von psychischer Krankheit gesprochen wird, liegt es zunächst nahe, in der »kranken Psyche« zu intervenieren. Deshalb müssen alle Therapeuten mit Irritationen rechnen, wenn sie andere Adressaten (z. B. das familiäre System) wählen, um in der Psyche eines ihrer Mitglieder etwas »Heilsames« zu bewirken. Insofern könnte man zum Kompetenzprofil störungsspezifischer Systemtherapeuten hier hinzufügen: die Fähigkeit, Klienten oder Kollegen die Sinnhaftigkeit unerwarteter Adressierungen zu vermitteln.

Therapeutische Selbstadressierung: die therapeutische Beziehung

Eine besondere Form der Adressierung kann mit Anlehnung an die psychoanalytische Beschreibung der Phänomene von Übertragung und Gegenübertragung die Selbstadressierung eines therapeutischen Systems sein. Der Therapeut kann im Binnensystem der Therapie, d. h. im Interaktionsmuster zwischen Therapeut und Patient, das dort etablierte interaktionelle Muster unterbrechende Interventionen vornehmen, die eingeführte Regeln brechen und gegenseitigen Erwartungen im Therapiesystem nicht entsprechen.

> Nehmen wir als fiktives Beispiel einen Klienten, der häufig sich selbst oder andere beschuldigt. Er hat bereits Erfahrungen gemacht, wie frühere Therapeuten darauf reagiert haben: Sie wollten ihn bei Selbstbeschuldigungen entlasten und bei Fremdbeschuldigungen dazu bringen, »eigene Anteile« zu erkennen. Daher hat dieser Klient Erwartungen, wie ein neuer Therapeut reagieren wird, wenn er sich selbst oder andere anklagt. Nehmen wir nun an, dieser neue Therapeut weiß entweder von der therapeutischen Vorgeschichte oder er erkennt in seiner Selbstbeobachtung mit diesem Klienten, dass er zu solchen zunächst ja naheliegenden Interventionen geneigt ist – den Klienten zu entlasten oder »eigene Anteile« zu spiegeln. Daher kann er gezielt dieses erwartete oder naheliegende Muster unterbrechen und entgegen solchen Erwartungen handeln. Er könnte z. B. sagen, dass an der Selbstbeschuldigung wohl etwas dran sei, oder er könnte den Klienten bei Fremdbeschuldigung für solch klare Varianten der Anklage anerkennen. Diesen Vorgang könnte man auch so beschreiben, dass der neue Therapeut die therapeutische Beziehung selbst zum Adressaten seiner Intervention macht.

Therapeutische Selbstadressierung: die Person des Therapeuten

Therapeuten können sich auch personal selbst adressieren – z. B. bei therapeutischen Erfolgen oder Misserfolgen. Bei guter narzisstischer Selbstorganisation können Therapeuten Erfolge sich selbst und Misserfolge ihren Klienten oder äußeren Kontextfaktoren zuschreiben. Bei guter depressiver Selbstorganisation machen es Therapeuten umgekehrt. Systemtheoretisch gesehen wird als Adressat für Veränderungen oder Nichtveränderungen *im* Therapiesystem dann in der *Umwelt* des Therapiesystems gewählt – in der Person des Therapeuten.

Vor dem Hintergrund dieser Adressenverwaltung können für störungsspezifische Systemtherapien potenzielle *»Adressenlisten«* erstellt werden: Wohin könnte man adressieren? Wohin wurde bisher von Therapeuten/Experten bereits adressiert? Wohin adressiert das Klientensystem selbst? Gibt es Unterschiede in den Adressierungen zwischen Mitgliedern des Klientensystems? Welche Adressierungen werden im Gesundheitswesen nahegelegt, wenn mit dem Krankheitskonzept operiert wird? Welche Adressen waren bisher ausgeschlossen?

Systemtheorie der Systemtherapie im Gesundheitswesen: Was ist Form, was ist Medium?

In diesem Abschnitt soll die störungsspezifische Systemtherapie im Gesundheitswesen vermittels der Systemtheorie beobachtet und beschrieben werden. Hierzu gibt es drei mögliche Beobachterpositionen: (1) Eine Außenperspektive, wie sie Luhmann in seiner Beschreibung der Gesellschaft vorgenommen hat (Luhmann 1997). (2) Aus einer anderen Perspektive wird beobachtet, wenn Subsysteme eines Systems sich gegenseitig beobachten. Innerhalb des gesellschaftlichen Funktionssystems der Krankenbehandlung im Gesundheitssystem können z. B. die dort bereits etablierten Richtlinienverfahren (Verhaltenstherapie, Psychoanalyse) die diesbezüglichen Anwärter auf Mitgliedschaft wie Gesprächstherapie und Systemtherapie beobachten und vice versa. (3) Eine weitere Beobachterposition dürfte eine für die Entwicklung der Systemtherapie im Gesundheitswesen entscheidende sein: die Selbstbeobachtung der Systemtherapie als Mitglied im Gesundheitswesen vermittels ihrer eigenen Theorie. Das ist systemisch ein Re-Entry: Ein System unterscheidet sich von seiner Umwelt und operiert intern dann mit dieser System-Umwelt-Unterscheidung weiter. Es betrachtet in sich die Einheit »System – Umwelt«, hier dann also »Systemtherapie – Gesundheitswesen«.

Selbstbeobachtung

Wenn die Systemtherapie sich im Gesundheitswesen etabliert, ist das für sie eine neue Umwelt. Diese Etablierung kann sie selbst beobachten. Die übliche Art der Beobachtung, die Systeme vornehmen, ist die Beobachtung ihrer Umwelt. Zusätzlich ist Selbstbeobachtung möglich. Hierzu gibt es ZWEI Möglichkeiten: (1) Ein System beobachtet seine *eigenen* Operationen und Phänomene. Zu Sprache und Symbolisierung fähige, mit Sinn operierende Systeme treffen dabei stets *zwei* Unterscheidungen. In der ersten wird im Phänomenbereich »etwas« von etwas bestimmtem anderen oder von allem anderen (allem »nicht etwas«) unterschieden. Das nennt Spencer-Brown (1969) *distinction*. In der zweiten wird dieses Etwas bezeichnet oder benannt mit Symbolen oder Worten. Das ist auch eine Selektion. Spencer-Brown nennt das *indication*. So kann die Psyche in sich selbst erzeugte Phänomene wie Gefühle und Gedanken beobachten. Oder ein Paar spricht über sich selbst als Paar (»Wir sind …«). (2) Die zweite Möglichkeit der Selbstbeobachtung besteht in der Beobachtung der eigenen Ankoppelung an die Umwelt. Das erfordert, nicht sich selbst und nicht die Umwelt zu beobachten, sondern die Einheit »System – Umwelt«. Diese Art der Selbstbeobachtung dürfte für die weitere Entwicklung der Systemtherapie nach angestrebter Etablierung im Gesundheitswesen eine entscheidende Rolle spielen. Sie betrifft dann nämlich nicht nur die Frage, wie man auf die Umwelt einwirkt und an diese ankoppelt, sondern auch, wie ein System sich selbst im Verlauf der Etablierung in dieser Umwelt verändert und diese Umwelt selbst steuert. Kritiker einer störungsspezifischen Systemtherapie und solche, die vor einer Etablierung im Gesundheitswesen gewarnt haben, tragen wichtige Aspekte für diese Art der Beobachtung bei.

Eine der Kernfragen für die zweite Form der Selbstbeobachtung lautet: Was ist Medium und was ist Form? Die Form ist das Beständigere, das Medium passt sich an wie die Kleidung an den Körper und nicht umgekehrt. Wäre das Gesundheitswesen das Medium und die Systemtherapie die Form, könnte die Systemtherapie das Gesundheitswesen verändern. Das ist sehr unwahrscheinlich. Macht sich die Systemtherapie zu sehr zum Medium, könnte sie in ihrer Anpassung an die Umwelt ihre Identität ändern – Kritiker würden sagen: verlieren. Da die Systemtherapie das Gesundheitswesen kaum dazu bringen dürfte, die

Leitunterscheidung gesund – krank aufzugeben, tut sie gut daran, sich hier als Medium zu definieren und die eigenen Perturbationen in der Ankoppelung an dieses System so zu steuern, dass beides gelingt: Ankoppelung und Bewahrung der systemischen Identität. Abbildung 5 zeigt, welche Subsysteme und Ebenen man bei einer solchen Selbstbeobachtung im Auge haben sollte.

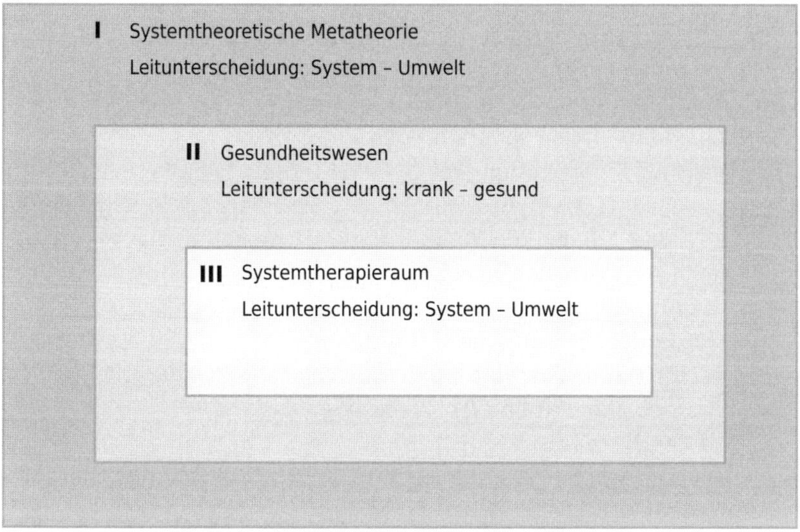

Abb. 5: Die störungsspezifische Systemtherapie im Gesundheitswesen

Die Abbildung stellt beobachtende und beobachtbare Ebenen einer Systemtherapie im Gesundheitswesen dar. Es lassen sich drei Ebenen unterscheiden, die jeweils selbst Beobachter und Beobachtete sind. Die erste ist die der *Systemtheorie als Metatheorie*. Systemtherapie oder systemische Beratung ist die allgemeine Umsetzung dieser Metatheorie. Leitunterscheidung dieser Metatheorie ist die zwischen System und Umwelt. Die zweite Ebene ist das *Gesundheitswesen* – aus systemischer metatheoretischer Sicht einer der gesellschaftlichen Funktionsbereiche neben hier nicht aufgeführten anderen. Teil der Autopoiese dieses Systems ist die Verwendung der Leitunterscheidung gesund – krank. Sie kann nicht dekonstruiert werden, ohne die Autopoiese dieses Systems zu gefährden. Die dritte Ebene ist der *Therapieraum,* in dem sich im Kontext des Gesundheitswesens Therapeuten und Klienten treffen. Das ist ein spezielles Setting von systemischer Therapie und Beratung in einem spezifischen Kontext. Die in diesem Raum übergeordnete Leitunterscheidung ist ebenfalls die von System und Umwelt. Daran schließen je nach Einzelfall und Störung weitere Unterscheidungen vonseiten der Therapeuten und der Klienten an bei deren jeweiligen Problemkonstruktionen, Problemdekonstruktionen und Lösungskonstruktionen. Hierin spielen störungsspezifische Leitunterscheidungen eine wichtige Rolle.

Die Selbstbeobachtung der Systemtherapie kann helfen, sich als Therapieschule flexibel zu halten in der Etablierung in einer neuen Umwelt (Ebene II), und die Etablierung so zu gestalten, dass vor allem im Bereich der Therapie (Ebene III) die systemische Identität nicht verloren geht.

Mittels der systemischen Metatheorie (I) können das Gesundheitswesen (II), die Therapie im therapeutischen Setting (III) und die Interaktion zwischen II und III beschrieben werden.

Mit der Systemtheorie (I) kann auch beschrieben werden, ob und wie sowie mit welchen Konsequenzen Therapeuten in ihren Therapieräumen (Ebene III) Realitätskonstruktionen und Leitunterscheidungen aus Ebene II in die eigenen Operationen übernehmen. Eine wichtige Unterscheidung ist hier die zwischen Beobachter I. und Beobachter II. Ordnung. In Ebene II »sehen« Beobachter I. Ordnung gemäß ihrer Leitunterscheidung Krankes in Unterscheidung zu Gesundem. Die Beobachter II. Ordnung sehen, wie die Beobachter in Ebene II das »Kranke« in Unterscheidung zum »Gesunden« beobachten und bezeichnen. Sie können beobachten, dass und wie diese Beobachtungen und Markierungen (Diagnosen) Produkte ihrer Beobachtungen, nicht jedoch Beobachtungen von Realitäten sind und welche Rolle dabei die Koppelung des Gesundheitssystems (II) an andere gesellschaftliche Funktionssysteme (z. B. Politik und Wirtschaft) hat. In Ebene III kann der Therapeut als Beobachter II. Ordnung beobachten, was seine Klienten sowie deren Zuweiser und Kostenträger aus Ebene II beobachtet oder zur Beobachtung genutzt haben, um zur Konstruktion einer Störung oder Krankheit zu gelangen. Zudem können die Therapeuten als Selbstbeobachter II. Ordnung sich selbst dabei zusehen, wie sie an solche Konstruktionen andocken, sie dekonstruieren oder bewusst auf Dekonstruktionen verzichten und innerhalb dieser Leitunterscheidungen ihre Therapien aufbauen. In der Therapie befinden sie sich in Ebene III. Schreiben sie Berichte, vergeben sie Diagnosen oder rechnen mit Kostenträgern ab, agieren sie auf Ebene II.

Mithilfe der systemtheoretischen Metatheorie kann es gelingen, sich in diesem Gestrüpp von Beobachtungsperspektiven zurechtzufinden und vor allem das Aufeinandertreffen der verschiedenen Logiken und Leitunterscheidungen in Raum III zu bewältigen. Wenn es hier naturgemäß zu intrapsychischen, interpersonalen oder organisatorischen Konflikten kommt, lässt sich aus der systemischen Konflikttheorie (Simon 2010) als nützliche und energiesparende Strategie die neutrale Position des Sowohl-als-auch (Position 4 der Charta störungsspezifischer Systemtherapien im Gesundheitswesen) ableiten. Wenn in Raum III z. B. die Logik der Krankenbehandlung (»Symptom ist Zeichen von Krankheit«) auf die funktionale Logik der Systemtheorie (»Symptom ist Lösung eines Problems«) oder auf die Logik der allgemeinen Theorie von Sinnsystemen (»Symptom ist eine Form von Sinnstiftung neben vielen anderen möglichen«) trifft und sich diese Logiken formal auszuschließen scheinen, gibt es verschiedene Möglichkeiten, dieses Aufeinandertreffen zunächst widersprüchlicher Perspektiven im Raum III konstruktiv zu managen. Sie wurden in diesem Buch mehrfach beschrieben. Die Begegnung mit solchen Paradoxien kann dann geradezu einen Moment erhöhter Kreativität generieren (Fischer 2012), vorausgesetzt man widersteht der Einladung zum Entweder-oder. Organisationen wie Kliniken haben zusätzliche Möglichkeiten, mit solchen Widersprüchen und Ambivalenzen umzugehen. Dort können nämlich verschiedene Abteilungen etwas tun, was sich in einer Entweder-oder-Logik widerspricht.

Therapiehistorisches Lernen

Die systemische Welt hat gegenüber der verhaltenstherapeutischen und der psychoanalytischen Welt den Vorteil, aus der Geschichte der Mitgliedschaft dieser Schulen im Gesundheitswesen lernen zu können. Man mag dem Autor nachsehen, dass er die diesbezüglichen Wehen und Warnungen, die es in der psychoanalytischen Welt gab, mangels Wissen und Kompetenz auf diesem Gebiet nicht fundierter nachzeichnen kann. Die damaligen kritischen Stimmen innerhalb der Verhaltenstherapie wurden in Abschnitt 6.2 referiert. Therapiehistorisch lässt sich an der Entwicklung dieser Schulen im Gesundheitswesen zeigen, welche Rückwirkung das auf deren Theorie und Praxis hatte. Für die Verhaltenstherapie kann man konstatieren, dass die kritischen Stimmen über die Verwendung des Krankheitsbegriffes weitgehend verstummt sind und dass dieser ohne Parenthese (»Krankheit X«) Eingang in Theorie und Praxis gefunden hat.

Diese Geschichte und was Systemiker daraus lernen können, kann und soll hier nicht nachgezeichnet werden. Es könnte sich für die systemische Welt aber lohnen, diese Geschichte näher zu beleuchten, um Lehren daraus zu ziehen. Kritiker sagen voraus, dass die Systemtherapie in Ebene III in Zukunft eine andere sein wird als auf anderen Gebieten – möglicherweise wiederum mit Rückwirkung auf diese. Es gibt sicher auch Befürchtungen, dass hier prognostizierte Identitätsverluste der Systemtherapie Rückwirkungen auf die Systemtheorie selbst haben könnten. Als These sei hierzu formuliert: Wenn 1. das Instrument der Selbstbeschreibung eines Systems so wie hier dargestellt benutzt wird und 2. die diesbezügliche Geschichte anderer Schulen beleuchtet und daraus gelernt wird, besteht eine gute Chance, die systemische Identität auch im Raum III in der Umwelt II zu bewahren.

Selbstbeobachtung als Projekt

Theorien, Inhalte, Methoden, Beobachtungsformen und -strukturen, Publikationsorgane und Finanzierung dieser Form der Selbstbeobachtung zu entwickeln und zu realisieren, wäre ein anspruchsvolles Projekt. Dabei gewonnene Erkenntnisse und ableitbare praktische Konsequenzen sollten in Ausbildungscurricula eingehen.

Folgende Möglichkeiten und Perspektiven seien hierzu skizziert:

1) *Die personale Ebene:* Die Systemtherapeuten, denen die »Einnistung« im Gesundheitswesen möglich wird, können für sich oder mithilfe von Supervisionen prüfen, wo sie noch systemisch kreativ sind und wo sie dessen verlustig gehen. Diese Selbstreflexionen haben dann einen professionellen und einen personalen Teil. Die Etablierung im Gesundheitswesen kann nicht nur Auswirkungen auf den Therapeuten als Rollenträger, sondern auch auf die Person als Umwelt dieses Systems haben – z. B. durch den erfahrenen Erfolgsdruck oder im Zusammenhang mit Macht- und Ohnmachtserfahrungen.
2) *Die kollektive Ebene:* Mehrere Systemtherapeuten, die im Raum III tätig sind, können in der Art einer Forschergemeinschaft zusammen reflektieren, wie sich ihre systemische Identität seit der Einnistung auf diesem Feld ggf. verändert und wie das bewertet werden kann. Sie können sich auch in ihren kreativen Lösungen, die auftauchenden Paradoxien zu bewältigen, austauschen.
3) *Die supervisorische Ebene:* Supervisoren können spezifische Fragen und Themen entwickeln, mit denen solche Selbstreflexionsprozesse initiiert und angeleitet werden.
4) *Die Ebene der Ausbildung* von störungsspezifischen Systemtherapeuten (vor allem im Falle staatlicher Ausbildungen zur Approbation): Curricula können und müssen diesem Thema Raum geben. Das könnte durch die Vermittlung spezifischer Kompetenzen und entsprechender Therapiebausteine geschehen.
5) *Die Ebene von Forschung und Evaluation:* Zum einen wird es wichtig sein, empirisch weiterhin nachzuweisen, dass und wie die systemische Therapie bei bestimmten Störungsbildern wirksam ist. Zum anderen ist es aber ebenso wichtig, wissenschaftlich-empirisch darzustellen und zu evaluieren, wie sich Systemtherapeuten als Profession und als Person in Ebene II und III entwickeln.

6) *Die Theorieebene:* Auf Metaebene kann und sollte theoretisch beschrieben und reflektiert werden, ob oder wie sich diese systemtherapeutische Theorie entwickelt oder »nach Einnistung« im Gesundheitswesen verändert.

Systemisches Standarddenken: wenn Therapien zur Form und Patienten zum Medium werden

Innerhalb des Systems Psychotherapie begegnen sich Realitätskonstruktionen von Klienten und Therapeuten. Das Ziel besteht darin, dass Erstere sich im Verlauf therapeutischer Dialoge durch geeignete therapeutische Verstörungen verändern. Es gehört nicht zur Rolle von Therapeuten, den Konstruktionen ihrer Patienten die eigene gegenüberzustellen. Stattdessen explorieren sie die Konzepte ihrer Klienten in einer Weise, die dort ankoppelt und zu Veränderungen beiträgt. Das heißt nicht, dass Therapeuten kein hartes oder weiches Weltbild haben und das in diesen Dialogen direkt oder indirekt auch vermitteln. Manchmal deuten sie, manchmal verschreiben sie Symptome, manchmal bieten sie alternative Beschreibungen, Bewertungen oder Erklärungen an und manchmal machen sie Verhaltensvorschläge. Eine der Kernbotschaften systemischer Therapeuten lautet: »Man könnte es immer auch anders beschreiben, erklären und bewerten; man könnte sich immer anders verhalten.« Auch das ist ein Weltbild.

Von Kritikern wird zu Recht davor gewarnt, dass die Verwendung von Störungskategorien diesen Kontingenzrahmen der Vielfalt stark einengen könnte. Wer in Störungskategorien denkt, seine Wahrnehmung damit strukturiert, in der Literatur hierzu angebotene Erklärungs- und Interventionskonzepte kennt und seinem Denken unterlegt (»bei Anorexien …«), der hat schon ein recht stabiles ordnendes Konzept – eine häufig verwendete Landkarte. *Während sich geologisch Länder nicht an Landkarten anpassen, ist das in Therapien durchaus möglich.* Dann werden Klienten so, wie Therapeuten sie beschreiben. Das schließt nicht den umgekehrten Weg aus, dass Therapeuten so werden, wie Klienten über sie denken. Auch wenn man diese Richtung der Anpassung nicht unterschätzen sollte, dürfte das doch seltener der

Fall sein. Wenn man die Kategorie Form – Medium verwendet (vgl. Abschnitt 7.1.2), dann ist die Form die härtere Realitätskonstruktion und das Medium die weichere. Im Idealfall mag das wechseln: Therapeuten und Klienten passen sich mit Fokus auf die Probleme der Klienten wechselseitig in einem insgesamt dialogisch-konstruktiven Prozess an. Es sind aber auch Prozesse denkbar, in denen das sehr einseitig vonstattengeht. Jede Therapieschule hat ihre dominanten Konstrukte und Erzählungen. Patienten passen sich dem an. In der Psychoanalyse beginnen Patienten, mehr zu träumen und mehr darüber zu sprechen. In der Verhaltenstherapie entdecken Patienten Vermeidungsverhalten oder irrationale Gedanken.

Vor diesem Hintergrund sei die *These* geäußert und seien *Belege* dafür vorgebracht, *dass es auch in der systemischen Welt störungsbezogenes Standarddenken gibt*. Man sollte hier zwischen Beschreibung und Bewertung unterscheiden. Hinsichtlich Letzterem lassen sich Therapieprozesse rekonstruieren, die gerade deshalb für Klienten hilfreich waren, weil Therapeuten ein festes Konzept vorgaben und Klienten sich dem anpassten. Wenn Klienten und ihre Angehörigen leiden, aber über kein nützliches Konzept verfügen, das Leiden zu beschreiben und daraus Schlüsse abzuleiten, können Therapeuten hilfreich sein, die eine harte Realitätskonstruktion vorgeben: »Das ist … und da sollte man …«. Es lassen sich aber ebenso viele Beispiele rekonstruieren, wo Klienten sich an ein vorgefertigtes therapeutisches Konzept anpassen, das nicht hilfreich für sie ist. Systemtheoretisch erweisen sich *Patienten dann als Medium und Therapiekonzepte als Form*. Vermutlich gibt es auch Beispiele wenig hilfreicher Therapieprozesse, in denen Klienten viel Energie aufwenden, sich den konzeptuellen Mantel nicht anzuziehen, der ihnen angeboten wird. Unabhängig von solchen Bewertungen hinsichtlich ihrer Nützlichkeit für Klienten seien im Folgenden einige Varianten störungsspezifischen systemischen Standarddenkens aufgeführt. Die oben angesprochene Variante einer Selbstbeobachtung zweiter Ordnung könnte hier als permanent mögliche »Reparaturinstanz« angesehen werden, positive ebenso wie negative Auswirkungen solcher Standardisierungen im Therapieprozess zu beobachten. Man kann unterscheiden zwischen systemischen Standardhypothesen und Standardinterventionen.

Systemische Standardhypothesen

Der zentrale Konflikt und die zentrale Ambivalenz

Jedes Problem und vor allem jede Störung kann a priori daraufhin untersucht werden, welcher Konflikt zwischen Autonomie und Bindung, Kontrolle und Fremdkontrolle, Schuld und Unschuld etc. sich hier rekonstruieren lässt. Wenn man mit dieser Hypothese einigermaßen geschickt umgeht, findet man so gut wie immer einen entsprechenden Konflikt oder eine Ambivalenz, weil das zu jedem sozialen Leben gehört. Sie dann in einen Zusammenhang mit einer bestimmten Störung zu bringen, ist folglich eine Selektion durch den Therapeuten.

Die typische Familie

Mit mehr oder weniger therapeutischem Geschick kann man sich zu jeder Störung die passende Familie konstruieren und sie dann auch finden bzw. die Exploration so steuern, dass die Wahrscheinlichkeit hoch ist, entsprechende Hypothesen bestätigt zu bekommen. Wenn z. B. innerhalb einer Störung ein Klient zu seinem Symptom ein Beziehungsmuster von Macht - Ohnmacht oder Kampf - Niederlage beschreibt, ist es nicht schwer, das in Zusammenhang mit ähnlichen Mustern zu bringen, die man bei einem entsprechenden Interview mit einer Familie »aufdecken« kann. Das sind zwar zunächst nur feststellbare Isomorphien (Strukturähnlichkeiten), diese werden aber gewollt oder ungewollt schnell zu Erklärungskonzepten (»weil …, deshalb …«).

Ein Beispiel: In der »systemischen Psychiatrie« von Gerhard Dieter Ruf wird für den Bereich der Bulimie angegeben, dass »das vorrangige Ziel in der Störung der Selbstabwertung und der Subjekt-Objekt-Unterscheidung (ich und mein Körper) der Frau, also im Ertragenlernen des Nicht-perfekt-Seins« bestehe (Ruf 2012, S. 247). Das ist sicher sinnvoll, kann aber ungeprüft zum Standard werden und passt dann ja auch immer irgendwie. Innerhalb der systemischen

Welt wurde lange Zeit mit der Idee der »psychosomatischen Familie« gearbeitet, deren Merkmale u. a. Konfliktvermeidung und Probleme in der Grenzsetzung seien (Minuchin et al. 1981). Ein besonders ergiebiges Feld, zu einer Störung eine passende Familie zu (er)finden, sind die sog. »Persönlichkeitsstörungen«. Wer dieser Klasse zugeteilt wird, muss ein irgendwie geartetes auffälliges Sozialverhalten haben. Fraglos lassen sich dann auch »auffällige Interaktionen« in einer Familie rekonstruieren. Man kann das dann wie in der modernen Systemtheorie als Passung bzw. Koppelung oder als Kausalität (»weil die Familie …, deshalb das Symptom …« oder umgekehrt »weil das Symptom …, deshalb die Familie …«) beschreiben. Auch hier sollte man nicht unterschätzen, welch hohe Anziehungskraft Kausalitätsannahmen haben.

Ein Beispiel solcher implizierter Kausalitätskonstruktionen:

> »So können […] folgende Sozialisationsformen angenommen werden: Bei Menschen mit einer paranoiden Persönlichkeitsstörung war die Erziehung vor allem darauf ausgerichtet, Fehlverhalten zu unterbinden, damit die Kinder sich zu einzigartigen Menschen entwickeln […]« (Ruf 2012, S. 262).

Manchmal werden solche Behauptungen mit empirischen Daten unterlegt. In der Literatur finden sich solche Behauptungen oft aber ohne jegliche empirische Bestätigung und wirken einfach aufgrund ihrer Plausibilität – auch und gerade für Systemtherapeuten.

Psychosomatische oder nach heutiger Terminologie somatoforme Störungen haben Systemtherapeuten der Kybernetik erster Ordnung (vgl. Abschnitt 5.1.1) angeregt, über dazu passende Familienstrukturen nachzudenken. Im Ergebnis kamen diese dabei eher schlecht weg, was z. B. das Sprechen über Konflikte und Emotionen betrifft. Zur Beschreibung von Familien, in denen somatoforme Störungen vorkommen, wird bei Ruf (2012, S. 227) ausgeführt:

> »Manche Familienkulturen […] vermeiden emotionalen Schmerz und besitzen keine Sprache für emotionale, sondern nur für physische Erfahrungen. Kinder in diesen Familien bekommen Zuwendung für physischen, aber nicht für emotionalen Schmerz und lernen daraus, jedes Bedürfnis als physisch zu betrachten und sich entsprechend sprachlich auszudrücken.«

Das klingt sehr plausibel und suggeriert Kausalitäten. Aber ist diese Beschreibung auch empirisch belegt? Und wenn ja: Wurde auch geprüft, ob das in diesen Familien öfter als in anderen so zu erheben ist? Wenn nein: Warum wird aus einer Korrelation eine Kausalität abgeleitet? Ein anderes Beispiel:

> »In Familien von Sozialphobikern wird auf soziale Normen, Manieren und Etiketten großer Wert gelegt. Geschlechts- oder Generationsgrenzen sind in diesen Familien im Bereich der Scham gestört« (Ruf 2012, S. 208).

Standardadressen: Kommunikation und Beziehung vor Psyche und Körper
Auch wenn diese Standardisierung in der Systemtherapie am Aussterben ist, dürfte sie immer wieder vertreten werden. Auf jeden Fall wird ihr aus der Außenperspektive gerne zugesprochen, dass in Beschreibung, Erklärung und Lösung von Problemen und Symptomen das Gebiet der zwischenmenschlichen Beziehung a priori im Mittelpunkt stünde. Der noch heute verwendete Begriff »Familientherapie« suggeriert das zusätzlich. Dann wird Interventionen im Bereich von Kommunikation und sozialer Interaktion Vorrang vor Interventionen in den Systemen Psyche oder Körper gegeben. Oder man sieht als relevante soziale Umwelt primär private Systeme (Paare, Familien), selten jedoch Organisationen und Strukturen der Arbeitswelt, andere Sozialsysteme (z. B. Parteien, Kirchen, Ämter) oder Aspekte der biochemischen Umwelt (z. B. Lärm). Bei einem Angstpatienten wäre dann z. B. für die Therapiekonzeption die Partnerschaft oder die Familie des Angstpatienten wichtiger als die sozialen Spielregeln seines Arbeitsteams. Oder die sozialen Beziehungen eines phobischen Patienten erscheinen »systemisch« a priori wichtiger als dessen Beziehung zum vermiedenen Kaufhaus.

Bei allen Störungen gehört es zum systemischen Standarddenken, dass Symptome irgendwie Beziehungen organisieren im Hinblick auf Nähe – Distanz, Macht – Ohnmacht oder andere soziale Universaldimensionen. Bei Angststörungen kann z. B. schon a priori – d. h. nicht als Ergebnis einer genaueren Exploration, sondern als Explorationsprämisse – unterschieden werden zwischen einem »manifesten«, offen geäußerten Teil, in dem sich der Angstpatient Freiheit und Unabhängigkeit, und einem ggf. ihm selbst nicht bewussten »latenten« Teil, in dem er sich Geborgenheit und Fürsorge wünscht. Das Angstsymptom befriedigt dann Letzteres.

Systemische Standardtechniken und Standardfragen

Hier scheint zuerst ein Lob der Standards angebracht. Wer Standards zur Hand hat, hat Handwerkszeug. Wer sein Konzept jedes Mal erst komplett neu erfinden müsste, stünde oft mit leeren Händen da. Man erkennt nach einer gewissen Zeit gute Therapeuten auch an der Typologie ihrer Fragen und ihrer Interventionen.

Zur Ausbildung von Psychotherapeuten gehört es ebenso wie zur Sozialisation in der Schule, dass Lernenden ihre kreative Vielfalt ab- und Standarddenken und Standardhandlungen anerzogen werden. Man kann, muss das aber nicht von vorneherein negativ bewerten. Erst genauere evaluative Beobachtungen lassen erkennen, wo Standardisierungen zu erwünschten und wo zu weniger erwünschten Therapieprozessen und -resultaten beitragen.

Fragen und Interventionen, die immer passen

Viele systemtherapeutische Prozesse folgen einer ähnlichen formalen Struktur. Das gilt auch für andere Schulen, weshalb man Therapie grundsätzlich als Ritual verstehen kann (vgl. Abschnitt 5.1.2). Rituale sind immer Standardisierungen. Zum Ritual vieler systemischer Therapien gehört zunächst die Erforschung der Realitätskonstruktionen der Klienten und ihrer Systeme mit Bezug auf die in der Therapie besprochenen Probleme. Dazu gehören Erhebungen sich wiederholender Operationen und zirkulärer Interaktionen innerhalb der Psyche oder in Kommunikation und sozialer Interaktion – in der Regel rund um das definierte Problem herum. Dann folgt oft eine Verstörung oder eine Perturbation erkannter Muster im Sinne der Anregung, etwas anders als bisher zu beschreiben, zu bewerten, zu erklären oder zu tun. Es gibt innerhalb der Systemtherapie auch andere Rituale und Standardabläufe. Es ist unwahrscheinlich, dass ein Therapeut jede Stunde seine Grundstruktur verändert. Systemische Lehrbücher bieten bei aller

Verschiedenheit doch ein Grundrepertoire solcher Pragmatiken.

Dazu gehören z. B.:

- Fragen nach Ausnahmen: Wann tritt »...« (z. B. das Problem) nicht auf?
- Zirkuläre Fragen in zwei Varianten:
  - Die eine betrifft die *Zirkularität des Verhaltens:* »Was tut A, was dann B und was dann A usw. ...?«
  - Die andere betrifft die *Zirkularität des Denkens:* »Was glaubt A, was B denkt, und was glaubt B, was A denkt?«
- *Möglichkeitsfragen und hypothetische Fragen:* »Was wäre, wenn ...? Was würde geschehen oder gedacht werden, falls ...?« mit impliziter Einführung neuer Optionen.
- *Die Wunderfrage:* »Stellen Sie sich vor, Sie wachen morgen auf und Ihr Problem ist durch ein Wunder verschwunden – woran würden Sie erkennen, dass das Wunder stattgefunden hat?« Vorausgesetzt, es liegt ein Problem vor, kann man das immer fragen. Jeder Systemtherapeut kennt und nutzt diese Steve de Shazer zugeschriebene Frage.[18]
- *Ressourcenorientierung:* Man kann standardisiert danach fragen, was gut war, gut ist und welche Ressource geholfen hat, »mit dem ganzen Elend« zu leben oder es nicht schlimmer werden zu lassen.
- *Umdeutung:* Es ist eine permanente und oft genutzte Möglichkeit, negativ beschriebene oder bewertete Aspekte in ein anderes Licht zu stellen und positiv zu bewerten oder zu beschreiben.
- *Das stellen wir mal auf:* Personen oder andere Elemente rund um ein Problem aufzustellen, geht immer. Man kann dann stets Beziehungen eruieren, nach Gefühlen der Personen oder Instanzen auf ihren Positionen fragen und durch Veränderung von Positionen oder Aussagen Veränderungen erzeugen.

18 Es wäre allerdings ein therapiehistorischer Irrtum zu glauben, Steve de Shazer hätte diese Frage als Erster in die Psychotherapiewelt eingeführt. Fred Kanfer, einer der Urväter der amerikanischen Verhaltenstherapie, hatte sie bereits als Standard in seinem Repertoire.

Will man zwischen nützlichen und weniger nützlichen Standardisierungen unterscheiden, lautet die *evaluative Standardfrage:* Werden damit Unterschiede erzeugt, die erwünschte Unterschiede erzeugen?

Die obige bewusst kurz gehaltene Liste gibt bei Weitem nicht das gesamte Repertoire systemischer Pragmatiken wieder (vgl. Schwing u. Fryszer 2006; von Schlippe u. Schweitzer 2009).

9.2 Praxis der störungsspezifischen Systemtherapie: störungsübergreifende Ansätze

Wer sich mit dem Titel dieses Buches die Antwort auf die Frage versprochen hat, wie die Systemtherapie über bestimmte Störungsbilder denkt und wie sie diese behandelt, soll – falls sie/er nicht mangels bisheriger Antworten längst ausgestiegen ist – diese jetzt erhalten. Es war und ist allerdings nicht Ziel dieses Buches, das gesamte Spektrum störungsspezifischer Ansätze der Systemtherapie vorzustellen. Hier sollte vielmehr der Rahmen für eine Reihe geschaffen werden, die genau dieses Versprechen einlösen möchte. Einige zentrale Beispiele sollen veranschaulichen, welche Früchte die Systemtherapie auf dem Feld der »Störungen und Krankheiten« psychotherapeutisch hervorgebracht hat.

Störungsrelevanz und Störungsspezifität

Diese Unterscheidung ist überaus nützlich für die Gliederung dieses Abschnitts über systemische Früchte in der Behandlung bestimmter Störungen. Störungsrelevant sind alle Interventionen der Systemtherapie, die nachweislich relevante Veränderungen bei bestimmten Störungsbildern erwirken. Das ist auch und oft gerade deshalb möglich, weil die Systemtherapie nicht störungsspezifisch vorgeht.[19] Störungsspezifisch sind Konzepte, die sich in Beschreibung, Erklärung und

19 Die Pharmakologie kennt viele Beispiele von Störungsrelevanz ohne Störungsspezifität, z. T. sogar ohne Erklärung, warum ein bestimmtes Medikament wirkt. Ich danke der Pharmakologin Sophia Fahrner für zahlreiche Beispiele hierfür (mündliche Mitteilung).

Behandlung explizit auf eine bestimmte Störung beziehen. Die störungsrelevante und die störungsspezifische Praxis der Systemtherapie sollen daher in zwei Abschnitten vorgestellt werden: hier in Abschnitt 9.2. die bekannten systemischen Interventionsansätze, die mehr oder weniger für alle Störungen relevant sind. Das geschieht mehr theoretisch als praktisch. In Abschnitt 9.3 werden dann die störungsspezifischen Konzepte mit Praxisbeispielen beschrieben.

Im Folgenden werden Ansätze aufgezeigt, die nach klinischer Erfahrung oder empirisch nachgewiesen Symptomrelevanz haben. Die Auswahl verantwortet der Autor.

Der funktionale Ansatz:
Für welches Problem ist das Symptom eine Lösung?
In Abschnitt 7.3.1 wurden funktionale Ansätze im Allgemeinen und der systemtheoretische im Besonderen dargestellt. Im Kern geht es darum, dass ein autopoietisches System, um zu überleben, immer nur das entwickelt und auch nur das entwickeln kann, was dem Überleben dient. Bewertungen dessen als Störungen oder Pathologien sind Produkte eines Beobachters dieses Systems. Diese Sichtweise kann sich die praktische Systemtherapie im Umgang mit vielen Problemen zunutze machen. Das gilt uneingeschränkt und zunächst unspezifisch auch für den Bereich von Krankheiten und Störungen. Die Kernfrage lautet dann: Wie lässt sich ein System so beschreiben, dass das Symptom für dessen Überleben eine Lösung ist? Oder pragmatischer: Wie heißt das Problem, für das das Symptom eine Lösung darstellt und welchem System als Überlebenseinheit gilt das? Diese allgemeine funktionale Kernfigur der Systemtherapie ist auf viele Störungsbilder anwendbar.

Roland Schleiffer, Hans-Peter Heekerens, James F. Alexander, Iver Hand und viele andere nutzen den funktionalen Ansatz zur Beschreibung und Erklärung ganzer Störungsbilder und leiten daraus im Gesamten gute, evaluierte therapeutische Interventionen ab (Schleiffer 2012; Heekerens 1989a, 1989b, 1991, 1993, 2006, 2008; Alexander et al. 2000; Alexander a. Parsons 1973, 1982; Barton a. Alexander

1981; Sexton a. Alexander 2005). Schleiffer beschreibt und erklärt beispielsweise das Störungsbild des Autismus sowie psychotische Phänomene und depressive Störungen durch die Funktion, die diese Symptomatiken für die *Autopoiese der Psyche* als Überlebenseinheit haben. Er wendet konsequent den systemtheoretischen Gedanken an, dass nicht das beobachtete und die Diagnose der Störung kennzeichnende Verhalten bzw. das Ausbleiben eigentlich zu erwartenden Verhaltens (Defizitansatz) das Problem sei. Vielmehr haben diese »störenden« Phänomene die Funktion, die Autopoiese des jeweiligen Systems aufrechtzuerhalten oder die Bedrohungen der Autopoiese abzuwehren.

ICD und DSM klassifizieren Störungen phänomenologisch. Das gibt aber keinerlei Auskunft über die Funktion, die diese Phänomene für Systeme haben, die sie generieren oder zu deren Überleben sie beitragen. Was als normal und was als pathologisch angesehen wird, hat mit dem Verhalten selbst nichts zu tun. Betrachtet man Störungen unter solchen funktionalen Gesichtspunkten und will man damit therapeutisch nutzbare funktionale Hypothesen generieren, hilft die exakte Beschreibung des gestörten Verhaltens selbst nicht weiter. Viel wichtiger ist die Untersuchung der jeweiligen Kontextbedingungen: Wann trat das Symptom zeitlich zum ersten Mal auf, wie reagiert die Umwelt darauf, welche Bedeutung wird ihm gegeben, verläuft es kontinuierlich oder diskontinuierlich, wie wurde es bisher zu beseitigen versucht, für welches Problem welchen autopoietischen Systems kann es demzufolge als Lösung rekonstruiert werden? Wichtig bleibt: Auch die Zuschreibungen von Funktionen sind Theorieprodukte von Beobachtern.

Funktion und Krankheitsgewinn: primär, sekundär, tertiär

Der Beobachter kann und muss entscheiden, für welches System ein Symptom funktional ist. Wenn auch mit teilweise anderen Nomenklaturen bieten alle Therapieschulen hierzu drei Möglichkeiten an, die hier mit der aus der Psychoanalyse stammenden Terminologie aufgeführt werden sollen: (1) Ein Symptom hat einen »primären Gewinn« bzw. eine primäre Funktion für den Körper im Sinne einer Spannungsabfuhr und der damit verbundenen Erleichterung. Man kann sich das vielleicht am Tic vorstellen oder bei einer »aggressiven Explosion«. (2) Der »sekundäre Gewinn« dient insofern der Psyche, als die dem Symptomverhalten zugesprochene Funktion darin besteht, von der sozialen Umwelt etwas zu erhalten, was man sonst nicht bekäme (z. B. Trost), oder etwas zu verhindern, was sonst stattfände (z. B. bestimmte Leistungserwartungen). (3) Das Konzept des »tertiären Gewinnes« wird in der psychotherapeutischen Welt aufgrund des Vorranges individualtherapeutischer Perspektiven seltener verwendet, obgleich sein hoher praktischer Nutzen längst empirisch belegt ist. Hier wird dem Symptom keine Funktion für das autopoietische System zugeschrieben, welches es generiert, sondern dem sozialen System, an das die Psyche eng gekoppelt ist (Familie, Partnerschaft, Freundschaftsbeziehungen, Arbeitsteam etc.). Vereinfacht gesagt: Dann hat das symptomproduzierende System (z. B. die Psyche) einer Person direkt nichts von ihrem eigenen Symptom, wohl aber das soziale System und die Person dann vermittels ihrer Teilnahme oder ihrer Rolle im Gesamtsystem. Beispiel: Ein Jugendlicher zieht durch sein aggressiv-kriminelles Verhalten alle negative Energie einer Familie auf sich und entlastet damit das System insofern, als die Aufmerksamkeit nicht auf das System bedrohende Aggressionen anderer Mitglieder untereinander gerichtet wird.

Die Rolle des Therapeuten

Hier erscheint eine Anmerkung zur Bedeutung des therapeutischen Experten angezeigt. Nach Luhmann braucht ein Beobachter, um funktional äquivalente Alternativen zu bisherigen Problemlösungen zu finden, ein sog. *Bezugsproblem*, anhand dessen bisherige Symptomatiken als Problemlösungen rekonstruiert und Hypothesen über funktionsäquivalente Lösungen gefunden werden können. Sonst tappt man im Dunkeln. Die Definition eines Bezugsproblems ist in jedem System selbst möglich (»Das Problem ist unser Sohn Alex«). Hypothesen darüber, welches Problem in welchem autopoietischen System (z. B. der Familie) damit gelöst wird bzw. welche Funktion Alex darin hat, kann das System selbst kaum generieren. Dazu bedarf es eines Außenbeobachters. Es ist demnach die Aufgabe des Experten, Hypothesen über solche »tertiäre«

bzw. interpersonale Funktionen von Symptomen zu entwickeln und in geeigneter Form in therapeutische Dialoge einzubringen.

Generierung funktionaler Hypothesen und funktionaler Äquivalenzen
Allgemein und ohne fallbezogene Konkretisierung zu postulieren, *dass* ein Symptom eine Funktion hat, ist eine leichte Übung. Ideen darüber zu entwickeln und ankoppelungsfähig zu formulieren, *welches* Problem in *welchem* System damit gelöst wird, ist schwieriger und für die Therapie entscheidend. Hierfür bietet die Systemtherapie mehr als alle anderen Schulen Möglichkeiten zur Generierung und zur Formulierung an. Deren Passung für ein *bestimmtes* System muss jeweils neu geprüft werden. Mit Luhmann kann man sagen: Das von einer Person oder einem System präsentierte Bezugsproblem selbst (in der Regel der Anlass, warum ein System zur Therapie kommt) kann genutzt werden zur Hypothesenbildung über systemische Funktionen. Wenn das die »Störung mit ihrer Symptomatik« ist, nutzt man demzufolge eine therapeutische Chance nicht, wenn man nicht genau dieses Bezugsproblem zum Ausgangspunkt von Fragen und Hypothesen macht.

Die einzelnen Schritte zur Hypothesenbildung und zur Intervention sind formal sehr einfach zu benennen: (1) Man akzeptiert *jede* Problembeschreibung eines Systems und bewertet diese nicht – in der störungsspezifischen Systemtherapie z. B. die Markierung eines Problems als Störung oder als Krankheit. (2) Im nächsten Schritt werden diesbezügliche Beschreibungen, Bewertungen und Erklärungen des Systems selbst hierzu erhoben und schließlich die bisherigen Problemlöseversuche erfragt. Damit hat man genug Material, nun (3) Hypothesen zu bilden, welches die Autopoiese eines Systems berührende und bedrohende Problem damit funktional gelöst wird. Mit Blick darauf wird (4) dann die Suche nach funktional äquivalenten Lösungen für diese Bezugsproblematik möglich. Für Letztere ist es nicht relevant, ob die neuen Optionen vom Therapeuten eingeführt, vom betroffenen System selbst gefunden oder im gemeinsamen Dialog koproduktiv entwickelt werden. Der systemische Ansatz stellt eine Fülle von Beschreibungsmöglichkeiten von sozialen Systemen wie Familien, Paaren oder

Arbeitsteams bereit. Diese dienen dann als Bezugsrahmen, um Symptomen eine Funktion zuzusprechen, durch die die Autopoiese dieser Systeme aufrechterhalten werden kann.

Ein Beispiel besteht darin, »Dimensionen des sozialen Zusammenlebens« aufzuführen und dann im Einzelfall zu prüfen, wie die Symptome helfen, diese Dimensionen auszutarieren. Von besonderer Relevanz vor allem für private Systeme als Überlebenseinheit sind z. B. die Dimensionen *Nähe – Distanz* bzw. *Autonomie – Bindung, Geben – Nehmen, Macht – Ohnmacht* und *Veränderung – Stabilisierung.* Symptomen kann die Funktion zugesprochen werden, Nähe oder Distanz herzustellen, sich im System etwas zu nehmen bzw. zu geben, Macht oder die Position der Ohnmacht einzunehmen, Veränderungen zu erzwingen oder sie zu verhindern. Von besonderer Bedeutung sind diese Dimensionen dann, wenn sie es bei Konflikten zwischen den beiden Polen erlauben, im Sinne des »Sowohl-als-auch« beide Positionen zugleich zu vertreten. Das gilt vor allem für sogenannte Schwellenphasen eines Systems.

Symptome in Schwellenphasen: Lösung konfliktträchtiger Ambivalenzen

Das Gemeinsame der funktionalen Erklärungen von Symptomen mit Bezug auf die genannten lebenspraktischen sozialen Dimensionen kann auf einer abstrakteren Ebene formuliert und dann auf alle psychischen und sozialen Konflikte übertragen werden. Symptome sind demnach funktionale Lösungen für konfliktträchtige Ambivalenzen. Es ist empirisch oder hypothetisch möglich, bestimmten Störungsbildern bestimme Konflikte zuzuschreiben. Ein System muss immer beide Seiten einer Ambivalenz oder eines Konfliktes besetzen: verteilt auf verschiedene Personen, gleichzeitig oder nacheinander, beide offen oder eine Seite offen (manifest) und die andere verdeckt (latent) – z. B. bei intrapsychischen oder interpersonellen Konflikten zwischen Bindung und Autonomie, Selbstkontrolle und Fremdkontrolle, Schuld und Unschuld, Egoismus und Altruismus, Anpassung und Abgrenzung, Zugehörigkeit und Ablösung, Offenheit und Intimität, Harmonie und Konflikt oder Versorgen und Versorgtwerden.

Symptome können die Funktion haben, eine Seite latent zu besetzen, während die andere offen repräsentiert wird. Oder sie repräsentieren in sich beide Seiten zugleich. Einerseits müssen Systeme solche Ambiguitäten und Konflikte permanent bewältigen. Andererseits werden manche dieser Ambivalenzen hoch relevant in *Schwellenphasen* eines Systems. Das sind Zeiten, in denen aufgrund von Veränderungen innerhalb eines Systems oder in der Umwelt die bisherigen Formen der Konfliktbewältigung nicht mehr möglich sind und neue Konflikte auftauchen, die bedrohlich sind: Das Kind kommt in die Schule, aus einem Jugendlichen wird ein Erwachsener; ein Systemmitglied wird krank; eine Person entwickelt sich weiter und zeigt plötzlich Autonomiebestrebungen (z. B. hat die Frau ihre Existenz als Hausfrau und Kindererzieherin satt und will wieder arbeiten gehen), aus einem Paar werden Eltern; einer geht in Rente und ist ab jetzt immer zu Hause usw.

Funktion von Symptomen für die Autopoiese der Psyche

Symptom und Selbstkonzept

Die individualtherapeutische Idee, Symptome durch deren intrapsychische Funktionen für die Aufrechterhaltung eines bestimmten Selbstkonzeptes zu erklären, ist in der Psychotherapeutenwelt bekannt und gebräuchlich. Sie hilft nach dieser Logik Rollen (z. B. Opfer/Täter), Selbstbilder (z. B. guter Vater/schlechter Vater) oder Wertsysteme (z. B. gerechter/ungerechter Mensch) dadurch zu bestätigen, dass Abweichungen davon in Verhalten oder Denken *vor sich selbst* als Symptom einer Krankheit gewertet und erklärt und somit dem Verantwortungsbereich der Person entzogen werden.

Bedrohungen basaler Operationen der Autopoiese der Psyche und die Funktion von Symptomen

Eine noch grundlegendere systemische Variante, Symptomen Funktionen für die Autopoiese der Psyche zuzusprechen, wendet diese auf die grundlegenden basalen Operationen psychischer Systeme an. Zur Autopoiese der Psyche ebenso wie zu der anderer Systeme gehören die fundamentalen Operationen der Abgrenzung des Systems gegenüber der Umwelt – jedes System definiert seine Grenze gegenüber der Umwelt selbst. Die Psyche muss bei Teilnahme an Kommunikation zwischen Information, Mitteilung und Verstehen unterscheiden. Sie muss mit der permanenten Differenz zwischen Selbstreferenz und Fremdreferenz operieren: Jede Aussage und noch weitergehend jede Art von Realitätskonstruktion hat eine fremdreferenzielle Seite (das »Etwas«) und eine selbstreferenzielle Seite (dass *ich* das Etwas definiere und was es für mich bedeutet). Wenn – warum auch immer – solche basalen Operationen der Autopoiese der Psyche gefährdet sind oder nicht gelingen, ist deren Autopoiese gefährdet. Zum Überleben des Systems Psyche gehören dann Lösungen, diesen Gefährdungen entgegenzuwirken und die Autopoiese sicherzustellen. Genau diese Lösungen können von Beobachtern als Pathologien gewertet werden. Für das System der Psyche selbst gibt es diese nicht – für sie sind es Operationen des Selbsterhaltes. In herausragender Weise hat Schleiffer (2012) hierzu dargestellt, wie z. B. psychotische und autistische Phänomene solche Lösungen für bedrohte autopoietische psychische Systeme sein können.

Psychotische Symptome und Autismus

Warnsymptome, Stimmenhören, Halluzinationen, Konfabulationen und andere Phänomene, die aus psychopathologischer Sicht als Zeichen einer Krankheit gedeutet werden, können aus systemtheoretischer Sicht Operationen der Psyche sein, die dazu dienen, ihre eigene Autopoiese sicherzustellen. Im Kern geht es nach Schleiffer bei Psychosen um die Definition von Grenzen zwischen Psyche und Umwelt, um die Differenzierung zwischen Selbstreferenz (ich bin gemeint) und Fremdreferenz (anderes ist gemeint) und um die Möglichkeit des so genannten Re-Entrys – d. h. um die Möglichkeit, sich ein Bild davon zu machen, wie man selbst zu anderen steht oder wie andere zu einem selbst stehen (»cognitive mind«).

Zum so genannten flüchtigen oder sprunghaften, verwirrt erscheinenden Denken führt Schleiffer aus:

> »Das psychische System hat offensichtlich Schwierigkeiten, sich selbst zu beobachten. Seine eingeschränkte Beobachtungsfähigkeit betrifft die Gedanken ebenso wie die Handlungen. Es weiß nicht mehr, wem es die Gedanken verdankt, sich selbst oder seiner personalen Umwelt.«[20] (Schleiffer 2012, S. 142)

Damit ist die Unterscheidung zwischen Selbstreferenz und Fremdreferenz nicht mehr hinreichend differenziert zu handhaben (wie auch immer es dazu kommt). Eine Folge ist für das System die Ungewissheit, woher Informationen stammen – es kann also dazu kommen, »dass auch die eigene Stimme informativ wird, sodass ihr beim Reden ebenso viel Aufmerksamkeit entgegengebracht wird wie den Verlautbarungen anderer Personen« (S. 168). Das ist die Beschreibung eines bedrohten autopoietischen psychischen Systems.

Eine Möglichkeit, schizophrene Symptome zu erklären, ist dann, in diesen systeminterne *Bewältigungsformen* solcher Bedrohungen zu sehen, also Problemlösungen. Nach Schleiffer greift das System auf für Beobachter ungewöhnliche psychische Mechanismen zurück, um die als gefährdet empfundenen Systemgrenzen wieder sicherer zu erleben.

> »Wenn das Problem darin besteht, dass für eine betreffende Person nicht klar ist, ob es sich um jeweils eigene Gedanken handelt oder die einer anderen Person, so dürfte diese Externalisierung [›Stimmenhören‹ – H. L.] eine Auseinandersetzung mit den als Mitteilung imaginierten Informationen ermöglichen.« (Schleiffer 2012, S. 169)

Für weitere Beispiele, wie psychotische Symptome als Bewältigung der Bedrohung der Autopoiese eines psychischen Systems beschrieben werden können, sei auf Schleiffer (2012) verwiesen.

Als *Autismus* bezeichnete Phänomene betreffen nach Schleiffer sowohl die Autopoiese der Psyche wie deren Koppelung an Kommuni-

20 Hier wird eine systemtheoretisch eigentlich nicht korrekte und doch häufig verwendete Sprachfigur gewählt, bei der die Psyche oder eine sich in der Psyche bedroht fühlende Instanz als handelnde Einheit erscheint, der zudem ein ontologisches Substrat zugesprochen wird. Das geschieht wohl, weil man sonst zu sprachlich unverdaulichen Verrenkungen greifen müsste, die nur Operationen nennen, die an Operationen anschließen ohne Bezug auf ein darin erkennbar tätiges Subjekt.

kation. Er stellt anschaulich dar, wie die ersten Strukturen dessen, was dann Autismus genannt wird, sich entwicklungspsychologisch in der Art der gegenseitigen Adressierung von Baby/Kind und Erwachsenen entwickelt. Hinsichtlich der hypothetischen Ursprungsbedingungen für autistische Störungen lasse sich demnach annehmen, dass das

> »Wahrnehmungssystem nicht oder zumindest nur ungenügend über die Kompetenz verfügt, mitgeteilte Informationen als einen besonderen, nämlich Sinn liefernden Informationstypus zu differenzieren. Dieser Mangel muss dazu führen, dass die strukturelle Kopplung mit der Protokommunikation [das sind die ersten stattfindenden kommunikativen Interaktionen zwischen Kind und Umgebung – H. L.] des Anfangs einen atypischen Verlauf nimmt« (ebd., S. 107).

Der Entwicklungsschritt zur gemeinsam geteilten Aufmerksamkeit (»wir blicken beide auf *das da*«) gelingt dann nicht. Kommunikationspartner, die das »autistische Kind« adressieren, erfahren nicht die Bedingungen von Kommunikation dergestalt, dass eine Information gegeben, die Mitteilung der Information als Mitteilung selektiert und in irgendeiner Weise verstanden wird – nach Luhmann die drei Bedingungen für das Stattfinden von Kommunikation. Hinsichtlich der Funktion von Symptomen geht es wieder um die Frage, wie das psychische System in solchen Entwicklungskontexten seine autopoietische Reproduktion aufrechterhalten kann. Eine Rolle hierbei spielt nach Schleiffer das autismustypische stereotype und repetitive Verhalten. Wenn eine Psyche wenig an Kommunikation ankoppelt, kann das nach Schleiffer als »sinnarm operierendes psychisches System« rekonstruiert werden, das sich durch Rituale und Routinen seine Reproduktion sichert. Bezugspersonen müssen dann ggf. darauf verzichten, »sich ihrem autistischen Kind mitzuteilen«, weil es Mitteilung nicht als Mitteilung decodiert.

Störungsunspezifische systemtherapeutische Störungsrelevanz

Eine Kernfrage, die der Systemtherapie im Gesundheitswesen gestellt wird, ist die, ob sie Symptome von Krankheiten relevant verändert. Das Gesundheitswesen kennt Symptome nur in der Psyche und im Körper, nicht aber im Sozialsystem oder der Kommunikation. Ob die systemische Therapie solche »krankheitswertigen« Symptome bei einzelnen (aus Psyche und Soma zusammengesetzten) Menschen durch direkte Interventionen in deren Psyche oder Körper oder durch Interventionen im Sozialsystem erzielt, dürfte den Kostenträgern gleichgültig sein. Nicht gleichgültig wäre es ihnen hingegen, wenn die Interventionen in Partnerschaften oder Familien ohne Relevanz für die Veränderungen von als Krankheitszeichen gewerteten Symptomen wären. Empirische Evaluationen als Beleg für die Störungsrelevanz der Systemtherapie müssen folgendem Design folgen: Individuen mit Symptomen »erhalten systemische Therapie«. Was das damit bezeichnete Verfahren kennzeichnet, ist in entsprechenden systemischen Publikationen hinreichend veröffentlicht. Ein Forscherteam oder die Therapeuten selbst überprüfen dann mit entsprechenden Verfahren, ob Symptomveränderungen bei den Individuen eingeleitet wurden oder nicht. Störungsspezifität (ist die Therapie störungsspezifisch vorgegangen?) spielt hier keine Rolle. Man kann in einer Therapie ggf. unabhängig davon, welche spezifische Symptomatik in einem System vorliegt, die allgemeinen Prinzipien und Pragmatiken der Systemtherapie anwenden. Man kann, immer noch ohne Störungsspezifität, bei bestimmten Störungsbildern bevorzugt bestimmte Fragen stellen und Interventionen verwenden. Man kann in der Therapie auch störungsspezifisch vorgehen, zum Störungsbild vorhandene Erklärungen und Interventionen nutzen und die Explorationen und Hypothesenbildungen zunächst ganz auf die Symptomatik und deren Kontexte ausrichten. Dies gilt z. B. für viele störungsspezifische Konzepte der Verhaltenstherapie.

Sieht man sich allerdings die zahlreichen Veröffentlichungen von Verhaltenstherapien für bestimmte Störungsbilder genauer an, lässt sich kaum bestreiten: Es gibt eine Reihe von Interventionen, die so nur bei bestimmten Störungen Verwendung finden – die Aufmerksamkeitslenkung bei Sozialphobie, Stresstoleranz-Skills bei Borderlinestörungen, Tresor-Imagination oder EMDR bei posttraumatischen Belastungsstörungen, Aktivitätsaufbau bei Depressionen, gezielte Reaktionsverhinderungen bei Zwängen oder Expositionen bei Phobien. Ergänzend zu solchen störungsspezifischen Interventionen oder ohne solche werden aber bei vielen Störungsbildern immer wieder die gleichen verhaltenstherapeutischen Grundinterventionen angewendet. Deren *verhaltenstherapeutische Störungsrelevanz* wird dann empirisch nachgewiesen – z. B. gilt dies für Entspannungstraining, Selbstsicherheitsübungen, kognitive Umstrukturierung nicht störungsspezifischer Grundannahmen, Problemlösetraining für nicht störungsspezifische Probleme, Achtsamkeitsübungen usw. Man spricht dabei manchmal von »symptomübergreifenden Therapiebausteinen«.

Die *systemische Störungsrelevanz* kann in logisch gleicher Weise erzeugt und ermittelt werden: Es ist problemlos möglich, häufige und typische Interventionen der Systemtherapie darzustellen, von denen angenommen wird oder für die bereits nachgewiesen wurde, dass sie im genannten Sinne störungsrelevant sind. In diesem Abschnitt sollen in verkürzter Form – zusammengetragen und verantwortet vom Autor des Buches – einige allgemeine *systemtherapeutische Pragmatiken mit Störungsrelevanz* erwähnt werden. Dass es die einen seit Jahrzehnten gibt und das andere empirisch nachgewiesen ist, hat zur Anerkennung der Systemtherapie in der Bundesrepublik Deutschland als wissenschaftliches Verfahren geführt. Für welche Störungsbilder diese Relevanz besonders deutlich ermittelt werden konnte (auch im Vergleich zu anderen Therapieschulen), ist zusammenfassend dargelegt in Sydow et al. 2006, 2007; Schweitzer et al. 2007.

Systemtherapeutische Interventionen: Adressaten und Adressatenauswahl

Aus systemischer Sicht gibt es drei potenzielle Adressaten für Interventionen, die in Abbildung 6 zusammenfassend dargestellt werden: die Einzelperson mit den Bereichen Psyche und Körper und die soziale Welt mit der dort stattfindenden Kommunikation bzw. Interaktion. Der Psyche zuzurechnen sind sowohl das nach außen nicht sichtbare Denken und Fühlen wie das nach außen sichtbare, von der Person generierte Verhalten. Wenn es um störungsspezifische Probleme oder Ziele geht bzw. um Veränderung im Symptombereich, können Interventionen hypothesengeleitet den Bereich adressieren, der hypothetisch als besonders relevant für die Genese der Symptomatik angesehen wird. Man kann aber auch in einem Einzelfall experimentell oder einfach in Ermangelung störungsspezifischerer Hypothesen in einen Bereich intervenieren, für den man a priori seine primären und erprobten Interventionen bereithält, und dann prüfen, ob sich etwas an der Symptomatik verändert. Streng genommen wäre eine Intervention dann, wenn sie mit Bezug auf andere Nützlichkeitskriterien erfolgreich ist, sich aber an der Symptomatik nichts ändert, keine »Psychotherapie im Sinne einer Krankenbehandlung« mit Symptomrelevanz. Hier können Therapeuten und Klienten durchaus andere Bewertungskriterien haben als Krankenkassen bzw. Instanzen, für die ausschließlich die Symptomrelevanz wichtig ist.

Nehmen wir als Beispiel den Symptombereich »Zwangsneurose« und stellen uns einen Patienten vor, der sich exzessiv wäscht. Auf der Ebene der Psyche kann man Gefühle explorieren, die er dann hat oder hätte, wenn er sich nicht wäscht. Man kann dann daran anknüpfend die Gefühle rund um das aktuelle Zwangsverhalten und seine biografische Emotionsgeschichte explorieren. Es lassen sich sehr genau die störungsrelevanten Wirklichkeitskonstruktionen betrachten: Welche Gefahren »wäscht« der Patient weg? Wem gäbe er für die von ihm imaginierten schlimmen Folgen die Schuld, wenn er das Zwangsverhalten unterließe? Da sich Zwangsverhalten nicht isoliert ereignet, kann man den »sozialen Tanz« um das Problem explorieren: Wie verhalten sich andere zum Zwangsverhalten ihres Systemmitgliedes, welche Muster bilden sich hier? Man kann das System eingehender explorieren: In welcher Schwellenphase des Systems ist die Symptomatik erstmals aufgetreten, welche Konflikte und Ambivalenzen werden in diesem System wie ausgetragen und wie gelöst? Man kann in einer Familiensitzung auch nacheinander die Psyche der jeweiligen adressieren und dort deren Verhalten, Gefühlsleben und Wirklichkeitskonstruktionen explorieren und dann Interventionen hierauf adressieren. In störungsspezifischen Therapien sollten die allgemeinen Strukturen dieser Hypothesen, Fragen und Interventionen zumindest zu Beginn der Therapie inhaltlich in Bezug auf oder rund um die Symptomatik formuliert werden. Das kann v. a. dadurch geschehen, dass man die störungsspezifischen Wirklichkeitskonstruktionen erforscht: Wie bewerten, beschreiben und erklären die Mitglieder das Symptom? Man kann auch gezielt den »Tanz um das Symptom« explorieren: Wie haben sich die Gefühle zu- und das Verhalten untereinander geändert, seit das Symptom Familienglied geworden ist? Häufig werden dabei in für das Klientensystem überraschenderweise Instanzen adressiert, die es noch nicht mit Genese und Veränderung der Symptomatik in Zusammenhang gebracht hat: »Was hat unsere Partnerschaft denn mit dem Symptom unseres Kindes zu tun?« Wie Therapeuten solche unerwarteten Zusammenhänge dann vor ihrer Klientel vertreten, ist das eine, wie sich diese theoretisch erklären lassen, das andere.

Für Letzteres hilft das Konzept der *Interpenetration*. Es bezeichnet vereinfacht gesagt die Beobachtung, dass *ein* Ereignis *gleichzeitig* in *zwei* Systemen stattfindet und für beide Systeme und deren strukturelle Koppelung aneinander Bedeutung hat. Simon führt als Beispiel einen gesprochenen und gehörten Satz an: Dieser Satz »ereignet sich« gleichzeitig im sozialen System und in der Psyche der Person. Auf beiden Ebenen kann er Unterschiedliches bedeuten. Gerade in der gesprochenen Sprache werden voneinander unabhängige autopoietische Systeme aneinander gekoppelt. Wenn ein Psychotherapeut in einer Sitzung mit einer einzelnen Person über deren Gefühlswelt spricht und andere Familienmitglieder zuhören, ereignet sich das Gesprochene bzw. Gehörte gleichzeitig im System der Psychotherapie, im Familiensystem und in der Psyche des Einzelnen. Wenn ein gesprochener Satz für eines der Systeme eine relevante Veränderung bewirkt, indem er dieses System verstört, ist die Wahrscheinlichkeit hoch, dass die dort erfolgte Verstörung wiederum Auswirkungen auf ein anderes System (z. B. das Interaktionsgefüge) haben wird.

Koppelung von Psyche und Kommunikation in der Psychotherapie: Medium und Form

Psychotherapie formt sich im Medium Sprache. Sprache koppelt wie kein anderes Medium Psyche, Kommunikation/Interaktion und Körper.

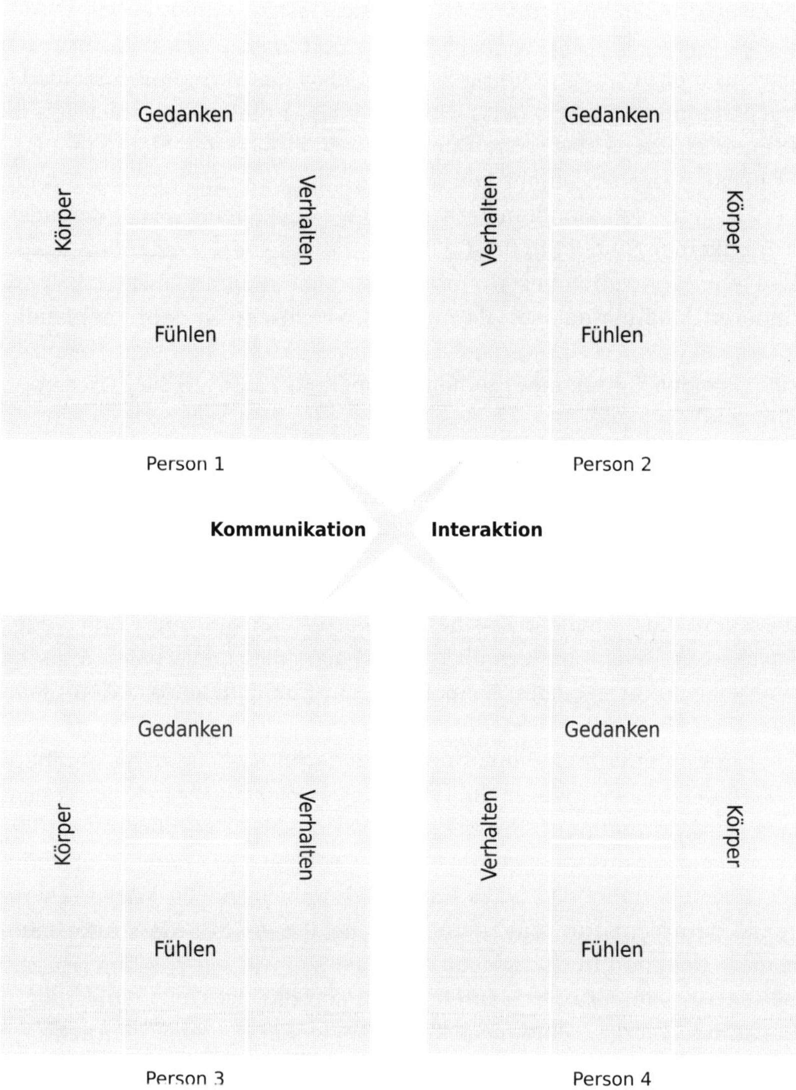

Abb. 6: Adressaten systemtherapeutischer Interventionen

Nonverbale Reaktionen wie Mimik und Gestik können auch als Medium angesehen werden – nach Heider (2005) als eines zum Ausdruck psychischer Ereignisse. Sprache koordiniert das Verhalten verschiedener Personen und ist gewissermaßen ein »Verhalten über Verhalten« (Simon 2012a, S. 146). Die Sprache bedient sich des Mediums Sinn. Sinnlose Sätze sind nicht kommunikativ anschlussfähig, es sei denn, es wird mit metakommunikativem Sinn angekoppelt: »Was du sagst, ergibt keinen Sinn.« Ein für die Psychotherapie entscheidender Aspekt der Interpenetration besteht darin, dass sich in Sprache wie in keinem anderen Medium das soziale und das psychische System aneinander ankoppeln, weil die gesprochenen und gehörten Sätze sich gleichzeitig in beiden Systemen ereignen. Koppelung heißt hier: Operieren im gleichen Medium.

Eine andere Art von Koppelung zweier Systeme findet statt, wenn in Interaktionen das eine (weichere) System das Medium und das andere (härtere) die Form darstellt. Diese Koppelung ist relevant, wenn sich zwei autopoietische Systeme begegnen, die nicht beide im Medium Sinn operieren oder gemeinsame Interaktionsräume außerhalb dieses Mediums haben: Psyche und Körper, Körper und Körper oder Psyche mit Psyche außerhalb von verbaler und nonverbaler Sprache und jenseits ihrer beider Koppelungen in Kommunikation. Wenn man zwischen Interaktion und Kommunikation unterscheidet, ist das das Feld der Interaktion. Dann sind am anderen System wahrnehmbare Phänomene für das wahrnehmende System nicht Teil von Kommunikation mit Information, Mitteilung und Verstehen, wohl aber relevanter Teil seiner Umwelt – indem es darauf relevant reagiert. Dann kann die Bewegung eines Körpers auch Medium sein für im Körper ablaufende neurologische und physiologische Prozesse. Eine starke emotionale Reaktion in der Psyche einer Person auf ein bestimmtes Verhalten einer anderen ist dann Medium und das, worauf reagiert wird, deren Geruch oder eine ihrer Körperbewegungen, Form. Sprache als Medium hat vergleichsweise viele Vorteile. Sie ist von allen Medien das flexibelste, weil Sprache auch über Sprache sprechen kann (Metakommunikation).

Was hat das alles mit Störungsrelevanz zu tun? Die Antwort heißt: Die mit dem Label Störung oder Symptom markierten *Phänomene* selbst sind stets *Produkte der Autopoiese der Systeme, die sie generieren*. Das ist immer die Psyche oder der Körper. Die diese Phänomene hervorbringenden generierenden Mechanismen sind systemeigene Operationen in ihrer Koppelung an die Umwelt (z. B. an eine andere Psyche oder an den eigenen bzw. den Körper einer anderen Person) oder an Kommunikation. Diese von einem Beobachter als Symptom gewerteten Phänomene sind Ausdruck davon, dass das sie produzierende System flexibel und Medium ist und etwas anderes, weniger Flexibles, die Form, auf das System reagiert. *Störungen und Symptome sind demgegenüber sprachliche Produkte in der Welt der Kommunikation*. Es sind Worte (Landkarten) über Phänomene.

Da anders als in der Geologie im sozialen Leben Landkarten (Sprache) Einfluss auf das Land (bezeichnete Phänomene) haben, *ist jedes Sprechen über Symptome symptomrelevant. In dem Moment, in dem ein Phänomen als Symptom bezeichnet wird, kann dies nicht nicht-symptomrelevant sein*. Entweder man koppelt so an, dass diese Konstruktion bestätigt wird. Das kann die Fortexistenz des Symptoms bedeuten (Chronifizierung, weil etwas als Symptom bezeichnet wird), oder man kann vermittels dieser Konstruktion Maßnahmen (Symptombehandlungen) einleiten, die das Land (Symptom) verändern. Oder man koppelt sprachlich so an, dass der Symptombegriff dekonstruiert wird und andere Begriffe, andere Deutungen und Sinnzuschreibungen generiert werden. Das hat wiederum Auswirkungen auf den Bereich der bezeichneten Phänomene in Psyche und Körper. Die Systemtherapie macht sich zunutze, dass man mit Sprache über Sprache sprechen kann. Im Symptombereich: dass man darüber sprechen kann, wer ein Phänomen als »Krankheit« bezeichnet und wer dies nicht tut. Unter evaluativen Gesichtspunkten ist dann die Frage wichtig: Wird in der Therapie so über Symptome gesprochen, dass sich dadurch für die davon Betroffenen und deren Angehörige etwas in erwünschter Richtung verändert?

Schwellensituationen und die Dimension Zeit: Kontextualisieren

Der Begriff Schwelle markiert in der Architektur den Übergang von einer Ebene in eine andere. Wer seine Schritte dem nicht anpasst, stolpert. Stolpern unterbricht den normalen Ablauf und erfordert Maßnahmen, um wieder ins Gleichgewicht zu kommen. Störungen oder Symptome können metaphorisch als Stolpern angesehen werden mit der Herausforderung, das Hindernis zu finden, das einen zum Stolpern brachte, und Optionen zu entwickeln, das zu überwinden und im Gleichgewicht zur neuen Ebene zu gelangen. Mit der Metapher der Schwelle werden im sozialen Leben Systemübergänge bezeichnet. Die bisherige Autopoiese kann nicht in alter Form fortgesetzt werden. Man kann das auch als Krisenzeit ansehen, die ein System zu Veränderungen herausfordert. Es gibt Varianten von systeminternen Schwellensituationen: bei einem Paar die Ankunft des ersten Kindes, bei Familien der Austritt des erwachsenen Kindes aus dem familiären Zusammenleben oder die Veränderung eines Mitglieds, das aus einer alten Rolle aussteigt (z. B. bei Konflikten immer nachzugeben).

Varianten externer Veränderungen, auf die ein System reagieren muss, sind entweder erwartet (»Normalkrisen«) oder unerwartet (»Traumakrisen«). Schwellen oder Phasenübergänge erfordern auf vielen Ebenen Anpassungsprozesse – im Denken, in Interaktionen und vor allem auf der Ebene der sozialen Regeln. *Symptomrelevanz* bedeutet hier, bei Beschreibung, Erklärung und Therapie diesen Kontext der Schwellen- oder Phasenübergänge einzubeziehen. Einer Störung oder einer Symptomatik kann dann eine Bedeutung gegeben werden für die Art und Weise, wie ein System mit einer solchen Schwelle/Krise umgeht. Symptome können z. B. »anzeigen«, dass ein System noch nicht sicher ist, was es bewahren und was es verändern will oder muss. Oder es kann phänomenologisch als Medium angesehen werden – dann reagiert ein System damit auf seine veränderte Umwelt. Aus der Außenperspektive oder im Nachhinein sind solche zeitlichen Zusammenhänge oft leicht erkennbar, während man innerhalb des Systems »mitten im Sturm« blind dafür ist, ggf. sogar sein muss. Ein Beispiel:

Eine 60-jährige Patientin entwickelte »plötzlich« Angstsymptome – vor allem, wenn sie alleine zu Hause war. Der Schwellenkontext: Für sie stand die Berentung an; der um etliche Jahre jüngere Ehemann konnte und wollte noch lange weiterarbeiten. Die Kinder waren längst aus dem Haus. Nach Reflexionen über diese Kontexte rekonstruierten Therapeut und Patientin, dass die Entwicklung ihrer Angst »anzeige«, dass sie für das drohende Alleinsein zu Hause in keinster Weise gerüstet war. Dieser funktionale Zusammenhang war nie in Betracht gezogen worden, weil ihre bisherigen Behandler gesagt hatten, es handle sich um eine psychische Krankheit »in ihr«. Wenn etwas »in mir« ist, warum soll ich dann auf Schwellen um mich herum blicken?

Für den Bereich der Alkoholsucht hat Klein (2002a, 2002b) ein systemisches Erklärungskonzept vorgestellt, demzufolge das Symptom »folgenschwerer Alkohol- oder Drogenkonsum« in Schwellenphasen generiert wird. Der Konsum führt dazu, dass der Betroffene an der Schwelle hängen bleibt – »süchtiges Trinken als chronifiziertes Schwellenritual« (zusammenfassend Schweitzer u. von Schlippe 2006): »Der Trinker kann weder in die ursprüngliche Situation zurück (sie passt nicht mehr), noch kann er einen Platz in der zukünftigen Struktur einnehmen« (S. 201). Was hier für den Suchtbereich explizit ausgearbeitet wurde, ist Bestandteil vieler systemischer kontextbezogener Perspektiven auf Symptome: Diese markieren Schwellen ebenso wie die kontextvergessene Zentrierung darauf den Schritt über die Schwelle und damit zusammenhängende Entscheidungen verhindert. Solche Zusammenhänge in Beschreibung und Erklärung herzustellen, verändert die Selbstbeschreibung eines Systems und öffnet damit neue Optionen. Eine dieser Optionen kann die Durchführung eines Rituals sein. Rituale markieren in allen Kulturen den Übergang von einer in eine andere Lebensphase. Wenn anorektisches Hungern in der Phase des Übergangs vom Mädchen zur jungen Frau als Versuch gedeutet wird, die psychische und vor allem körperliche Entwicklung, die einen Schwellenübergang markieren würde, zu verhindern, kann therapeutisch an ein Ritual gedacht werden: Die Familienmitglieder erklären eine bestimmte Phase der Kindheit für beendet und läuten offiziell eine neue Phase ein (z. B. mit mehr Autonomie für die Tochter und weniger Fürsorge der Eltern).

Externalisierungen

Mit diesem Begriff wird eine bekannte systemische Methode bezeichnet, die White und Epston (1990) in der Kindertherapie entwickelt haben. Sie wurde auch für den Erwachsenenbereich nutzbar gemacht und hierfür modifiziert (z. B. in Form der doppelten Externalisierung bei Retzer 2002): ein »Klassiker« im Interventionskoffer der systemischen Therapie von Störungen (White 2010, S. 20 f.). Die Störung oder Krankheit wird ontologisch als »Entität« konzipiert und zum in der Regel unerwünschten Familienmitglied erklärt:

> »Stellen Sie sich vor, Ihre Psychose wäre eine Person. Welche Eigenschaften hätte sie? Wo würde sie sich hier im Raum befinden? ... Angenommen, Sie wollten, dass ... die Psychose näher zu Ihnen kommt, was müssten Sie tun? Und was, falls Sie wollen, dass sie weiter weggeht?« (Ruf 2012, S. 100).

Hier wird die Beziehung einer Person zu ihrer eigenen Krankheit exploriert. Man kann auch andere fragen, wie es ihnen mit der »Psychose« geht (die zurzeit bei Herrn X steht), wie sich seit Anwesenheit der Psychose die Beziehungen in der Familie verändert haben und was sich wieder ändern würde, wenn sie »in Urlaub ginge«. Die Arbeit mit diesem Konzept im Kinderbereich haben White u. Epston (1990) beschrieben.

Adressat Interaktion: Mustererkennung und Musterunterbrechung

Interaktionen sind andere Adressen als Kommunikation, obgleich auch sie wie alle Adressaten in Therapien nur über Kommunikation erreichbar sind (zum Unterschied zwischen Kommunikation und Interaktion vgl. Abschnitt 5.1.1). Wenn in einem System eine Person ein sofort oder später als Symptom oder Störung bezeichnetes Phänomen entwickelt, geht das nicht, ohne dass dies Teil sozialer Kommunikationen und Interventionen wird. Das gilt umso mehr, wenn dem Symptomträger die Krankenrolle zugesprochen wird. Es gibt dann immer spezifische Interaktionsmuster rund um das Symptom, den »Tanz um das Problem«. Man sollte sich hier nicht zu Kausalitätshypothesen verführen lassen und den Tanz für die Ursache des Symptoms halten. Wenn sich eine Familie bemüht, die negative Selbstbeschreibung eines ihrer

Mitglieder durch positive Beschreibungen zu verändern und es sich aus der Außenperspektive so darstellen lässt, dass jede positive Zuschreibung an den »Patienten« von diesem mit einer negativen Selbstbeschreibung beantwortet wird, könnte man zu Kausalitätsannahmen verführt sein und eine Seite für die Ursache halten. Dem Konzept der *zirkulären Kausalität* zufolge liegen hier aber nur eine Passung, eine Koevolution und manchmal eine symmetrische Eskalation vor. Manchmal können Therapeuten auch eine Musterunterbrechung auf Verhaltensebene vorschlagen (»einen Tag pro Woche: Alle bestätigen die negative Selbstbeschreibung von A« oder »einen Tag pro Woche tut der Depressive so, als wäre er nicht depressiv, und die anderen sollen herausbekommen, ob das ›echt‹ oder ›gespielt‹ war«).

In Psychotherapien stehen Interaktionsmuster in privaten Systemen (Paare, Familien, Geschwister, Freundschaften) im Vordergrund. Wenn Symptome länger bestehen, werden weitere Instanzen involviert – z. B. bei einem »Delinquenten« oder den Schulbesuch verneinenden Jugendlichen. Multisystemische Ansätze beleuchten dann nicht nur private Muster, sondern Muster zwischen Familien und öffentlichen Instanzen oder im Schulbereich z. B. zwischen Familien und Lehrern und manchmal auch Jugendämtern. Manchmal zeigt sich, dass über Jahre oder Jahrzehnte Instanzen, die staatliche oder andere öffentliche Instanzen repräsentieren, zur permanenten Umwelt von Familien geworden sind mit stets gleichen Mustern. Dann kommt es sehr auf eine angemessene Definition der »Überlebenseinheit« an, die therapeutisch adressiert wird: die Person oder die Familie oder das System »Familie – Jugendamt«. Gleiches gilt für sich ggf. über Jahrzehnte wiederholende Muster zwischen einem psychotischen Patienten, seiner Familie und psychiatrischen Kliniken (vgl. Schweitzer u. Schumacher 1995). Für den Bereich von Dissozialität, Delinquenz und Gewalt bei Jugendlichen hat Schweitzer (1987) solche multisystemischen Muster beschrieben, die das Symptom stabilisieren (chronifizieren), mit Möglichkeiten, wie mit Blick auf solche »Symptom-Überlebenseinheiten« musterunterbrechend interveniert werden kann (zusammenfassend auch bei Schweitzer u. von Schlippe 2006, S. 323).

Medium Sinn: Re- und Dekonstruktion, Reframing und Umdeutung

Etwas Störung oder Krankheit zu nennen, ist Operieren im Medium Sinn. Wird Sinn so konstruiert, verbinden sich damit soziale Rollen, prognostizierbare Abläufe und Erwartungen. Diese Prozeduren sind störungsrelevant, weil sie entweder zu Symptomreduktionen (z. B. zu einer »Heilung«) beitragen oder zu Symptomregenerationen. Werden Sinnstiftungen, die Teil der Symptomregenerierung geworden sind, in Therapien verstört und verändern sich daraufhin die »störenden« Phänomene oder der Umgang damit oder das Leiden daran, ist das eine besondere Art von Störungsrelevanz. In einem Fall ändert sich das Phänomen nicht (»Angst tritt weiter auf«), man leidet aber nicht mehr darunter (»Angst ist normal«) – im anderen Fall ändert sich das beschriebene Phänomen selbst (»die Angst ist weg«).

Reframing und Umdeutung

Ausgangspunkt dieser Methode ist die systemische Grundannahme, dass *alle* Operationen eines autopoietischen Systems Teil seines Überlebens sind. Operationen, die dem Überleben dienen, sind im Sinne des Systemerhalts positiv-funktional. Das kann ein Beobachter aus der Außenperspektive anders beschreiben und bewerten, wenn er andere (z. B. eigene oder kulturell vorgegebene) Bewertungsmaßstäbe anlegt. Die Methode des Umdeutens bzw. des Reframings macht es sich zunutze, dass Verhaltensweisen oder gesprochene Sätze ihre Bedeutung durch den Kontext erhalten, in dem sie sich ereignen, bzw. durch die Personen, die sie sprechen oder hören. Eine Handlung oder ein Satz kann jeweils eine andere Bedeutung haben für die handelnde bzw. sprechende Person, für die zusehende oder zuhörende Person oder für das umgebende soziale System. Es gehört zu den Kerninterventionen der Systemtherapie, die Weltbilder von Klienten dadurch zu verstören, dass bisher negativ Bewertetem – Verhalten oder Symptome – im Sinne des Reframings eine andere, positive Bedeutung zugesprochen wird. Wenn wir einem alltäglichen Verständnis von Sprache folgend glauben, Ereignisse oder Sätze hätten eine objektive Bedeutung, ist der Weg zu Umdeutungen versperrt.

Verstehbar/nicht verstehbar
Einer der Hauptgründe, eine »psychische Krankheit« zu diagnostizieren, ist der, damit eine Erklärung für sonst nicht verstehbares Verhalten zu haben. Eine Person verhält sich so, dass dem von anderen oder von der Person selbst kein sozial nachvollziehbarer Sinn zugesprochen werden kann. Es ist keine Kommunikation – es ist keine Mitteilung, kein Ja und kein Nein und auch sonst keine erkennbar sinnvolle Reaktion auf ein kommunikatives Angebot oder auf das Verhalten eines anderen. Therapeuten können nun aus nicht verstehbarem Verhalten kommunikativ Verstehbares machen, indem sie es als Kommunikation deuten – das heißt ihm Sinn zuschreiben. Von Bedeutung sind vor allem solche Sinnzuschreibungen, die das nicht verstandene Verhalten in einen sinnvollen Bezug zu anderen setzt, zu Familienregeln oder vor allem zur Lösung von partnerschaftlichen oder familiären Problemen. Retzer nennt das »Rekommunikation« nach »Exkommunikation« (Retzer 2002, 2004a).

Beschreiben – Bewerten – Erklären
Unterscheidet man zwischen diesen drei Bereichen der Realitätskonstruktion, können für jeden dieser Bereiche spezifische neue Sinnzuschreibungen erfolgen. Die Unterscheidung zwischen Beschreibung, Erklärung und Bewertung ist oft deshalb ein Königsweg zu neuen Sinnzuschreibungen, weil man damit recht differenziert die im System vorhandenen Sinnzuschreibungen erheben und dann verstören kann: Wie beschreibt jeder im System das Symptom, welche Worte werden dabei benutzt, wie erklärt jemand sich das und wie bewertet er es.

Verstörung ist kein Selbstzweck: nützliches Operieren innerhalb von Krankheitskonzepten
Weder aus der Systemtheorie noch aus der empirischen Evaluation von Therapien lässt sich ableiten, dass Verstörungen oder Dekonstruktionen von Krankheitskonzepten immer hilfreich oder immer notwendig sind. Es lassen sich auch innerhalb der Verwendung von Störungs- und Krankheitskonzepten neue Optionen für Denken und Handeln entwickeln.

Ein Fallbeispiel dazu aus der Praxis des Autors findet sich in Abschnitt 6.4.

Der Leitunterscheidung krank - gesund nachrangig folgend lassen sich Unterschiede einführen, die zu Unterschieden führen. Diese sind allerdings nur dann störungsrelevant, wenn sich durch neue Sichtweisen oder Beschreibungen langfristig auch die Symptomatiken verändern. Ein schönes Gegenbeispiel ist die Hypochondrie: Am Anfang ist die Sorge der Psyche um ihren Körper gesund und die Symptome im Körper gelten als Zeichen einer potenziellen Krankheit. Nach der Therapie ist der Körper gesund und die übertriebene Sorge der Psyche um ihn gilt als krank. Die Leitunterscheidung gesund - krank selbst wird hier wie in vielen traditionellen Therapien beibehalten. Abschließend hierzu ein weiteres Fallbeispiel:

> Frau M. (56 Jahre alt) erhält von ihrem Hausarzt die Diagnose einer psychischen Krankheit. Das wird durch die Psychiatrie bestätigt. Sie und ihre Familie halten sie auch tatsächlich für psychisch krank. Sie verhält sich dieser Krankenrolle entsprechend: Sie liegt oft auf dem Sofa und geht »krankgeschrieben« nicht arbeiten. Die Familie versucht ihr zu helfen, indem sie geschont wird. Alle Dekonstruktionsversuche des Therapeuten (»Erweichen des Krankheitskonzeptes«) sind nicht ankoppelungsfähig und scheitern. Ein anderer Weg erweist sich als passender: Der Therapeut akzeptiert und bestätigt, dass die Patientin »psychisch krank« ist. Da die Patientin sagt, ihre Krankheit könne sie auf der Arbeitsstelle vor Kollegen und Kunden »verbergen«, greift er das auf. In seiner Expertenrolle (die Patientin glaubt an Experten) erklärt er den »Unterschied zwischen psychischen und körperlichen Erkrankungen«: Wenn der Körper krank ist und mit seinen Selbstheilungskräften an Grenzen kommt, braucht er Fremdhilfe (Wundversorgung; Operation). Auch die kranke Psyche brauche Hilfe von außen. Diese äußere Hilfe sei bei psychischen Krankheiten aber darauf angewiesen, dass die Psyche selbst das entwickle, was der Krankheit entgegenstehe. Der noch gesunde Teil der Psyche und die Experten-Fremdhilfe müssten daher mehr als bei körperlichen Krankheiten zusammenarbeiten. Er erläutert dann, wie die Psyche ihren Eigenheilungsbeitrag in Kooperation mit dem Experten leisten könne: Sie müsse in ihrem Fall in bestimmten Zeiten »so tun, als wäre sie gesund«. In diesem »so Tun, als ob« würden sich allmählich jene

Faktoren entwickeln, die für die spätere (!) Gesundheit wichtig wären. In diesem Fall wurde das dahin gehend konkretisiert, dass die Patientin unter großen Mühen einen Tag pro Woche ihrer eigenen Familie oder ihren Freunden »vorspiele«, ihr gehe es gut, und sich danach verhalte. Da die Psyche bei sich selbst kaum Gefühle, nur schwer Gedanken, leicht aber ihre Verhaltensweisen beeinflussen könne und das der Bereich sei, den andere beobachten könnten, wird das nur auf der Verhaltensebene konkretisiert: aufstehen, in die Sauna gehen, in der Wohnung etwas putzen; mit der Freundin nicht über Ängste reden, sondern über Mode etc. Die Patientin ist mit diesem Weg einverstanden. Vereinbart wird »jeder Donnerstag«. Sie hält sich daran und berichtet von erstaunlich guten Auswirkungen dessen auf ihr eigenes Empfinden. Der Therapeut warnt vor zu schnellen Veränderungen. Die Patientin nimmt von sich aus auch noch den Dienstag dazu.

Philosophie als Psychotherapie: Korrektur epistemologischer Irrtümer
Bateson (1969) bezeichnet einige uns sehr vertraute abendländische bzw. unserem Alltagsverständnis zugrunde liegende epistemologische Grundannahmen als Irrtümer. Viele Störungen oder Krankheiten lassen sich als Folgen dieser Irrtümer rekonstruieren. Wenn Therapie hier ansetzt und diese Irrtümer korrigiert, verstört sie die zugrunde liegenden Prämissen und Leitunterscheidungen selbst.

Ruf (2012, S. 36) listet folgende abendländischen und alltäglichen Irrtümer auf:

1) Die Idee einer objektiven, vom Beobachter unabhängigen Wirklichkeit
2) Das Entweder-oder-Denken: Eine Aussage könne nicht gleichzeitig wahr und falsch sein.
3) Die Idee der persönlichen Identität: die Meinung, jemand müsse immer derselbe bleiben ohne Rücksicht auf historische Änderungen und Kontexte
4) Die Idee der Steuerung: zu glauben, man könne sich oder andere Menschen steuern; die Kehrseite davon ist, sich von der »eigenen Ohnmacht dumm machen zu lassen« (nach Adorno), wenn man glaubt, wegen der Macht anderer habe man selbst keine Optionen.

5) Die Idee der Berechenbarkeit der Welt mit der konsekutiven Idee, es gebe zum Zeitpunkt der Entscheidung eine findbare richtige und eine falsche Entscheidung
6) Die Verwechslung von aktiver und passiver Negation: Aktive Negation bedeutet, gezielt *gegen* etwas zu sein (um es zu verändern), passive Negation bedeutet, Abwendung von etwas und Hinwendung zu etwas *anderem*. Das ist hoch störungsrelevant, wenn Symptome dadurch erzeugt werden, dass man sie in aktiver Negation beseitigen will: Angst, Schüchternheit, Zwangsgedanken.

Bateson bezeichnet solche Annahmen deshalb als Irrtümer, weil sie dem menschlichen Leben mit all seinen Ambivalenzen, Zirkularitäten und Unvorhersagbarkeiten nicht gerecht werden. Wenn Therapeuten sensibel für die Identifikation solcher Irrtümer sind – nicht nur bei Patienten, sondern auch bei ihren eigenen Therapie- und Lebenskonzepten –, ist es möglich, ihre Rolle bei der Entwicklung und Aufrechterhaltung von bestimmten Störungen zu erfassen und in die therapeutischen Hypothesenbildungen und Interventionen einzubeziehen. Wenn sich rekonstruieren lässt, dass die bisherigen Problemlöseversuche eines Systems auf solchen epistemologischen Annahmen aufbauen, insofern selbst zur Problemgenerierung werden und so zur Erzeugung von Symptomen beitragen, die sie eigentlich beseitigen wollen, dann kann Störungsrelevanz eine Verstörung dieser Grundannahmen bedeuten. Techniken der kognitiven Verhaltenstherapie dazu beschreibt z. B. Stavemann 2008. Ein kleines Fallbeispiel hierzu aus der Supervisionspraxis des Autors:

> Ein Ehepaar wollte das durch eine Affäre des Mannes verletzte Grundvertrauen zwischen beiden wiederherstellen. Mit diesem Ziel ließen sie sich in ihren diesbezüglichen Bemühungen von der Prämisse leiten: Eine Partnerschaft ist nur dann tragfähig, wenn beide sich hundertprozentig vertrauen. Die primäre Methode zur Wiederherstellung des Vertrauens war die Prüfung, ob der andere vertrauenswürdig ist (also Misstrauen), außerdem wurden Belege der eigenen Vertrauenswürdigkeit angeführt (also eine Art Beweisführung, die den paradoxen Versuch darstellt, das spontane oder emergente Phänomen »Vertrauen« gezielt herzustellen). Es war nicht

> schwer zu erkennen, dass Vertrauen schwerlich durch Misstrauen und Beweisführungen hergestellt werden kann. Es war erleichternd zu erkennen, dass eine Partnerschaft auch gut sein kann, wenn darin Misstrauen Platz haben darf und man die diesbezüglichen Prämissen ändert.

Veränderte Selbstbeschreibung durch therapeutische Außenbeschreibung
In einer Therapie kann die Psyche vermittels entsprechend strukturierter therapeutischer Dialoge zu neuen Formen der Selbstbeobachtung und Selbstbeschreibung angeregt werden. Psychische Phänomene sind nur der Beobachtung der Psyche selbst zugänglich. Ein Außenbeobachter kann Verhaltensweisen oder körperliche Reaktionen aufgrund seiner Theorie hypothetisch mit inneren psychischen Vorgängen in Verbindung bringen. Und er kann im System Kommunikation die hier eingebrachten Selbstbeschreibungen der Psyche zur Kenntnis nehmen oder solche anregen: »Wie fühlen Sie sich gerade?« – »Ich fühle mich beschämt«. Der Außenbeobachter kann zudem gleichzeitig die verbalen Beschreibungen und das nonverbale Verhalten beobachten. Er kann eine Einschätzung vornehmen, ob er die Körperreaktionen für kongruent oder inkongruent hält. Wenn er seine Beobachtungen in die Kommunikation einbringt (»Sie lächeln, wenn Sie das sagen«), dann findet im System Kommunikation eine Begegnung von Selbst- und Fremdbeschreibung statt. Diese bedürfte, um sich als nützlich zu erweisen, allerdings der Zustimmung des Klienten zu dieser Form einer asymmetrischen Beziehung oder der Vereinbarung, dass auch der Klient eine Außenbeschreibung von Kongruenz oder Inkongruenz seines Therapeuten vornehmen kann. Insofern es zur lebenslangen Entwicklung der Psyche gehört, ihre Selbstbeschreibungen immer entlang der dafür in der Sozialisation zur Verfügung gestellten Fremdbeschreibungen und Zuschreibungen vorzunehmen, ist ihr vertraut, dass Selbstbeobachtung durch Fremdbeobachtung geformt wird.

Dies gilt auch für die hausinternen Kausalitätstheorien der Psyche. Man lernt durch soziale Zuschreibungen, dass die innere psychische Ursache dafür, dass man seinen Bruder schlägt, »Zorn« ist und dass das schlecht ist. Damit hört man vielleicht nicht auf, ihn zu schlagen, man hat nun aber eine Theorie und eine Bewertung dafür.

> »Die Kommunikation über psychische Prozesse formt die psychischen Prozesse, da Selbstbeobachtung sich entsprechend der kommunizierten Unterscheidungen strukturiert« (Simon 2004, S. 137).

Hier setzt die *Symptomrelevanz* hinsichtlich affektiver und anderer intrapsychischer Prozesse an. Ein Beispiel ist das Konzept des »Symptomstresses«. Stellen wir uns einen Patienten vor, der 1. an negativen Gefühlen oder Körperzuständen leidet und 2. sich dafür negativ bewertet. Wenn er in einer therapeutischen Beziehung erfährt, dass er dort für seine emotionalen Reaktionen nicht nur nicht negativ, sondern sogar ressourcenorientiert positiv bewertet wird (»Leid ist normal – Ihre Art, Leid zu zeigen, ist darüber hinaus Ausdruck einer Ressource«), kann er diese Fremdbeschreibung in die Selbstbeschreibung übernehmen. Das kann sich dann auch auf die Symptome auswirken. Wenn ein Klient sein inneres Erleben (psychisch/körperlich) undifferenziert negativ als »komisch, schlecht …« beschreibt und vom Therapeuten das »Markierungs«-Angebot erhält, das könnte ein verstehbares Gefühl von Traurigkeit sein, kann das seine nachfolgenden Selbstbeschreibungen und schließlich das damit bezeichnete Phänomen beeinflussen. Wenn sich dann infolge veränderter Selbstbeschreibungen die Umwelt verändert – die somatische in Form von Entspannung und die soziale in Form veränderter Kommunikation und Interaktion –, können solche Veränderungen nachhaltige Wirkung haben.

Insofern zu jeder Selbstreferenz eine Fremdreferenz und zu jeder Fremdreferenz eine Selbstreferenz gehört, bieten sich für eine störungsspezifisch orientierte Therapie Möglichkeiten, auf ein Störungsbild zugeschnitten neue Selbstbeschreibungen anzuregen. Ein klassisches Beispiel ist die sog. Sozialphobie. Wer sich selbst in sozialen Situationen als unsicher etc. beschreibt, wem solche Situationen peinlich sind, der übernimmt die Unterscheidung von System und Umwelt (Selbst- und Fremdreferenz) in seine Selbstbeschreibung. Im »sozialphobischen Modus« sieht man sich selbst negativ, weil man anderen unterstellt, sie sähen einen negativ. Nur dann »gelingt« die Sozialphobie. Da sich Selbst- und Fremdreferenz gegenseitig bedingen, kann es zu verhängnisvollen Fehlschlüssen kommen, die in der kognitiven Verhaltenstherapie »emotionale Beweisführung« genannt werden: Weil ich Angst vor der Ablehnung anderer habe, nehme ich an, dass andere mich ablehnen. Das ist zwar nicht logisch, aber wirksam. Diese Art der Selbst-Fremd-Selbstbeschreibung können Therapeuten zum Gegenstand therapeutischer Gespräche machen (Beschreibung von Beschreibung) und sie auf ihre logische Konsistenz hin überprüfen (was spricht dafür ...). Oder sie können zu Verhaltensexperimenten anregen (»Verhalten Sie sich schüchtern, unsicher bis peinlich und bekommen Sie heraus, ob andere das bemerkt haben, und wenn ja, wie sie das bewerten«). Sie können der Psyche einfach auch eine andere Selbstbeschreibung anbieten: »Ihre Selbstbeschreibung ist übernommene Fremdbeschreibung und hat mit Ihrer ›wirklichen Wirklichkeit‹ nichts zu tun.«

Störungen und Paradoxien – Entfalten von Paradoxien

Die systemtheoretische Theorieentwicklung durchzieht die Frage, was Paradoxien sind und wie mit ihnen umgegangen werden kann (vgl. Watzlawick et al. 1969; Luhmann 2006; zusammenfassend Fischer 2012). Eine Paradoxie liegt vor, wenn eine Aussage gleichzeitig wahr und falsch ist oder wenn mit einer Handlung einer Aufforderung gleichzeitig nachgekommen und nicht nachgekommen wird. Um zwei in der Literatur immer wieder referierte Beispiele zu erwähnen: Ein Barbier, selbst Mitglied einer Dorfgemeinschaft, wird aufgefordert, in diesem Dorf alle Männer zu rasieren, die sich nicht selbst rasieren. In Paradoxien gerät er bei der Frage, ob er sich selbst rasieren soll. Tut er das, sollte er sich nicht rasieren, da er Selbstrasierer nicht rasieren soll. Tut er es nicht, soll er sich rasieren, da er die Nicht-Selbstrasierer rasieren soll (Aufforderungsparadoxie).

Eine andere Variante der Paradoxie sind Selbstaussagen, die gleichzeitig wahr und falsch sind. Hierfür bekannt ist die Aussage eines Kreters, dass alle Kreter lügen. Wenn er recht hat, ist dieser Satz falsch und er sagt die Wahrheit. Wenn er lügt, sagt er die Wahrheit (Aussagenparadoxie). Solche Paradoxien tauchen in vielen Aussagen *über* Störungen auf. Viele Anweisungen darüber, wie Störungen behoben werden sollen, enthalten Aufforderungsparadoxien. Viele einzelnen Störungen zugesprochene Denk- und Handlungsmuster sind in sich selbst widersprüchlich.

Ein Paradebeispiel ist die Borderlineproblematik. So bezeichneten Patienten wird in der Regel als deren Problem und nicht als deren Fähigkeit zugeschrieben, rasch oszillierend hintereinander oder sogar gleichzeitig widersprüchliche Botschaften zu senden: »Ich hasse dich – verlass mich nicht« (gleichnamiges Buch von Kreisman und Straus 2005). Nun ist es aber nicht Merkmal einer Störung, sondern Bestandteil jedes sozialen Lebens, widersprüchlich, ambivalent, paradox zu sein. Nach Luhmann kann man Paradoxien und Ambiguitäten nicht auflösen, sondern nur entfalten oder verdecken. *Symptomrelevanz* bedeutet hier, Hypothesen darüber aufzustellen und therapeutisch nutzbar zu machen, *welche Funktion Symptome für die Entfaltung und Bewältigung von Paradoxien haben.* Eine Person oder ein System muss es beispielsweise irgendwie schaffen, zwei Pole einer Ambivalenz – z. B. zwischen Bindung und Ablösung – zu besetzen oder zwei sich widersprechende Aussagen zu treffen – wie »ich brauche dich« und »ich brauche dich nicht«. Das ist im Leben (im »Land«) normal.

Klassische (zumindest abendländische) Theorien über das Leben (die Landkarten) streben demgegenüber nach Eindeutigkeit und Widerspruchsfreiheit. Hier setzt Symptomrelevanz an: Symptome können dazu verhelfen, entweder gleichzeitig oder nacheinander beide Pole zu besetzen (z. B. Gebundenheit und Getrenntheit, Schuld und Unschuld, Zuneigung und Abneigung etc.) oder widersprüchliche Aussagen zu treffen. Im Symptom zeigt sich das eine (z. B. die Abhängigkeit: wegen der Erkrankung brauche ich dich), in den verbalen Aussagen folgt das andere (»ich bin autonom – du musst nichts für mich tun«). Symptome helfen so, Konflikte zu lösen – sowohl intrapsychische wie interpersonale. Liegt intrapersonell ein Konflikt zwischen zwei sich nach klassischer Logik ausschließenden Wünschen oder Bestrebungen vor, kann dieser Konflikt durch eine Entscheidung gelöst werden: Man macht das eine und verzichtet auf das andere. Wenn das nicht möglich ist, gibt es zwei Auswege: Man folgt weder dem einen noch dem anderen, steigt irgendwie aus und geht auf ein anderes Feld. Wenn das nicht möglich ist, bietet sich die Position des »Sowohl-als-auch« an. Da der Kreativität hier Grenzen gesetzt sind und vor allem, da das der klassischen zweiwertigen Logik widerspricht, können Symptome einen Ausweg bieten.

Um ein Beispiel aus der Suchttherapie zu benutzen: Im trockenen Zustand lebt man die liebevolle, im nassen Zustand die aggressive Seite. Eine gelegentlich benutzte funktionale Deutung anorektischen Hungerns lautet: In der Kommunikation mit dem Partner oder der Familie wird Folgsamkeit oder Hilfsbedürftigkeit formuliert, im Symptom (nichts essen trotz Hunger) wird die Autonomie gelebt. In der Therapie können neue Formen der Paradoxieentfaltung oder der Ambivalenzbewältigung eingeführt werden.

Aufstellungen und Konstellationen

Systemaufstellungen sind Interventionen, die erhofft oder als Nebenprodukt symptomrelevant, jedoch nur selten entlang störungsspezifischer Erklärungen konzipiert sind. In Aufstellungen wird versucht, systemische Beziehungsdynamiken »sichtbar« zu machen – wobei dieser Begriff natürlich verkennt, dass das, was gesehen wird, hier wie immer Produkt der Methode und des interpretierenden Beobachters ist. Wenn ein Symptom zu einem Attraktor im System geworden ist, als Dauerthema oder als Aufmerksamkeitsfokus, bietet sich die Möglichkeit an, das Symptom selbst als Element wie ein Familienmitglied aufzustellen – ähnlich dem Konzept der Externalisierung. Die Überlebenseinheit, die hier als für die Entstehung und Veränderung der Symptomatik relevant angesehen wird, können aktuelle professionelle oder private Systeme (z. B. Familien) sein oder aus einer historischen Perspektive mehrgenerationale Systeme. Unter funktionalen Gesichtspunkten wird angenommen, ein Symptom habe eine Funktion für die Organisation des Gesamtsystems inklusive der Beziehung zu früheren Generationen oder Personen darin. Theoretisch kann Bezug genommen werden auf Konzepte der Delegation, des Vermächtnisses, des transgenerationalen Ausgleichs (z. B. bei Schuld) oder der Identifika tion historisch späterer mit früheren Personen. Einem Symptom kann auf theoretischer Ebene beispielsweise die Funktion zugesprochen werden, damit eine loyale Verbindung zu einer früheren belasteten Person herzustellen. Stachowske hat solche Verbindungsfiguren im Symptombereich »Sucht« über Generationen hinweg beschrieben (zusammenfassend Stachowske 2012).[21]

9.3 Praxis der störungsspezifischen Systemtherapie: störungsspezifische Ansätze

Im vorherigen Abschnitt ging es um Beispiele von Störungsrelevanz bekannter systemtherapeutischer Methoden mit Einfluss auf Symptome als »Nebenwirkung«. Im nächsten Abschnitt müsste es nun um Beispiele von Symptomrelevanz durch störungsspezifische systemische Ansätze gehen. Sie gehen aus explizit systemischen Beschreibungen und Erklärungen von Symptomen hervor. Ihre Wirkung ist gezielt auf die Veränderung von Symptomen gerichtet. Solche oder gar alle bisherigen störungsspezifischen Früchte der Systemtherapie darzustellen, kann und will dieses Buch nicht leisten. Diese vorzustellen ist der Anspruch der Reihe »Störungsspezifische Systemtherapie«, der dieses Buch vorangestellt wird. Eine positive Folge der berufsrechtlichen und früher oder später sicherlich folgenden sozialrechtlichen Anerkennung der Systemtherapie wird wohl sein, dass hier noch viele weitere Früchte reifen werden.

An dieser Stelle sei nur darauf verwiesen, welche Fragen an eine störungsspezifische System*therapie* sich aus einer system*theoretischen* Sicht ergeben, die dann jeweils spezifisch für jedes einzelne

21 Aus Platzgründen wird hier nicht auf das breite Spektrum an störungsübergreifenden Interventionsansätzen der Systemtherapie auf dem Gebiet der Kinder- und Jugendlichentherapie eingegangen. Es sei daher auf die Originalliteratur verwiesen (Grabbe 2001, 2005, 2006; Rotthaus 2001; White u. Epston 1990; Wilson 2003; Steiner u. Berg 2011; Gammer 2009; Steiner 2011; hinsichtlich diesbezüglicher empirischer Evaluationen vgl. Sydow et al. 2006, 2007; zusammenfassend zur systemischen »kinderfreundlichen Therapie« vgl. Schweitzer u. von Schlippe 2006, S. 237 f.).

Störungsbild zu beantworten wären:

1) Wie kann das Störungsbild systemtheoretisch erklärt werden?
   a) Was lässt sich an störungsspezifischen Systemregeln und Denkweisen finden oder hypothetisch postulieren?
   b) Welches sind die störungsspezifischen Ambivalenzen?
   c) Welche Interaktionsmuster rund um das Symptom lassen sich finden oder postulieren?
   d) In welcher Weise sind in Entwicklung, Aufrechterhaltung und Veränderung private Systeme und öffentliche Systeme beteiligt mit welchen Interaktionsmustern zwischen beiden im Sinne einer multisystemischen Perspektive?
2) Was ergibt sich daraus an jeweils störungsspezifischen therapeutischen Prinzipien, Umdeutungen und Sinnzuschreibungen, Musterunterbrechungen, primären Adressaten systemischer Interventionen und ganz allgemein für die Gestaltung der jeweiligen therapeutischen Beziehung?

Der Autor hat bei der Materialsammlung für dieses Buch systemtherapeutische Ansätze für eine Reihe von Störungsbildern im Erwachsenenbereich und bei Kindern und Jugendlichen zusammengetragen und war selbst erstaunt über den breiten Fundus, den die systemische Welt hierzu schon hervorgebracht hat. Das gibt Anlass, sich auf diese Früchte in der geplanten Reihe »Störungsspezifische Systemtherapie« zu freuen.[22]

22 Die Ergebnisse der diesbezüglichen Recherchen des Autors zu den bisherigen störungsspezifischen Ansätzen in der Systemtherapie werden auf der Homepage des Carl-Auer Verlages präsentiert unter www.carl-auer.de/programm/materialien/stoerungsspezifische-systemtherapie.

10 Nützlichkeit: Evaluation störungsspezifischer Systemtherapie

10.1 Bewertungskriterien

Wie alle Bewertungen ist auch die Bewertung der Therapie das Produkt eines Beobachters, der eine Auswahl aus vielen möglichen Bewertungskriterien treffen muss. Insofern gibt es nicht »die« Nützlichkeit. Die Einschätzung der Nützlichkeit einer Therapie durch den Rezipienten dieser Therapie kann Resultat anderer Kriterien sein als die von Kostenträgern oder Wissenschaftlern. Wenn es um die Frage geht, ob eine Therapieschule im Sinne eines Verfahrens wissenschaftlich anerkannt wird, müssen Kriterien gefunden werden, die auf alle Therapien angewendet werden können. Eine andere Möglichkeit ist, für bestimmte Störungen störungsspezifische Kriterien festzulegen. Das Resultat nützlichkeitsbezogener Evaluationen ist abhängig von Methoden, mit denen diese erfasst werden. Diese Methoden sind wiederum nicht unabhängig davon, welche Therapieschule sie definieren.

Spätestens dann, wenn im Gesundheitswesen Kostenträger entscheiden, ob sie Gelder der Versichertengemeinschaften für bestimmte Therapieformen ausgeben, benötigen sie Kriterien, die auf die Resultate aller Therapieschulen angelegt werden können. Dem kann und sollte sich die Systemtherapie nicht entziehen. Dem hat sie sich auch nicht entzogen – auch wenn manche Beobachtungsweisen, Beobachtungsinstrumente und Bewertungskriterien nicht oder nicht ganz zu ihrer erkenntnistheoretischen Basis passen. Es stellt sich etwa die Frage, ob es für sie passend ist, wenn bestimmte Formen der Symptomreduktion als primäres Erfolgskriterium genommen werden, und immer dann, wenn Symptome fortbestehen, das als Nicht-Erfolg gilt. Hier kann es Effekte geben, die diese Perspektive nicht erfasst. Und es stellt sich die Frage, ob die der klassischen empirischen Wissenschaft entnommenen Forschungsdesigns (z. B. die randomisierte Einteilung von Klienten in eine Therapiegruppe und eine Kontrollgruppe) zum Gegenstand »Psychotherapie« oder »systemische Therapie« passen (zur differenzierten Betrachtung solcher Aspekte siehe Kriz 2009, 2008b, 2008c; Nübling 2008; Leichsenring 2008; Retzlaff et al. 2009).

Misst man die Nützlichkeit einer Therapie daran, ob oder in welcher Weise sich Symptome bzw. Symptomverhalten verändern, gibt es hinsichtlich der Unterscheidung zwischen Störungsrelevanz und Störungsspezifität verschiedene Möglichkeiten: Eine störungsspezifisch ausgelegte Therapie kann sehr störungsrelevant im Sinne der Veränderung von Symptomen sein. Sie kann dieses Ziel trotz oder sogar wegen ihrer störungsspezifischen Ausrichtung auch verfehlen. Sie kann stattdessen andere Veränderungen initiieren, die bei einer rein störungsspezifischen Evaluation gar nicht erfasst würden. Therapien, die ohne Störungsspezifität arbeiten, können in diesem Sinne sehr störungsrelevant sein, obwohl sie das nicht direkt intendiert hatten. Aus systemischer Sicht schlägt Ludewig (2002) drei Kriterien vor, vermittels derer eine Therapie bewertet werden kann. Zwei dieser Kriterien durften Kostenträgern relativ gleichgültig sein: Schönheit, Nützlichkeit und Respekt.

In diesem Kapitel geht es primär um das Kriterium der Nützlichkeit. Auch diese gibt es nicht irgendwie objektiv, sondern immer in Bezug auf die Frage: *für wen nützlich?* Es liegt auf der Hand, hier zuerst die primären Adressaten psychotherapeutischer Interventionen zu nennen: die Klienten. Eine zweite Frage ist, wie nützlich Therapien für die Angehörigen von Klienten bzw. für das System sind, zu dem sie gehören – private Systeme (Partnerschaft, Familie) und ggf. auch öffentliche Systeme (z. B. ein Arbeitsteam oder vielleicht auch mal eine Fußballmannschaft). Eine dritte Frage ergibt sich daraus, wie nützlich Therapien für die sind, die sie finanzieren – Krankenkassen, Rentenversicherer oder behördliche Instanzen wie z. B. Jugendämter. Wenn deren primäre Leitunterscheidung finanzieller Art ist (»rentabel – nicht rentabel« im Sinne der Kosten eines Klienten für die Behörde), ist Symptomrelevanz nur ein Subkriterium, um das primäre Bewertungskriterium der Wirtschaftlichkeit zu messen. Betrachtet man diese Subsysteme übergreifend als »Gesellschaft der Gesellschaft«, kann man auch fragen: Wie nützlich ist eine Therapie für die Gesellschaft – wobei es hier wohl am schwierigsten sein dürfte, sich auf allgemeine Kriterien zu einigen. Liebesfähigkeit? Zivilisiertes Verhalten? Solidarität? Der Beitrag zum Bruttosozialprodukt? Politische Reife? – Was könnten die gesellschaftlich relevanten Ziele sein? (Vgl. zu diesbezüglichen Überlegungen Margraf 2009.)

Eine vergleichsweise seltener diskutierte Frage ist, wie nützlich eine Therapieschule für die »Leistungserbringer« selbst ist: Wie nützlich ist eine Therapieschule für die mit diesem Konzept arbeitenden Therapeuten bzw. Therapeutenteams? Gerade weil dieses Kriterium für übliche Evaluationsstudien ungewöhnlich ist, soll damit begonnen werden.

10.2 Nützlichkeit allgemeiner und störungsspezifischer Systemtherapie für Therapeuten und therapeutische Teams

10.2.1 Erfüllbare und nicht erfüllbare Erwartungen an Therapeuten

Alle helfenden Berufe müssen mit den an sie gestellten Erwartungen zurechtkommen. Medizinern, Psychotherapeuten, Mitarbeitern einer psychologischen Beratungsstelle, Sozialpädagogen und Sozialarbeitern im Rahmen der sozialpädagogischen Familienhilfe ist hier zwar einiges gemeinsam, es gibt aber auch Unterschiede. An heilberuflich Tätige im Gesundheitswesen sind spezifische Erwartungen gerichtet – nicht größere oder kleinere, sondern andere. Diese ergeben sich daraus, dass sie »Kranke behandeln« und diese Leistungen von Dritten (Kostenträgern) finanziert werden. Auch hier kann man noch einmal differenzieren: Das Erwartungs- bzw. Erwartungserwartungsfeld (was erwartet ein heilkundlich Tätiger, was andere von ihm erwarten) bei somatisch tätigen Ärzten (Chirurgen, Internisten, Orthopäden, Urologen, Allgemeinärzten etc. – Psychopathologen dürften hier eine Sonderrolle haben, da zumindest ihr »Klient« von ihnen wohl nichts mehr erwartet) unterscheidet sich vom Erwartungsfeld der Psychotherapeuten. Während auf dem Gebiet der somatischen Medizin die Interaktion zwischen Arzt und Soma im Vordergrund steht und vom Arzt im Bereich des Körpers erzielte Veränderungen doch sehr von ihm abhängen (was verschreibt er, was schneidet er heraus?), liegen die Dinge auf dem Gebiet der Psychotherapie anders: Hier soll der Therapeut in der Regel eine Veränderung erreichen, die nicht in seinen Verantwortungsbereich gehört: Denken, Fühlen, Verhalten seines Klienten. Ob der Therapeut im Sinne der Evaluation hier für den Klienten nützlich ist, hängt davon ab, ob oder wie er diesen Klienten dazu verführt, etwas zu verändern. Ob die Verantwortung für die Veränderung dem Therapeuten gegeben wird oder dem Klienten selbst, generiert verschiedene Erwartungs- und Erwartungs-Erwartungsstrukturen (vgl. hierzu Abschnitt 9.1.2.).

Die Frage, wie nützlich eine Therapieschule für Therapeuten ist, kann hier so umformuliert werden: Wie nützlich ist eine Therapieschule für Therapeuten, den an sie gerichteten Erwartungen, andere zur Veränderung zu bewegen, gerecht zu werden, und wie nützlich ist sie andererseits für Therapeuten, damit zurechtzukommen, dass das nur eingeschränkt in ihrer Hand liegt? Wie nützlich ist sie zudem für die Person des Therapeuten als Umwelt des Therapiesystems und für die Haltung, Erfolge und Misserfolge auf beruflichem Gebiet nicht zu Kriterien persönlichen Wohlbefindens zu machen? Als These sei formuliert, dass der systemische Ansatz hier spezielle (das heißt nicht unbedingt: bessere) Möglichkeiten bereithält als andere Schulen, Therapeuten in ihren Rollen und als Personen vor *dysfunktionalem Erwartungsdruck* zu bewahren. Diese ergeben sich aus der konsequenten Anwendung der systemtheoriespezifischen Bevorzugung einer Position der *Beobachtung II. Ordnung* und des der Systemtherapie inhärenten *Konstruktivismus*.

Aus theoretischer Sicht ist eigentlich notwendiger Bestandteil der Systemtherapie (wie im Übrigen auch der Psychoanalyse im Konzept der Übertragung – Gegenübertragung, wenngleich hier mit anderer Begründung), dass Therapeuten sich spätestens dann, wenn sie unter Stress geraten, in ihren Interaktionen mit Klienten selbst beobachten oder beobachten lassen. Tun sie das nicht mit der Absicht, hier Fehler zu identifizieren, sondern Muster zu erkennen, dann führt das in der Regel zu einer Distanzierung von therapeutischen Verstrickungen und ggf. von Erwartungsstress. Wenn man Störungen oder Krankheiten für Konstrukte hält, die im sozialen System entstehen, und nicht für »das Ding Krankheit«, ist man als Therapeut auch nicht für die Veränderung dieses Dings zuständig wie der Steinmetz für das Gelingen einer Skulptur oder der Chirurg und der Anästhesist für den Ausgang einer Operation.

Wer Klienten als Konstrukteure ihrer eigenen Welt- und Krankheitsbilder betrachtet und sich mit ihnen in einen Dialog über bisherige und anders mögliche Konstruktionen einlässt, über Symptome und die interaktionellen Tänze darum herum, ist nicht in einem bestimmten Konzept mit dazugehörigen Erwartungen gefangen. Wer die Logik der doppelten Buchführung beherrscht (ontologisierende Krankheitskonstruktionen gegenüber der Kasse – Dekonstruktionen und Perspektivenvielfalt im Therapieraum), überträgt für den therapeutischen Prozess manchmal lähmende Krankheitskonzepte nicht in den Therapieraum. Wer sich bewusst ist, dass Therapie primär im Medium Sinn operiert als Möglichkeit, Symptome und Symptomverhalten im Rahmen der funktionalen Analyse positiv zu deuten und zu reframen, fühlt sich vermutlich weniger unter Druck, das »Ding Krankheit« ändern zu müssen. Wer gelernt hat, die Position der Neutralität immer wieder zu erobern, kann den Fallen entgehen, in die man bei expliziten und vor allem impliziten Parteilichkeiten tappen kann.[23] Wer die im Gesundheitswesen wohl schwierigste Form der Neutralität – die Veränderungsneutralität – entwickeln kann, bindet weder seinen persönlichen noch seinen therapeutischen Selbstwert daran, ob auf Patientenseite Veränderungen stattfinden. Wer im Sinne der Konstruktneutralität sich eine Portion Respektlosigkeit erlaubt, kann mit einigen

23 Damit soll nicht behauptet werden, dass andere Schulen keine speziellen Strategien vorhalten, den Parteilichkeitsfallen zu entgehen.

schwerlastigen Begriffen der therapeutischen Landschaft (Psychose, Angst, Selbstsicherheit, Depression, Grenzenwahrung, Empathie u. a.) leichter und manchmal auch humorvoll umgehen (vgl. Simon 1993). Wer weniger fragen muss »was ist das genau«, sondern »welche Ideen könnte man darüber haben«, befindet sich möglicherweise in einem anderen Beobachterzustand.

10.2.2 Kontextsensibilität als Entlastung für Therapeuten

Wenn Therapeuten in Anwendung konstruktivistischer Perspektiven *»kontextsensibel«* sind, eröffnen sich dadurch Möglichkeiten, dysfunktionalen Erwartungen – woher auch immer diese kommen – zu entgehen. Mit dem Konzept der Kontextsensibilität (Lieb 2011) sind sie sich dessen bewusst, dass jede Bezeichnung *von etwas* die Unterscheidung *von etwas anderem* durch einen Beobachter ist. Sie »wissen« dann, dass auch alle im Therapieraum verwendeten Begrifflichkeiten, Zielsetzungen, Auftragslagen und Bewertungen zu bestimmten Kontexten gehören: zur Welt der Angehörigen, zum Klinikkontext, zur Welt der Krankenbehandlung, zu einer bestimmten Therapieschule oder auch zu ihrer eigenen Person als Umwelt des Therapiesystems. Die Sensibilität für solche Kontexte kann Therapeuten davon befreien, dass bestimmte Begriffe oder Werte dadurch Macht über sie als Therapeuten erlangen, dass man in ihnen »wahre« Beschreibungen oder unhinterfragbare Normen sieht. Dann geht z. B. die Konstrukt- oder die Veränderungsneutralität verloren. Unhinterfragt übernommene Konstrukte haben immer einen impliziten Aufforderungscharakter, sie zu respektieren. Dann fehlt die Freiheit der Respektlosigkeit (Cecchin et al. 1993).

10.2.3 Auswirkungen systemischer Ansätze auf psychiatrische Teams

Eine Forschergruppe um J. Schweitzer (Haun et al. 2012) hat die Effekte systemischer Denkhaltungen und Methoden auf Mitarbeiter von sozialpsychiatrischen Diensten bzw. psychiatrischen Kliniken untersucht. Im Ergebnis stellte sie fest, dass durch die Einführung systemischer Perspektiven die Zufriedenheit mit dem eigenen Arbeiten stark zunimmt und die Zusammenarbeit im Team zufriedenstellender erlebt wird. Außerdem berichtet sie von mehr Optimismus eines Teams hinsichtlich seiner Behandlungen und der Zusammenarbeit mit anderen Einrichtungen. Auch Zuweiser und Patienten selbst berichten von positiven Effekten.

Ruf berichtet über die Auswirkung des systemischen Ansatzes auf seine Arbeit als Psychiater:

> »Die sprichwörtliche Leichtigkeit des systemischen, ressourcenorientierten Ansatzes hat meine eigene Arbeit wesentlich verändert und erleichtert [...] Das kontextbezogene Vorgehen und die Klärung der Auftragslage bewahren vor mühsamen Kämpfen gegen ›Widerstände‹ von Patienten mit ›schlechter Compliance‹« (Ruf 2012, S. 279).

10.3 Nutzen für die Klienten

Dieses Kriterium ist entscheidend für die wissenschaftliche und sozialrechtliche Anerkennung der Systemtherapie. Um diese zu erlangen, sind dem wissenschaftlichen Beirat Belege für die Störungsrelevanz der Systemtherapie bei verschiedenen Störungsbildern vorgelegt worden.

Studien zur Wirksamkeit der systemischen Therapie im Allgemeinen und zur Wirksamkeit störungsspezifischer systemischer Ansätze im Besonderen werden in Sydow et al. (2007), zusammenfassend in Schweitzer et al. (2007) und in Schiepek (1991) dargestellt. Nach der Meta-Analyse von Sydow et al. ist die Wirksamkeit der Systemtherapie mit 43 (von 50) randomisierten kontrollierten Studien bei kindlichen und jugendlichen Patienten gut belegt für Störungen des Sozialverhaltens und der jugendlichen Delinquenz, Substanzstörungen, Essstörungen, Hyperaktivitätsstörungen sowie schwere psychische Krisen. In Kombination mit anderen Interventionen (z. B. Pharmakotherapie) bei Kindern und Jugendlichen ist Systemtherapie auch für die Behandlung von psychischen Problemen bei der Bewältigung schwerer körperlicher Erkrankungen und Schizophrenie indiziert.

Bei erwachsenen Patienten ergibt sich ein ähnliches Bild. Hier ist die Wirksamkeit der Systemtherapie durch 27 (von 33) randomisierte kontrollierte Studien belegt u. a. für die Behandlung von Depressionen, Substanzstörungen, Schizophrenie und psychischen Problemen bei der Bewältigung chronischer somatischer Erkrankungen. Als Besonderheit gilt, dass der Nutzen des systemischen Ansatzes gerade bei schwereren Störungsbildern gut nachgewiesen werden konnte, was wichtig ist für die Einschätzung der Effizienz und des gesundheitspolitischen Wertes einer Therapieschule. Die in der Meta-Analyse verarbeiteten Forschungen wiesen sowohl eine deutliche Beeinflussung der Leitsymptomatiken bzw. der störungsspezifischen Symptombereiche durch die systemische Therapie nach wie auch der störungsübergreifenden Aspekte. Zum Beispiel sind Dropout-Raten in der Systemtherapie meistens geringer als bei anderen Verfahren. Auch die subjektive Patientenzufriedenheit ist bei systemischer Therapie hoch und meistens höher als bei anderen Verfahren. Besonders gut untersucht ist diese Therapie bei Drogenkonsum und bei Essstörungen (Grünwald et al. 2013).

Schiepek referiert 27 kontrollierte Studien, 22 nicht kontrollierte Studien und legt dar, dass die systemischen Therapieansätze insgesamt als hoch effektiv eingeschätzt werden können. Schweitzer und von Schlippe beleuchten die Ergebnisse von Sydow et al. (2006) im Hinblick darauf, welchen *Zusatznutzen* die systemische Therapie für das Gesundheitssystem erbringt, und führen zusammenfassend auf: eine besondere Wirksamkeit bei sog. schweren Störungen (Drogenabhängigkeit, Essstörung, Jugenddelinquenz, psychotische Störungen); nachgewiesene Wirkungen nicht nur bei Indexpatienten, sondern auch bei Familienangehörigen; eine gute Erreichbarkeit von Kindern und Jugendlichen durch systemische Ansätze; ein gutes Ankoppeln an soziale und ethnische Randgruppen und schließlich eine im Vergleich zu anderen Ansätzen insgesamt niedrigere Sitzungszahl.

Ein anderer Zweig der Evaluation des systemischen Ansatzes ist die Erforschung von dessen Nutzen und Effizienz innerhalb der Verhaltenstherapie, wenn diese mit systemischen Ansätzen arbeitet.

Hier stellt die »funktionale Familientherapie« eine der bestevaluierten systemischen Behandlungsformen dar mit positiven und zum Teil besseren Ergebnissen als andere Therapieansätze in der Behandlung delinquenten Verhaltens von Jugendlichen (vgl. zusammenfassend Heekerens 2002).

Ohne jeden Anspruch auf Repräsentativität oder gar Vollständigkeit seien hier beispielhaft Hinweise zu einigen störungsspezifischen Evaluationen systemischer Therapien erwähnt:

Für *manisch-depressive und psychotische* Störungen berichtet Retzer (1994) von einer Katamnese bei 60 Patienten 3 Jahre nach Beendigung einer systemischen Familientherapie – 20 mit der Diagnose manisch-depressiv, 20 mit schizoaffektiver Psyche und 20 mit Schizophrenie. Das Bewertungskriterium war die Anzahl erneuter stationärer Aufnahmen. Bei Manisch-Depressiven zeige sich eine Reduktion um 67 %, bei schizoaffektiven Psychosen um 86 % und bei schizophrenen Psychosen um 59 %.

Nardone (1997) hat sein Therapieprogramm von *Angst- und Zwangsstörungen* evaluiert und konnte im Ergebnis zeigen: Als »gelöst« oder »wesentlich gebessert« werden berichtet bei Agoraphobie 97 %, bei Panik mit Agoraphobie 94 %, bei Panikattacken 64 %, bei Zwängen 77 %, bei Hypochondrie 78 %.

Eine Katamnese von Selvini Palazzoli et al. (1998) zum Störungsbereich *Anorexie und Bulimie* im Alter von 8 bis 24 Jahren (!) wies auf einen deutlichen Erfolg hin: Als »Erfolg« oder »Teilerfolg« konnten je nach Anwendung spezifischer systemischer Methoden (paradoxe Intervention, Symptomverschreibung, Aufdecken familiärer Regeln) diesbezügliche Ratings gefunden werden zwischen 58 und 81 %. Nardone (2003) fand bei 196 seiner Behandlungen von Essstörungen, dass die Patienten ihre Störung zu 81 % als »gelöst« oder »wesentlich gebessert« einschätzten.

Auf weitere Darstellungen evaluativer Daten wird hier verzichtet und auf die erwähnte Originalliteratur verwiesen. Im Dezember 2013 hat der dafür zuständige Gemeinsame Bundesausschuss (G-BA) entschieden, ein Verfahren zur Prüfung der systemischen Psychotherapie als Richtlinienpsychotherapie einzuleiten. Das betrifft zwar zunächst nur den Bereich der Therapie Erwachsener. Der Ausgang dürfte aber richtungsweisend für ein entsprechend zu erwartendes Prüfverfahren der systemischen Therapie bei Kindern und Jugendlichen sein. Eine positive Entscheidung würde nach der bereits 2008 erfolgten berufsrechtlichen nun die sozialrechtliche Anerkennung der Systemtherapie erbringen. Diese beinhaltet, dass die Krankenkassen systemische Therapie im ambulanten Bereich bezahlen müssen.

Eine jeweils spezifischere Darstellung von Störungsrelevanz der allgemeinen Systemtherapie bzw. störungsspezifischer Ansätze für ganz bestimmte Störungsbilder kann und muss hier den diesbezüglichen zukünftigen Bänden dieser Reihe vorbehalten bleiben.

10.4 Nutzen für Angehörige

Wenn ein »identifizierter Patient« im Fokus steht, bietet der systemische Ansatz eine Entlastung von Schuldfragen, die viele im System, zu dem er gehört, belasten – die Beschuldigten ebenso wie die Beschuldiger. Weder der identifizierte Patient noch andere werden vom systemischen Ansatz allein verantwortlich für systemisch-interaktionelle Dynamiken und ihre Resultate gemacht. Diese Haltung wird Einzelnen und Systemen auf vielen Ebenen ebenso mitgeteilt wie die grundsätzliche Unterstellung, dass jedes System, sei es auch noch so belastet oder »verhaltensauffällig«, zu seinem Überleben das getan hat, was ihm gemäß seiner Strukturen möglich war. Dadurch relativiert sich die Frage nach Schuldigen.

10.5 Gesundheitsökonomie: Nutzen für Kostenträger und für die Gesellschaft der Gesellschaft

10.5.1 Kosten

Hier geht es u. a. um die Kosteneffektivität der systemischen Therapie. Aus den USA liegen Studien vor, die die hohe Effektivität der Systemtherapie nachweisen (vgl. zusammenfassend Crane 2007). Die dabei gewonnenen Ergebnisse zeigen, dass familientherapeutische Maßnahmen die Häufigkeit von Arztbesuchen signifikant reduzieren. Besonders eindrucksvoll sind die Ergebnisse einer Analyse von Gesamtkrankenkosten, die für die Betreuung »verhaltensgestörter« Jugendlicher in den USA anfielen. Für 3753 »betreute« Jugendliche zeigte sich: Die durchschnittlichen Krankheitskosten für Jugendliche ohne Familientherapie beliefen sich auf 16.260 Dollar in einem Zeitraum von 2,5 Jahren. Für Jugendliche mit Familientherapie in den Räumen des Therapeuten wurden 11.116 Dollar in einem Zeitraum von 2,5 Jahren benötigt. Handelte es sich um »aufsuchende« Familientherapie, sank der Betrag auf 1.622 Dollar (90 % weniger als bei Jugendlichen ohne Familientherapie)!

In einer anderen Studie wurde bei der Behandlung von Schizophrenen ermittelt, dass jede einzelne Familientherapie-Sitzung 586 Dollar an sonst insgesamt aufzubringenden Gesundheitskosten »einspart«. Eigene Untersuchungen der CIGNA (eine große nationale Krankenversicherungsgesellschaft in den USA mit 9 Millionen Versicherten) ergaben ca. 38 % weniger Psychotherapiestunden bei Patienten, die familientherapeutisch behandelt wurden, im Vergleich zu solchen, die ausschließlich Einzeltherapie erhielten.

10.5.2 Versorgungsrelevanz

Systemische Therapie ist in fast allen europäischen Ländern verbreitet (Finnland, Italien, Polen, Schweiz, Schweden, Ungarn, England). Der systemische Ansatz wird von ca. einem Viertel bis einem Drittel der approbierten Kinder- und Jugendlichenpsychotherapeuten in ihren Behandlungen verwendet. 12,5 % der niedergelassenen und kassenzugelassenen Therapeuten haben eine abgeschlossene systemische Weiterbildung. 24,5 % geben an, dass der systemische Ansatz für ihre Arbeit hohen Nutzen hat; 41 % bejahen, dass dieser auch ihre therapeutische Identität präge (Schindler u. von Schlippe 2006). Im stationären Bereich gehört die Familientherapie seit 1991 zum Regelangebot in kinder- und jugendpsychotherapeutischen Kliniken. 90 %

der Klinikleiter solcher Einrichtungen geben an, dass Systemtherapie auch wirklich durchgeführt wird (Daten aus: Schweitzer et al. 2007, S. 14). In Suchtkliniken und psychosomatischen Einrichtungen wird standardmäßig mit dem systemischen Ansatz gearbeitet. Das betrifft natürlich manchmal auch lediglich die Einbeziehung von Angehörigen z. B. in so genannten »Partnerseminaren«, die auf der Basis anderer Therapieschulen stattfindet. Das betrifft aber auch die explizite Anwendung klassischer systemischer Verfahren wie Aufstellungsarbeit oder systemisch-zirkuläre Befragungen von Systemen mit daraus entstehenden Veränderungen.

10.6 Sollten für Therapieevaluationen positive Zielkriterien definiert werden?

Simon (2012a) verneint das sehr klar und warnt zu Recht davor, auf dem Gebiet der Krankenbehandlung Nützlichkeitskriterien aufzustellen, die Gesundheit definieren, und dann zu prüfen, ob Therapien diesbezüglich erfolgreich sind. Wenn Patienten *ihre* Ziele positiv definieren und geprüft wird, ob sie in Therapien dem näherkommen, ist das etwas anderes, als wenn Therapeuten für Klienten positive Ziele definieren. Wie im Kapitel über den Begriff der Störung und vor allem dem der Krankheit dargestellt, gibt es gute Möglichkeiten, Störungen oder den Zustand »krank« zu markieren, nicht aber, verbindliche Merkmale von »gesund« anzugeben. Nach Simon bleibt nur die Möglichkeit, ein negatives Therapieziel zu wählen: »Die Abwesenheit des Symptoms oder Problems, d. h. das Verschwinden der Merkmale der Unterscheidung für den als ›Symptom‹ […] bezeichneten Zustand« (Simon 2012a, S. 137). Therapeuten können so gesehen einem eigentlich einfachen Schema folgen:

> »Sie müssen die Transformation von einem Zustand, der als ›problematisch‹ – d. h. mit dem Auftreten von Symptomen verbunden – beschrieben wird, zu einem Zustand, der als ›nicht problematisch‹ beschrieben wird, fördern. […] Auf diese Weise fließt lediglich eine negative Form der Normativität in die Therapie ein« (S. 137).

Führt man diese Überlegungen weiter, ergibt sich daraus für die Therapieevaluation zweierlei: Hinsichtlich der Frage, welche positiv beschriebenen Ziele erreicht werden, kann man das nur an ganz von Patienten selbst definierten individuellen Zielen messen. Dies wurde in der Verhaltenstherapie auch umgesetzt mithilfe von individuellen Zielerreichungsskalen (»Goal Attainment Scaling«). Damit kann aber keine vergleichende Therapieforschung durchgeführt werden. Das ist dann in Übereinstimmung mit Simon eher möglich, wenn störungsspezifisch erhoben wird, ob oder in welchem Ausmaß Symptome sich reduzieren. Mit Verweis auf das bekannte Konzept der Salutogenese von Antonovsky weist Simon auch auf die gesundheitspolitischen Probleme hin, wenn positive Ziele definiert werden. Er zitiert Antonovsky selbst:

> »›Ich bin mir völlig darüber im Klaren, dass eine Implikation des salutogenetischen Ansatzes für die institutionelle Organisation des Gesundheitssystems einer Gesellschaft die endlose Expansion sozialer Kontrolle in den Händen derjenigen ist, die dieses System beherrschen‹ (Antonovsky 1987, S. 28)« zitiert nach Simon 2012a, S. 194.

Diese Äußerung Antonovskys enthält ein Paradoxon: Sie besagt, dass die Definition positiver Ziele in bestimmten Kontexten negative Folgen haben kann. Das Gebiet der störungsspezifischen Systemtherapie hat sich in diesem Buch wiederholt als eines charakteristischer Paradoxien erwiesen. Die Bewältigung dieser feldspezifischen Paradoxien könnte daher als Schlüsselqualifikation dafür angesehen werden, auf diesem „weiten Feld“ unter Wahrung einer systemischen Identität effektiv tätig zu sein.

Literatur

Alexander, J. F. a. B. V. Parsons (1973): Short-term behavioral intervention with delinquent families: Impact on family process and recidivism. *Journal for Abnormal Psychology 81*: 219–226.

Alexander, J. F. & Parsons, B. V. (1982): Functional family therapy. Monterey (Brooks/Cole).

Alexander, J. F., C. Pugh, B. V. Parsons a. T. Sexton (2000): Functional family therapy. In: D. Elliott (ed.): Blueprints for violence prevention. Book 3. Golden, CO (Venture), 2nd ed. 2006.

Antonovsky, A. (1987): Salutogenese. Zur Entmystifizierung der Gesundheit. Tübingen (DGVT), 1997.

Baecker, D. (2004): Einleitung: Wozu Gefühle? Soziale Systeme. *Zeitschrift für soziologische Theorie 10* (1): 5–20.

Barton, C. a. J. F. Alexander (1981): Functional family therapy. In: A. S. Gurman a. D. P. Kniskern (eds.): Handbook of family therapy. New York (Brunner/Mazel), pp. 403–443.

Bateson, G. (1969): Krankheiten der Erkenntnistheorie. In: G. Bateson (Hrsg.) (1985): Ökologie des Geistes. Frankfurt a. M. (Suhrkamp), S. 614–626.

Bateson, G. (1979): Geist und Natur. Eine notwendige Einheit. Frankfurt (Suhrkamp), 2002.

Bateson, G., Jackson, D. D., Haley J. a. Weakland, J. (1956): Towards a theory of schizophrenia. *Behavioral Science* 1, 215–246.

Beckermann, A. (1978): Intentionale versus kausale Handlungserklärungen. Zur logischen Struktur intentionaler Erklärungen. In: H. Lenk (Hrsg.): Handlungstheorien interdisziplinär II. 2. Halbband. München (Fink), S. 445–490.

Biermann-Ratjen, E. M. (2007): Die Störungslehre des klientenzentrierten Konzeptes. In: J. Kriz u. T. Slunecko (Hrsg.) (2011): Gesprächspsychotherapie. Die therapeutische Vielfalt des personzentrierten Ansatzes. Wien (Facultas), S. 49–63.

Borst, U. (2003): Diagnostik und Wissen in der psychiatrischen Klinik. Bis wohin nützlich, ab wann hinderlich. *Familiendynamik 28* (2): 201–218.

Boszormenyi-Nagy, I. u. G. Spark (1973): Unsichtbare Bindungen. Die Dynamik familiärer Systeme. Stuttgart (Klett-Cotta), 1981.

Cannon, W. B. (1932): Systems of the Body. New York (Appelton).

Cecchin, G., G. Lane u. W. A. Ray (1993): Respektlosigkeit. Eine Überlebensstrategie für Therapeuten. Heidelberg (Carl-Auer).

Ciompi, L. (1982): Affektlogik. Über die Struktur der Psyche und ihre Entwicklung, ein Beitrag zur Schizophrenieforschung. Stuttgart (Klett-Cotta).

Claparede, E. (1932): Die Entdeckung der Hypothese. In: C. F. Graumann (Hrsg.)

(1965): Denken. Köln (Kiepenheuer u. Witsch), 5. Aufl. 1971, S. 109–115.
Crane, D. R. (2007): Effektivitätsstudien zu den Kosten von Familientherapie. *Psychotherapeutenjournal 1*: 20–24.
Dansak, D. (1973): On the tertiary gain of illness. *Comprehensive Psychiatry 14* (6): 523–534.
Derrida, J. (1972): Die Schrift und die Differenz. Frankfurt (Suhrkamp).
Emlein, G. (2012): Sinn. In: J. V. Wirth, H. Kleve (Hrsg.) (2012): Lexikon des systemischen Arbeitens. Grundbegriffe der systemischen Praxis, Methodik und Theorie. Heidelberg (Carl-Auer), S. 372–374.
Faber, R. u. R. Haarstrick, U. Rüger (2012): Kommentar Psychotherapie-Richtlinien. München (Urban & Fischer), 9. Aufl.
Fiedler, P. (1994): Persönlichkeitsstörungen. Weinheim (Beltz).
Fiedler, P. (2010): Verhaltenstherapie mon amour. Mythos – Fiktion – Wirklichkeit. Stuttgart (Schattauer).
Fiedler, P. (Hrsg.) (2012): Die Zukunft der Psychotherapie. Wann ist endlich Schluss mit der Konkurrenz? Berlin (Springer).
Finke, J. u. L. Teusch (2002): Die störungsspezifische Perspektive in der personzentrierten Psychotherapie. In: W. W. Keil u. G. Stumm (Hrsg.) (2002): Die vielen Gesichter der personzentrierten Psychotherapie. Wien (Springer), S. 147–162.
Fischer, H. R. (2012): Paradoxien als Quelle von Kreativität. Von Double Binds und Double Minds. *Familiendynamik 37* (4): 244–257.
Foerster, H. von (1974): Cybernetics of cybernetics or the control of control and the communication of communication. Urbana, Illinois (Biological Computer Laboratory).
Foerster, H. von (1981): Das Konstruieren einer Wirklichkeit. In: P. Watzlawick (Hrsg.) (1981): Die erfundene Wirklichkeit. München (Pieper), S. 39–60.
Fonagy, P., G. Gergely, E. Jurist u. M. Target (2004): Affektregulierung, Mentalisierung und die Entwicklung des Selbst. Stuttgart (Klett-Cotta).
Freud, S. (1919): Wege der psychoanalytischen Therapie. Gesammelte Werke XII, S. 181–194.
Freud, S. (1921): Massenpsychologie und Ich-Analyse. Gesammelte Werke XIII, S. 71–161.
Fuchs, P. (2004a): Wer hat und wozu überhaupt Gefühle? *Soziale Systeme* 10 (1): 89–110.
Fuchs, P. (2004b): Der Sinn der Beobachtung. Begriffliche Beobachtungen. Weilerswist (Velbrück).
Fuchs, P. (2005): Die Form des Körpers. In: M. Schroer (Hrsg.) (2005): Soziologie des Körpers. Frankfurt a. M.), S. 48–72.
Fuchs, P. (2010): Das System SELBST. Eine Studie zur Frage: Wer liebt wen, wenn jemand sagt: »Ich liebe Dich!«? Weilerswist (Velbrück).

Fuchs, P. (2011): Die Verwaltung der vagen Dinge. Gespräche zur Zukunft der Psychotherapie. Heidelberg (Carl-Auer).

Fuchs, P. (2012a): Gefühl. In: J. V. Wirth u. H. Kleve (Hrsg.) (2012): Lexikon des Systemischen Arbeitens. Grundbegriffe der systemischen Praxis, Methodik und Theorie. Heidelberg (Carl-Auer).

Fuchs, P. (2012b): Körper. In: J. V. Wirth u. H. Kleve (Hrsg.): Lexikon des systemischen Arbeitens. Grundbegriffe der systemischen Praxis, Methodik und Theorie. Heidelberg (Carl-Auer).

Gammer, C. (2009): Die Stimme des Kindes in der Familientherapie. Heidelberg (Carl-Auer).

Geertz, C. (1983): Dichte Beschreibung. Beiträge zum Verstehen kultureller Systeme. Frankfurt (Suhrkamp).

Gendlin, E. T. (1981): Focusing. Selbsthilfe bei der Lösung persönlicher Probleme. Reinbeck (Rowohlt).

Gendlin, E. T. (1993): Die umfassende Rolle des Körpergefühls im Denken und Sprechen. Deutsche Zeitschrift für Philosophie. 4: 693-706.

Gendlin E. T. u. Wiltschko, J. (1999): Focusing in der Praxis. Stuttgart (Pfeiffer).

Gensichen, J. u. M. Linden (2013): Psychische Gesundheit: Gesundes Leiden – die »Z-Diagnosen«. *Deutsches Ärzteblatt PP 12*: 75–77.

Gergen, K. J. u. M. N. Gergen (2009): Einführung in den sozialen Konstruktionismus. Heidelberg (Carl-Auer).

Goffmann, E. (1967): Interaktionsrituale. Frankfurt (Suhrkamp).

Grabbe, M. (2001): Kooperation mit Kindern in Psychotherapie und Beratung. In: A. von Schlippe, G. Lösche u. C. Hawellek (Hrsg.): Frühkindliche Lebenswelten und Erziehungsberatung. Die Chancen des Anfangs. Münster (Votum), S. 220–242.

Grabbe, M. (2005): Kooperation mit Kindern im therapeutischen und beraterischen Kontext. In: H. Schindler u. A. von Schlippe (Hrsg.) (2001): Anwendungsfelder systemischer Praxis. Dortmund (Modernes Lernen), S. 117–142.

Grabbe, M. (2006): Bündnisrhetorik in Spannungsfeldern mit Kindern. In: C. Tsirigotis, A. von Schlippe u. J. Schweitzer (Hrsg.): Systemisches Elterncoaching. Heidelberg (Carl-Auer), S. 252–267.

Grawe, K. (1995): Grundriss einer allgemeinen Psychotherapie. *Psychotherapeut 40*: 140–145.

Grawe, K. (2004): Neuropsychotherapie. Göttingen (Hogrefe).

Greenberg, L. (2005): Emotionszentrierte Therapie: Ein Überblick. *Psychotherapeutenjournal 2005* (4): 324–337.

Greenberg, L. S. u. Safran, J. D. (1987): Emotion in Psychotherapy. *American Psychologist* (44): 19–29.

Groeben, N. (1986): Handeln, Tun, Verhalten als Einheiten einer verstehenderklärenden Psychologie. Tübingen (Francke).

Grossmann, K. u. K. E. (2004): Bindungen – das Gefüge psychischer Sicherheit. Stuttgart (Klett-Cotta).

Grünwald, H., Stauffacher, K., Kiss, A., Ostafin-Hermann, C. u. J. Liechti (2013): Ergebnisqualität ambulanter systemischer Therapie bei Anorexie. Eine Praxisstudie zur Wirksamkeit der systemisch orientierten Therapie im ambulanten Setting. *Familiendynamik 38* (1): 52–61.

Hall, E. T. (1956): The silent language. New York (Doubleday).

Hand, I. (2008): Strategisch-systemische Aspekte der Verhaltenstherapie. Eine praxisbezogene Systematik in ihren historisch-autobiografischen Bezügen. Wien/New York (Springer).

Haun, M. W., H. Kordy, M. Ochs, J. Zwack u. J. Schweitzer (2012): Langfristige Wirkungen systemtherapeutisch erweiterter stationärer Psychiatrie im Erleben von PatientInnen, MitarbeiterInnen und externen KooperationspartnerInnen. *Systeme 2012* (2): 142–169.

Hayes, S. C., K. D. Strohsal a. K. G. Wilson (1999): Acceptance and Commitment Therapy. An experimental approach to behavior change. New York (Guilford). [Dt. Übers. (2004): München (CIP-Medien)]

Heekerens, H.-P. (1989a): Familientherapie und Erziehungsberatung. Heidelberg (Asanger).

Heekerens, H.-P. (1989b): Behaviorales Elterntraining und nicht-behaviorale Familientherapie. Ein Effektivitätsvergleich. *Verhaltensmodifikation und Verhaltensmedizin 10* (3): 197–212.

Heekerens, H.-P. (1991): Familientherapie auf dem Prüfstand. Was taugt der neue Behandlungsansatz bei Problemen des Kindes- und Jugendalters? *Acta Paedopsychiatrica 54* (1): 56–67.

Heekerens, H.-P. (1993): Behavioral-systemische Ansätze bei der Behandlung von Verhaltensstörungen. In: F. Petermann u. U. Petermann (Hrsg.): Angst und Aggression bei Kindern und Jugendlichen. Ursachen, Förderung und Therapie. München (Quintessenz), S. 77–89.

Heekerens, H.-P. (2002): Die funktionale Familientherapie. In: S. Sulz u. H.-P. Heekerens (Hrsg.): Familien in Therapie. Grundlagen und Anwendung kognitiv-behavioraler Familientherapie. München (CIP-Medien), S. 159–184.

Heekerens, H.-P. (2006): Die Funktionale Familientherapie: Ein klinisches Behandlungsmodell. *Psychotherapie 11*: 16–24.

Heekerens, H.-P. (2008): Funktion, Krankheitsgewinn und Passung – Variationen eines therapeutischen Themas. *Psychotherapie 13* (2): 147–154.

Heidenreich, T. u. J. Michalak (Hrsg.) (2004): Achtsamkeit und Akzeptanz in der Psychotherapie. Ein Handbuch. Tübingen (dgvt).

Heider, F. (2005): Ding und Medium. Berlin (Kadmus).

Heinerth, K. (2007): Differentielles Verstehen bei verzerrter und versperrter Symbolisierung. In: J. Kriz u. T. Slunecko (Hrsg.) (2007): Gesprächspsychotherapie. Die therapeutische Vielfalt des personzentrierten Ansatzes. Wien (Facultas), S. 269–285.

Hempel, C. G. (1977): Aspekte wissenschaftlicher Erklärung. Berlin (de Gruyter).

Hoegl, F. (2012): Sprache. In: J. V. Wirth u. H. Kleve: Lexikon des systemischen Arbeitens. Grundbegriffe der systemischen Praxis, Methodik und Theorie. Heidelberg (Carl-Auer), S. 396–399.

Honneth, A. (2005): Verdinglichung. Frankfurt (Suhrkamp).

Höppner, G. (2001): »Heilt Demut – wo Schicksal wirkt?«. Evaluationsstudie zu Effekten des Familien-Stellens nach Bert Hellinger. München (Profil).

Illich, I. (1981): Die Nemesis der Medizin. Von den Grenzen des Gesundheitswesens. Hamburg (Rowohlt), Neuaufl. 1987. [am. Orig. (1976): Limits to Medicine. London.]

Jones, E. u. E. Asen (2002): Wenn Paare leiden. Wege aus der Depressionsfalle. Dortmund (Borgmann).

Kabat-Zinn, J. (1994): Gesund durch Meditation. Frankfurt a. M. (O. W. Barth).

Keupp, H. (1972): Der Krankheitsmythos in der Psychopathologie. München (Urban & Schwarzenberg).

Keupp, H. (1974a): Modellvorstellungen psychischer Störungen. »Medizinisches Modell« und mögliche Alternativen. In: C. Kraiker (Hrsg.): Handbuch der Verhaltenstherapie. München (Kindler).

Keupp, H. (1974b): Psychische Störungen als abweichendes Verhalten. Zur Soziogenese psychischer Störungen. München (Urban & Schwarzenberg).

Klein, R. (2002a): Berauschte Sehnsucht – Zur ambulanten systemischen Therapie süchtigen Trinkens. Heidelberg (Carl-Auer).

Klein, R. (2002b): Trinken hält Leib und Seele zusammen. Zur ambulanten systemischen Therapie süchtigen Trinkens. *Familiendynamik 27* (3): 259–295.

Kraiker, Ch. (1980): Psychoanalyse, Behaviorismus, Handlungstheorie. München (Kindler).

Kreisman, J. J. u. H. Straus (2005): Ich hasse dich – verlass mich nicht. Die schwarzweiße Welt der Borderline-Persönlichkeit. München (Kösel).

Kriz, J. (2006): Self-actualisation. Norderstedt (BoD).

Kriz, J. (2007): Grundlagen der Gesprächspsychotherapie. In: J. Kriz u. T. Slunecko (Hrsg.) (2011): Gesprächspsychotherapie. Die therapeutische Vielfalt des personzentrierten Ansatzes. Wien (Facultas), S. 15–33.

Kriz, J. (2008a): Vermessene Wissenschaftlichkeit – Kritische Aspekte und bedenkliche Tendenzen des Methodenpapiers. *Psychotherapeuten-Journal 2008* (2): 117–118.

Kriz, J. (2008b): Vermessene Wissenschaftlichkeit. Kritische Aspekte und bedenkliche Tendenzen des Methodenpapiers. *Psychotherapeuten-Journal* 7 (2): 117–119.

Kriz, J. (2008c): Welches sind adäquate wissenschaftstheoretische Grundlagen der Psychotherapieforschung? *Persönlichkeitsstörungen – Theorie und Therapie 12* (1): 3–11.

Kriz, J. (2009): Der Einfluss von Menschenbildern auf die Forschung in der klinischen Sozialarbeit. In: S. B. Gahleitner u. G. Hahn (Hrsg.): Klinische Sozialarbeit. Forschung aus der Praxis – Forschung für die Praxis. Bonn (Psychiatrie), S. 47–58.

Kriz, J. u. T. Slunecko (Hrsg.) (2011): Gesprächspsychotherapie. Die therapeutische Vielfalt des personzentrierten Ansatzes. Wien (Facultas).

Laireiter, A.-R. u. J. Mitterhuemer (2011): Die Beurteilung von Familienaufstellungen – Eine Konsumenten-Studie. *Psychologie in Österreich 31*: 136–147.

Lammers, C. H. (2007): Emotionsbezogene Psychotherapie. Grundlagen, Strategien und Techniken. Stuttgart (Schattauer).

Leichsenring, R. (2008): Zum Methodenpapier des Wissenschaftlichen Beirats Psychotherapie. *Psychotherapeuten-Journal* 2008 (2): 119–120.

Libet, B. (1985): Unconscious cerebral initiative and the role of conscious will in voluntary action behavioral. *Brain Sciences 8*: 529–566.

Lieb, H. (1998): »Persönlichkeitsstörung.« Zur Kritik eines widersinnigen Konzeptes. Tübingen (dgvt).

Lieb, H. (2002): Kausal – Intentional – Funktional: Formen wissenschaftlicher Erklärungen in der Verhaltenstherapie am Beispiel einer »Sozialphobie«. In: S. K. D. Sulz, H.-P. Heekerens (Hrsg.): Familien in Therapie. Grundlagen und Anwendung kognitiv-behavioraler Familientherapie. München (CIP-Medien), S. 107–126.

Lieb, H. (2007): Systemtherapie trifft Verhaltenstherapie. Systemkompetenz meets Störungskompetenz in Theorie und Praxis. *Psychotherapie im Dialog 8* (2): 177–187.

Lieb, H. (2009a): Persönlichkeitsstörung aus systemischer Sicht. *Familiendynamik 34*. 1/2009: 60–72.

Lieb, H. (2009b): So habe ich das noch nie gesehen. Systemische Therapie für Verhaltenstherapeuten. Heidelberg (Carl-Auer).

Lieb, H. (2009c): Teleologisch-funktionale Verhaltensanalyse: Der systemisch-interaktionelle Ansatz in Diagnose und Therapie. *Verhaltenstherapie und Verhaltensmedizin 2009*. 30 (1): 69–88.

Lieb, H. (2010a): Teleologisch-funktionale Erklärungen in der Psychotherapie. *Verhaltenstherapie und Verhaltensmedizin 2010*. 31 (4): 358–374.

Lieb, H. (2010b): Verhaltenstherapeutische und systemische Familientherapie. Wenn zwei das Gleiche tun, ist es noch lange nicht das Gleiche. *Psychotherapie im Dialog 11* (3): 208–213.

Lieb, H. (2011): Kontextsensibilität: Eine aus der Systemtheorie abgeleitete Wirkvariable. In: H. Schindler, W. Loth u. J. von Schlippe (Hrsg.): Systemische Horizonte. Göttingen (Vandenhoeck & Ruprecht), S. 25–38.

Lieb, H., W. Danzeisen, A. Goddar (2008): § 8a Kinder- und Jugendhilfeweiterentwicklungsgesetz: Sicherstellung der Unversehrtheit des Kindes. Politische Texte aus systemischer Sicht und ihre Auswirkungen auf die Praxis. *Systhema* 22 (3): S. 256–261.

Lieb, H. u. A. von Pein (2009): Der kranke Gesunde. Stuttgart (Trias).

List, E. (2009): Psychoanalyse. Wien (Facultas).

Ludewig, K. (1996): Zum Krankheitsbegriff in der Psychiatrie. Eine systemische Betrachtung. In: T. Keller u. N. Greve (Hrsg.): Systemische Praxis in der Psychiatrie. Bonn (Psychiatrie), S. 45–60.

Ludewig, K. (1999): »Überlebensdiagnostik« – eine systemische Option. *Kontext* (2): 121–135.

Ludewig, K. (2002): Leitmotive systemischer Therapie. Stuttgart (Klett-Cotta).

Luhmann, N. (1975): Macht. Stuttgart (Klett-Cotta).

Luhmann, N. (1984): Soziale Systeme. Frankfurt (Suhrkamp).

Luhmann, N. (1990): Die Wissenschaft der Gesellschaft. Frankfurt (Suhrkamp).

Luhmann, N. (1994): Liebe als Passion: Zur Codierung von Intimität. Frankfurt (Suhrkamp).

Luhmann, N. (1997): Die Gesellschaft der Gesellschaft. Frankfurt (Suhrkamp).

Luhmann, N. (2002): Einführung in die Systemtheorie. Heidelberg (Carl-Auer).

Luhmann, N. (2005): Was ist Kommunikation. In: N. Luhmann (Hrsg.): Short Cuts. Frankfurt (Zweitausendeins).

Luhmann, N. (2006): Organisation und Entscheidung. Wiesbaden (Verlag für Sozialwissenschaften).

Malchow, C. u. G. Sommer (1977): Das Gesundheitssystem in der BRD. Gegenwärtige Strukturen und Perspektiven möglicher Veränderungen. In: G. Sommer u. H. Ernst (Hrsg.): Gemeindepsychologie. München (Urban & Schwarzenberg).

Maturana, H. u. F. Varela (1970): Biologie der Kognition. In: H. Maturana (1982): Erkennen: Die Organisation und Verkörperung von Wirklichkeit. Braunschweig (Vieweg), S. 32–80.

Maturana, H. R. u. F. J. Varela (1985): Der Baum der Erkenntnis. München/Bern/Wien (Scherz).

Minuchin, S., L. Rosman u. L. Baker (1981): Psychosomatische Krankheiten in der Familie. Stuttgart (Klett-Cotta).

Morin, E. (1977): La méthode. Vol. 1: La nature de la nature. Paris (Seuil).

Mraz, R. (2006): Ergebnisse einer 10-Jahres-Katamnese aus über 850 Aufstellungen. *Praxis der Systemaufstellung* 2: 94–101.

Nardone, G. (1997): Systemische Kurztherapie bei Zwängen und Phobien. Bern (Huber).

Nardone, G. (1997): Systemische Kurztherapie bei Zwängen und Phobien. Bern/Göttingen/Toronto/Seattle (Huber), 2. Aufl. 2003.

Nardone, G. (2003): Den Tiger reiten. Strategische Kurztherapie für zwangsneurotische Patienten. *Psychotherapie im Dialog 4* (3): 247–349.

Nübling, R. (2008): Das Methodenpapier des wissenschaftlichen Beirats Psychotherapie. Definierte Hürden für die Zulassung von Psychotherapieverfahren für Ausbildung und Berufsausübungen. *Psychotherapeutenjournal 02/2008* (7): 102–109.

Piaget, J. (1978): Das Weltbild des Kindes. Stuttgart (Klett-Cotta).

Pritz, A. u. H. Petzold (1992) (Hrsg.): Der Krankheitsbegriff in der modernen Psychotherapie. Paderborn (Junfermann).

Reinecker, H. (1987): Grundlagen der Verhaltenstherapie. München (PVU).

Reinecker, H. (1999): Lehrbuch der Verhaltenstherapie. Tübingen (DGVT).

Reinhard, A. (2012): Systemische Übersichtsarbeit über die Wirksamkeit von Systemaufstellungen. Institut für Psychologie, Universität Heidelberg (unveröffentl. Qualifikationsarbeit zur Erlangung des Grades Master of Science).

Reiter, L., C. Ahlers u. J. Hinsch (1992): Der Krankheitsbegriff in der systemischen Therapie. In: A. Pritz u. H. Petzold (Hrsg.): Der Krankheitsbegriff in der modernen Psychotherapie. Paderborn (Junfermann), S. 339–353.

Retzer, A. (1994): Psychose und Familie. Stuttgart/Jena (Fischer).

Retzer, A. (2002a): Passagen – Systemische Erkundungen. Stuttgart (Klett-Cotta).

Retzer, A. (2002b): Systemische Therapie der Psychosen. *Psychotherapie im Dialog 2002* (3): 235–242.

Retzer, A. (2004a): Systemische Familientherapie der Psychosen. Göttingen/Bern u. a. (Hogrefe).

Retzer, A. (2012): Miese Stimmung. Eine Streitschrift gegen positives Denken. Frankfurt (S. Fischer).

Retzlaff, R., K. von Sydow, W. Rotthaus, S. Beher, J. Schweitzer (2009): Systemische Therapie als evidenzbasiertes Verfahren – aktuelle Fakten, Entscheidungen und Aussichten. *Psychotherapeutenjournal 2009* (1): 4–17.

Rief, W. (2011): Bringt DSM-V die Lösung für Klassifikationsprobleme bei Somatoformen Störungen? Zeitschrift für Psychiatrie, Psychologie und Psychotherapie 59 (4): 289–296.

Rogers, C. R. (1973): Die Entwicklung der Persönlichkeit. Stuttgart (Klett). [am. Orig. (1961): On Becoming a Person. Boston (Houghton Mifflin).]

Rogers, C. R. a. B. F. Skinner (1956): Some Issues Concerning the Control of Human Behavior. *Science 124*: 1057–1066.

Roth, G. (2001): Fühlen, Denken, Handeln. Wie das Gehirn unser Verhalten steuert. Frankfurt (Suhrkamp).

Rotthaus, W. (Hrsg.) (2001): Systemische Kinder- und Jugendlichenpsychotherapie. Heidelberg (Carl-Auer).

Rüddel, H., W. Rief u. J. Dimsdale (2012): Löst »CSSD« die somatoformen Störungen ab? *Psychotherapie im Dialog 13* (1): 46–48.

Ruf, G. D. (2012): Systemische Psychiatrie. Ein Ressourcen-orientiertes Lehrbuch. Stuttgart (Klett-Cotta).

Satir, V. (1988): Selbstwert und Kommunikation. Familientherapie für Betroffene und zur Selbsthilfe. München (Pfeiffer).

Satir, V. (1990): Kommunikation, Selbstwert, Kongruenz. Konzepte und Perspektiven familientherapeutischer Praxis. Paderborn (Junfermann).

Scherr, A. (2012): Gesellschaft. In: J. V. Wirth u. H. Kleve: Lexikon des systemischen Arbeitens. Grundbegriffe der systemischen Praxis, Methodik und Theorie. Heidelberg (Carl-Auer), S. 135–138.

Schiepek, G. (1991): Die Grundlagen der systemischen Therapie. Theorie–Praxis–Forschung [mit CD]. Göttingen (Vandenhoeck & Ruprecht).

Schindler, H. u. A. von Schlippe (2006): Psychotherapeutische Ausbildungen und psychotherapeutische Praxiskassen zugelassener psychologischer PsychotherapeutInnen und Kinder- und JugendlichentherapeutInnen. *Psychotherapie im Dialog* 7: 334–337.

Schleiffer, R. (2012): Das System der Abweichungen. Eine systemtheoretische Neubegründung der Psychopathologie. Heidelberg (Carl-Auer).

Schlippe, A. von u. J. Schweitzer (2009): Systemische Interventionen. Göttingen (Vandenhoeck & Ruprecht).

Schlippe, A. von u. J. Schweitzer (2012): Lehrbuch der systemischen Therapie und Beratung I. Das Grundlagenwissen. Göttingen (Vandenhoeck & Ruprecht).

Schlippe, A. von u. J. Schweitzer (2012): Lehrbuch der systemischen Therapie und Beratung. Göttingen (Vandenhoeck & Ruprecht), 1. überarb. u. erw. Neuaufl.

Schlötter, P. (2005): Vertraute Sprache und ihre Entdeckung. Systemaufstellungen sind kein Zufallsprodukt – der empirische Nachweis. Heidelberg (Carl-Auer).

Schumacher, B. (2008a): Systemische Angsttherapie – in einer Sitzung. *Teil I. Familiendynamik 33* (1): 16–33.

Schumacher, B. (2008b): Systemische Angsttherapie – in einer Sitzung. *Teil II. Familiendynamik 33* (2): 177–193.

Schuster, K. (1999): Abenteuer Verhaltenstherapie. Neue Erlebnisse mit sich und der Welt. München (dtv).

Schwebel, A. I. a. M. A. Fine (1992): Cognitive-behavioral family therapy. *Journal of Family Psychotherapy 3* (1). 73–91.

Schweitzer, J. (1987): Therapie dissozialer Jugendlicher. Ein systemisches Behandlungsmodell für Jugendhilfe und Jugendpsychiatrie. Weinheim (PVU).

Schweitzer, J. u. B. Schumacher (1995): Die unendliche und die endliche Psychiatrie. Zur (De-)Konstruktion der Chronizität. Heidelberg (Carl-Auer).

Schweitzer, J. u. A. von Schlippe (2006): Lehrbuch der systemischen Therapie und Beratung II. Das störungsspezifische Wissen. Göttingen (Vandenhoeck & Ruprecht).

Schweitzer, J., S. Beher, K. von Sydow u. R. Retzlaff (2007): Systemische Therapie/Familientherapie. *Psychotherapeutenjournal 1/2007*: 4–17.

Schwing, R. u. A. Fryszer (2006): Systemisches Handwerk. Werkzeug für die Praxis. Göttingen (Vandenhoeck & Ruprecht).

Seligman, M. E. P. (1979): Erlernte Hilflosigkeit. München (Urban & Schwarzenberg).

Selvini Palazzoli, M., S. Cirillo, M. Selvini u. A. M. Sorrentino (1998): Anorexie und Bulimie. Neue familientherapeutische Perspektiven. Stuttgart (Klett-Cotta).

Selye, H. (1982): History and present status of the stress concept. In: L. Goldberger, S. Goldberger a. S. Breznitz (eds.): Handbook of Stress. London/New York (Macmillan), S. 7–17.

Sexton T. L. a. J. L. Alexander (2005): Functional Family Therapy for Externalizing Disorders in Adolescents. In: J. L. Lebow: Clinical family therapy. New York (Wiley), S. 164–191.

Simon, F. B. (1990): Meine Psychose, mein Fahrrad und Ich. Heidelberg (Carl-Auer).

Simon, F. B. (1993): Hinter dem Eulenspiegel. Warum Supervision ohne Humor witzlos ist. In: H. Neumann-Wirsig, H. Kersting (Hrsg.) (1993): Systemische Supervision. Oder: Till Eulenspiegels Narreteien. Aachen (IBS), S. 22–46.

Simon, F. B. (1994): Die Form der Psyche. Psychoanalyse und neuere Systemtheorie. *Psyche 48*: 50–79.

Simon, F. B. (2004): Zur Systemtheorie der Emotionen. *Soziale Systeme 10 (2004)* 1: 111–139.

Simon, F. B. (2006): Einführung in Systemtheorie und Konstruktivismus. Heidelberg (Carl-Auer), 6. Aufl. 2013.

Simon, F. B. (2007): Einführung in die systemische Organisationstheorie. Heidelberg (Carl-Auer).

Simon, F. B. (2010): Einführung in die Systemtheorie des Konfliktes. Heidelberg (Carl-Auer).

Simon, F. B. (2011): Vorwort zu: P. Fuchs (2011): Die Verwaltung der vagen Dinge. Gespräche zur Zukunft der Psychotherapie. Heidelberg (Carl-Auer).

Simon, F. B. (2012a): Die andere Seite der »Gesundheit«. Ansätze einer systemischen Krankheits- und Therapietheorie. Heidelberg (Carl-Auer).

Simon, F. B. (2012b): Krankheit. In: J. V. Wirth u. H. Kleve (Hrsg.): Lexikon des systemischen Arbeitens. Grundbegriffe der systemischen Praxis, Methodik und Theorie. Heidelberg (Carl-Auer), S. 231–233.

Sonntag, R. (2004): Engagiertes Handeln lernen. Die Akzeptanz- und Commitment-Therapie. In: T. Heidenreich u. J. Michalak (Hrsg.): Achtsamkeit und Akzeptanz in der Psychotherapie. Ein Handbuch. Tübingen (dgvt), S. 295–353.

Spaemann, R. (1996): Personen: Versuche über den Unterschied zwischen ›etwas‹ und ›jemand‹. Stuttgart (Klett-Cotta).

Sparrer, I. (2006): Systemische Strukturaufstellungen. Theorie und Praxis. Heidelberg (Carl-Auer).

Spencer-Brown, G. (1969): Laws of Form. London (Allen and Unwin). [Dt. (1997): Gesetze der Form. Lübeck (Bohmeier).]

Spitczok von Brisinski, I. (1999): Zur Nützlichkeit psychiatrischer Klassifikationen in der systemischen Therapie – DSM, ICD und MAS als Hypothesenkataloge dynamischer Systemkonstellationen. *Zeitschrift für Systemische Therapie 17* (1): 43–51.

Stachowske, R. (2002): Mehrgenerationentherapie und Genogramme in der Drogenhilfe. Drogenabhängigkeit und Familiengeschichte. Heidelberg (Asanger).

Stachowske, R. (2012): Aktuelle Sucht und Trauma in früheren Generationen. Fakten und Konsequenzen für die Suchttherapie. *PiD – Psychotherapie im Dialog 13* (4): 69–72.

Stavemann, H. H. (2008): KVT-Praxis: Strategien und Leitfäden für die kognitive Verhaltenstherapie. Weinheim (Beltz, PVU).

Stavemann, H. H. (2010): Einführung in die KVT und die Therapie emotionaler Turbulenzen. Weinheim (Beltz).

Steiner, T. (2011): Jetzt mal angenommen. Anregungen für die lösungsfokussierte Arbeit mit Kindern und Jugendlichen. Heidelberg (Carl-Auer).

Steiner, T., I. K. Berg (2011): Handbuch lösungsorientiertes Arbeiten mit Kindern. Heidelberg (Carl-Auer).

Sydow, K. v., S. Beher, R. Retzlaff u. J. Schweitzer-Rothers (2006): Wie wirksam ist systemische Therapie/Familientherapie? Göttingen (Hogrefe).

Sydow, K. von, S. Beher, R. Retzlaff u. J. Schweitzer (2007): Die Wirksamkeit der systemischen Therapie/Familientherapie. Göttingen (Hogrefe).

Szasz, T. (1972): Geisteskrankheit. Ein moderner Mythos? Freiburg (Walter). [Neuausg. (2013): Geisteskrankheit. Ein moderner Mythos. Heidelberg (Carl-Auer).]

Szasz, T. (1979): Schizophrenie – das heilige Symbol der Psychiatrie. München/Wien (Europa).

Szasz, T. a. T. Weiner (Narrator) (2010): Psychiatry. The Science of Lies. Ashland, USA (Blackstone Audio).

Tomm, K. (2001): Die Fragen des Beobachters. Schritte zu einer Kybernetik zweiter Ordnung in der systemischen Therapie. Heidelberg (Carl-Auer).

Tscheulin, D. (1992): Wirkfaktoren psychotherapeutischer Intervention. Göttingen (Hogrefe).

Tscheulin, D. (2011): Psychodiagnostik und differenzielles Vorgehen in der Gesprächspsychotherapie. Grundlagen. In: J. Kriz u. T. H. Slunecko (Hrsg.): Gesprächstherapie. Die therapeutische Vielfalt des personzentrierten Ansatzes. Wien (Facultas), S. 167–190.

Vogd, W. (2011): Zur Soziologie der organisierten Krankenbehandlung. Weilerswist (Velbrück).

von Wright, G. H. (1978): Das menschliche Handeln im Lichte seiner Ursachen und Gründe. In: H. Lenk (Hrsg.): Handlungstheorien interdisziplinär. Band II. Zweiter Halbband. München (Fink), S. 417–430.

von Wright, G. H. (1991): Erklären und Verstehen. Königstein (Athenäum). [am. Orig. (1971): Explanation and understanding. New York (Cornell)]

Waldenfels, B. (1991): Der Kranke als Fremder. In: J. Finke u. L. Teusch (Hrsg.): Gesprächspsychotherapie bei Neurosen und psychosomatischen Erkrankungen. Heidelberg (Asanger), S. 95–123.

Watzlawick, P., J. H. Beavin u. D. D. Jackson (1969): Menschliche Kommunikation. Formen, Störungen, Paradoxien. Bern (Huber), 4. Aufl. 1974. [am Orig. (1967): Pragmatics of human communication. New York (Norton).]

Weber, G. (Hrsg.) (1993): Zweierlei Glück. Systemische Psychotherapie Bert Hellingers. Heidelberg (Carl-Auer), Neuaufl. 2002.

Weber, G., G. Schmidt u. F. B. Simon (2005): Aufstellungsarbeit revisited … nach Hellinger? Heidelberg (Carl-Auer).

Weinholt, J., C. Hunter, A. Bornhäuser u. J. Schweitzer (2013): Wirksamkeit von Systemaufstellungen: Explorative Ergebnisse der Heidelberger RCT-Studie. *Familiendynamik 38* (1): 42–51.

Welter-Enderlin, R. u. B. Hildenbrand (1998): Gefühle und Systeme. Heidelberg (Carl-Auer).

White, M. (2010): Landkarten der narrativen Therapie. Heidelberg (Carl-Auer).

White, M. u. D. Epston (1990): Die Zähmung der Monster: der narrative Ansatz in der Familientherapie. Heidelberg (Carl-Auer), 6. Aufl. 2009.

White, M. u. D. Epston (1990): Die Externalisierung von Problemen. In: M. White u. D. Epston: Die Zähmung der Monster. Literarische Mittel zu therapeutischen Zwecken Heidelberg (Carl-Auer), S. 55–82.

Wiesemann, C. u. N. Biller-Andorno (2004): Medizinethik. Stuttgart (Pieper).

Wiesing, U. (Hrsg.) (2004): Ethik in der Medizin. Ein Studienbuch. Dietzingen (Pieper).

Wilson, J. (2003): Kindorientierte Therapie. Ein systemisch-kooperativer Ansatz. Heidelberg (Carl-Auer).

Wirth, J. V. (2012): Dekonstruktion. In: J. V. Wirth u. H. Kleve (Hrsg.): Lexikon des systemischen Arbeitens. Grundbegriffe der systemischen Praxis, Methodik und Theorie. Heidelberg (Carl-Auer), S. 64–68.

Zurhorst, G. (2007): Die therapeutische Beziehung in der Gesprächspsychotherapie (GPT) jenseits von Deutungs- und Manipulationsmacht. In: J. Kriz u. T. Slunccko (Hrsg.) (2011): Gesprächspsychotherapie. Die therapeutische Vielfalt des personzentrierten Ansatzes. Wien (Facultas), S. 79–92.

Über den Autor

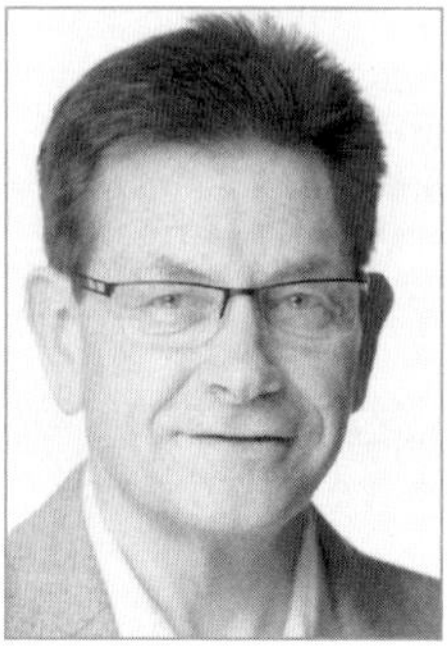

Hans Lieb, Dr. phil., Diplom-Psychologe, Psychologischer Psychotherapeut; Ausbildung in Verhaltenstherapie, NLP, Gesprächspsychotherapie, Systemtherapie. Lehrtherapeut und Lehrsupervisor in Systemischer Therapie (IFW, A&E und SG) und Verhaltenstherapie (IFKV Bad Dürkheim), Gesprächspsychotherapie, NLP. Psychotherapeut ECP. Langjährige Tätigkeiten in Sucht- und psychosomatischen Kliniken, zuletzt als leitender Psychologe. Praxis in Edenkoben (Rheinland-Pfalz) für Psychotherapie, Paar- und Familientherapie, Supervision (Ausbildung/Einzel/Gruppen/Team). Publikationsschwerpunkte: Ausbildungskonzepte für die Psychotherapie; Bibliotherapie Psychosomatik; Therapieschulenbegegnung; Menschenbilder der Psychotherapieschulen. Veröffentlichung u. a.: *So hab ich das noch nie gesehen. Systemische Therapie für Verhaltenstherapeuten* (2009).

Kontakt: www.hans-lieb.de